SALUD GLOBAL

El escenario actual
y perspectivas a futuro

Giorgio Solimano, Jorge Ramírez, Alex Alarcón

EDITORES

SALUD GLOBAL

El escenario actual
y perspectivas a futuro

Catalonia

Solimano C., Giorgio / Ramírez F., Jorge / Alarcón H., Alex
Editores

Salud global

El escenario actual y perspectivas a futuro

Santiago de Chile: Catalonia, 2023
348 pp. 15 x 23 cm

ISBN libro impreso: 978-956-415-015-4
ISBN libro digital: 978-956-415-005-5

MEDICINA
610

Diseño de portada: Amalia Ruiz Jeria
Corrección de textos: Hugo Rojas Miño
Diagramación: Salgó Ltda.
Dirección editorial: Arturo Infante Reñasco

Programa de Salud Global
Escuela de Salud Pública "Dr. Salvador Allende G."
Facultad de Medicina de la Universidad de Chile

Primera edición: enero, 2023
Registro de propiedad intelectual:
ISBN libro impreso: 978-956-415-015-4
ISBN libro digital: 978-956-415-005-5

Cuando creíamos que teníamos todas
las respuestas, de pronto,
nos cambiaron las preguntas.

Mario Benedetti

Si deseas verdaderamente
entender algo, intenta cambiarlo.

Kurt Lewin

Índice

Parte I
Contexto actual de la Salud Global

Parte II
Principales factores de riesgo para la salud en nuestro planeta

Parte III
Problemas de salud prevalentes en un mundo globalizado

Parte IV
Algunos factores de inequidad frente a los riesgos globales

Parte V
Rol de diferentes actores en un sistema de salud global

Editores

GIORGIO SOLIMANO CANTUARIAS

Médico salubrista, Profesor Titular en las universidades de Chile y Columbia N.Y.; ex académico en el Massachusetts Institute of Technology. MIT, EE.UU.

Director por tres periodos de la Escuela de Salud Pública "Salvador Allende G.", de la Facultad de Medicina de la Universidad de Chile (1999-2011), y director de Desarrollo Estratégico y Relaciones Institucionales de la Universidad de Chile (2014-2018).

Experto internacional y militante de los derechos humanos Es miembro de diversas sociedades científicas nacionales e internacionales. Autor/editor de una docena de libros y de más de sesenta artículos científicos en revistas nacionales e internacionales y numerosos informes para agencias internacionales.

Recientemente publicó "Los Riesgos de la Verdad: Salud Pública y Compromiso Social" (Editorial Catalonia 2022).

JORGE RAMÍREZ FLORES

Médico-Cirujano. Magíster en Salud Global de la Universidad de California, Magíster y Especialista de la Universidad de Chile. Actual Profesor Asistente de la Escuela de Salud Pública de la Facultad de Medicina de la Universidad de Chile.

Su investigación se centra en epidemiología de la salud mental, la salud global desde la perspectiva latinoamericana y el rol del alcohol como determinante de salud. Ha publicado diferentes artículos en revistas de salud pública latinoamericanas, ha colaborado en capítulos de libros y participado en investigaciones en las áreas de salud mental, diplomacia en salud mental y Covid-19.

ÁLEX ALARCÓN HEIN

Doctor en Sociología de la Universidad de Barcelona, Magíster Políticas Públicas Pompeu Fabra - Johns Hopkins University, Licenciado Ciencias Económicas y Administrativas, Universidad Austral de Chile. Profesor Asistente y Jefe del Progra- ma de Salud Global de la Escuela de Salud Pública de Facultad de Medicina de la Universidad de Chile.

Sus áreas de interés se enfocan en los fenómenos de migración y salud, diseño e implementación de políticas y proyectos sociales en salud, y en áreas de Salud Global desde la perspectiva latinoamericana. Ha publicado diferentes artículos y columnas en revistas nacionales e internacionales relacionadas con la salud y ha participado en proyectos de investigación en salud pública.

Autores

Alvarado Muñoz, Rubén. Médico-Cirujano. Doctor en Psiquiatría y Cuidados Comunitarios. Profesor Asociado de la Escuela de Salud Pública, Facultad de Medicina de la Universidad de Chile.

Araya Bannout, Marcela. Enfermera. Doctora en Nutrición y Alimentos. Magíster en Salud Pública. Diplomada en derecho a la alimentación adecuada. Profesora Asistente del Departamento de Promoción de la Salud de la Mujer y el Recién Nacido de la Facultad de Medicina de la Universidad de Chile.

Arteaga Herrera, Óscar. Médico-Cirujano. Magíster en Administración en Salud, MSC Health Services Management y Doctor en Salud Pública. Profesor Asociado y actual director de la Escuela de Salud Pública de la Facultad de Medicina de la Universidad de Chile. Consultor para diferentes organismos internacionales.

Cisternas-Bórquez, Hellen. Psicóloga. International Executive Master's in Development Studies. Candidata a Magíster en Salud Pública de la Universidad de Chile.

Cumsille Garib, José Francisco. Estadístico. Magíster en Bioestadística, Doctor en Salud Pública. Colaborador Programa de Salud Global de la Escuela de Salud Pública de la Facultad de Medicina de la Universidad de Chile.

Eguiguren Bravo, Pamela. Matrona, Doctora en Salud Pública. Profesora Asistente de la Escuela de Salud Pública, Facultad de Medicina de la Universidad de Chile.

Estévez Valencia, Rafael. Psicólogo. Magíster y Doctor en Comportamiento organizacional. Colaborador del Programa de Salud Global de la Escuela de Salud Pública, Facultad de Medicina de la Universidad de Chile.

Figueroa Fernández, Alejandra. Bióloga. Magister (c) en Gobernanza de Riesgos y Recursos. Directora de la Corporación Capital Biodiversidad. Docente en Diplomado en Medio Ambiente y Desarrollo Sostenible, Pontificia Universidad Católica de Chile, y colaboradora del Programa de Salud Global de la Escuela de Salud Pública, Facultad de Medicina de la Universidad de Chile.

Lagos Lira, Claudia. Periodista y Magíster en Estudios de Género. Doctora en Media and Communications. Profesora Asociada, Facultad de Comunicación e Imagen, Universidad de Chile. Editora de la revista *Comunicación y Medios*. Investigadora adjunta del Núcleo Milenio de Opinión Pública y Política (Mepop) y del Núcleo de Investigación en Televisión y Sociedad (NITS).

LAS HERAS BONETTO, JORGE. Médico-Cirujano. Doctor en Patología. Profesor Titular de la Universidad de Chile. Ex Decano de la Facultad de Medicina, Universidad de Chile. Ex Prorrector de la Universidad de Chile. Miembro de la Academia Chilena de Medicina.

MATURANA PALACIOS, ALBERTO. Médico-Cirujano. Académico del Programa de Políticas, Sistemas y Gestión de Salud de la Escuela de Salud Pública, Facultad de Medicina de la Universidad de Chile.

MAURÁS PÉREZ, MARTA. Diplomática y socióloga chilena. Exrepresentante Permanente de Chile ante las Naciones Unidas con sede en Ginebra. Miembro del directorio del Foro Permanente de Política Exterior. Colaboradora del Programa de Salud Global de la Escuela de Salud Pública, Facultad de Medicina de la Universidad de Chile.

NAVARRO ROSENBLATT, DEBORAH. Nutricionista. Magíster en Nutrición en Salud Pública. Doctora en Salud Pública. Metodóloga del Departamento de Evaluación y Tecnologías Sanitarias y Salud Basada en Evidencia, Ministerio de Salud de Chile.

PALMEIRO-SILVA, YASNA. Enfermera, Magíster en Salud Publica, candidata a Doctora en Salud Global. Colaboradora del Programa de Salud Global de la Escuela de Salud Pública, Facultad de Medicina de la Universidad de Chile.

PÓO FIGUEROA, XIMENA. Periodista y Licenciada en Comunicación. Magíster en Relaciones Internacionales y Comunicación. Doctora en Estudios Latinoamericanos. Profesora Asociada, Facultad de Comunicación e Imagen de la Universidad de Chile.

RAVANAL PONCE, MARIELA. Periodista. Diplomada en Gestión de Marketing y egresada del Magíster en Gestión de Personas. Directora de Comunicaciones, Universidad de Chile. Docente en la Facultad de Comunicación e Imagen y de Comunicación Estratégica y Marketing Político de la Facultad de Gobierno, Universidad de Chile.

RODRÍGUEZ OSIAC, LORENA. Médico-Cirujana, Especialista en Pediatría. Magíster en Nutrición. Subdirectora de la Escuela de Salud Pública, Facultad de Medicina de la Universidad de Chile.

ROSENBERG RUBEL, HERNÁN. Ph.D.(c) Engineering Economics Systems, MA Economics, Ingeniero Industrial. Consultor en Economía y Sistemas de Salud, vicepresidente de Development Outcomes Organization. Profesor agregado de la Escuela de Salud Pública, Facultad de Medicina de la Universidad de Chile y de la Universidad de La Frontera.

SILVA SANTA CRUZ, IGNACIO. Psicólogo, Magíster en Salud Global y Desarrollo. Profesor Instructor de la Escuela de Salud Pública, Facultad de Medicina de la Universidad de Chile.

SOLIMANO RATINOF, ANDRÉS. Economista. Magíster en Economía. Doctor en Economía. Fundador y presidente del Centro Internacional de Globalización y Desarrollo (Ciglob).

STUARDO ÁVILA, VALERIA. Matrona. Doctora en Salud Pública. Profesora Asistente de la Escuela de Salud Pública, Facultad de Medicina de la Universidad de Chile.

SULBRANDT CABEZAS, JOSÉ. Abogado. Doctor en Sociología. Académico del Programa de Políticas, Sistemas y Gestión de Salud y Colaborador del Programa de Salud Global de la Escuela de Salud Pública, Facultad de Medicina de la Universidad de Chile.

TOBAR ARAVENA, TATIANA. Químico Farmacéutica. Candidata a Doctora en Ciencias Farmacéuticas. Coordinación Regulatoria en la Agencia Nacional de Medicamentos (Anamed), Instituto de Salud Pública de Chile, Ministerio de Salud (Minsal).

VALDIVIA MATUS, LEONEL. Doctor en Ciencias de la Educación. Ex académico y actual colaborador del Programa de Salud Global de la Escuela de Salud Pública, Facultad de Medicina de la Universidad de Chile.

YOHANNESSEN VÁSQUEZ, KARLA. Doctora en Metodología de la Investigación Biomédica y Salud Pública, Magíster en Salud Pública. Profesora Asistente de la Escuela de Salud Pública, Facultad de Medicina de la Universidad de Chile.

Prefacio

Sin temor a equivocarnos, podemos decir que, en los tiempos que vivimos, editar un libro sobre Salud Global constituye un imperativo de carácter ético. Así lo hemos entendido en el Programa de Salud Global de la Escuela de Salud Pública "Dr. Salvador Allende G.", de la Universidad de Chile. Es por ello que, hace algo más de un año, decidimos acometer esta tarea como un compromiso académico, pero también humano, dadas las coyunturas de la sociedad contemporánea, esperando que constituya un aporte valioso para diferentes audiencias, incluyendo el mundo académico nacional, latinoamericano y mundial, y en especial las nuevas generaciones.

Su principal objetivo es comunicar y ampliar el conocimiento del campo de la Salud Global a lectores tanto del área de la salud como de otras esferas del saber, con una mirada amplia y que trascienda las disciplinas, en un período en que diversos problemas sanitarios adquieren renovada importancia y que requieren de una mirada amplia y transdisciplinaria a nivel planetario.

Desde comienzos de este siglo el campo de Salud Global ha adquirido creciente relevancia, aun cuando se trata de una disciplina en desarrollo de límites imprecisos y significación diferente según quiénes y dónde se practique. En nuestra región, hace algo más de 10 años se creó la Alianza Latinoamericana de Salud Global (Alasag), con la misión de "promover la creación y el fortalecimiento de colaboraciones para la educación e investigación en Salud Global, a través de la cooperación regional, como una respuesta ante retos comunes, con base en nuestras realidades nacionales y un profundo respeto a la idiosincrasia e identidad de nuestros pueblos". El ideario de la Alasag, de la cual somos miembros fundadores, fue claro desde su inicio: entendiendo la Salud Global como la mejor manera de abordar la salud como un bien público mundial, desde una perspectiva de justicia social y derecho universal, sustentada en torno a la equidad, la ética y el respeto a los derechos humanos. Este ideario, en cierta medida, nos diferencia de los enfoques predominantes en los países del norte y le confiere a la Salud Global en Latinoamérica una identidad particular, la cual creemos expresar en los artículos sobre diversos temas en este libro.

También creemos que nuestro equipo académico cuenta con las capacidades para examinar y formular proposiciones en este extenso y novedoso campo. Estas ideas se orientan al desarrollo de conocimiento en el ámbito científico, pero también hacia quienes son las y los responsables de la formulación de políticas públicas a nivel de los países y de los organismos encargados de la gobernanza sanitaria internacional, examinando nuevos y antiguos desafíos, especialmente en el contexto de la pandemia y pospandemia Covid-19.

Este volumen cuenta con los prólogos de dos destacados académicos de prestigio internacional en el campo de la Salud Global, quienes, desde sus propias perspectivas, analizan, encuadran y proponen marcos referenciales que enriquecen las visiones presentadas por los autores de los diferentes artículos.

El libro está organizado en cinco secciones. La primera es de carácter general e inclusivo y aborda temas tales como el concepto, relevancia y evolución de la Salud Global, dándole debida consideración a la situación de pandemia ya comentada; las nuevas formas de gobernanza en salud nacional e internacional, priorizando la importancia del multilateralismo y cooperación internacional; la significación de las desigualdades económicas en un contexto de débil desarrollo y su impacto en la Salud Global, así como el rol de la academia en la formación de recursos humanos, investigación y relación con el entorno de la Salud Global.

La segunda hace referencia a los principales factores de riesgo ambiental para la salud relacionados con el proceso de globalización. Aquí se analizan diferentes elementos del medio ambiente en relación con la salud, la acelerada pérdida de la biodiversidad y el alarmante cambio climático.

Posteriormente se examinan cuatro grupos de enfermedades que han cobrado relevancia en el panorama mundial de las últimas décadas: i) las enfermedades crónicas no transmisibles relacionadas con la alimentación, ii) aquellas de la esfera de la salud mental y, como soslayarlo, iii) las enfermedades transmisibles emergentes y reemergentes, y finalmente, un campo en rápido desarrollo, iv) Una Salud (*One Health*).

La cuarta sección se hace cargo de cuatro temas sociosanitarios específicos que comparten una íntima relación con las "injustas y evitables" diferencias en salud, pero que presentan enfoques diversos para su comprensión: el proceso migratorio, el consumo de sustancias, la perspectiva de género y el envejecimiento poblacional.

Cierra el libro con el análisis de la respuesta social organizada a las problemáticas de la Salud Global. Es aquí donde podemos leer interesantes perspectivas respecto de los sistemas y servicios de salud, la situación actual del desarrollo y gestión de medicamentos (incluidas por su puesto las vacunas), el creciente interés en la diplomacia de la Salud Global, diferentes experiencias del enfrentamiento de emergencias y desastres, para terminar con valiosas consideraciones respecto al tema de comunicación en salud.

Esperamos que este libro sea un aporte desde el mundo académico, que sirva de referente o punto de partida para quienes están o se están involucrando en diferentes e interesantes temas de Salud Global. Pero, igualmente, y no menos importante, que puedan disfrutar de su lectura.

Los Editores

First Prologue[1]

Ronald Labonté[2]

After twenty years of working as a community health promoter, first in Canada and then internationally, I bumped into what became known as 'globalization'. In country aftercountry, I heard public health practitioners complain of program cutbacks, staff retrenchment, and a retreat from the idealism of the 1986 *Ottawa Charter for Health Promotion* (WHO, 1986). The year was 1994. I reasoned that the ubiquity of these complaints suggested that there must be something above the level of nations getting in the way of an empowering public health practice. In 1995 the World Trade Organization came into existence and my attention made a sudden shift from catalyzing community level health activism to understanding how a globalizing political economy was constraining our generation's 'health for all' optimism.

My emergent knowledge would have been laughable to many people living in Africa and Latin America, the early global regions to be adversely affected by what we now short- hand as 'neoliberalism', a market-fundamentalist capitalism on ideological steroids. Chile was one of neoliberalism's earliest policy laboratories, following the violent overthrow of the social medicine and social democracy of the Allende government. Today, with its efforts to create a new human-rights focused constitution that addresses our ever more urgent health crises of inequalities, climate change, and xenophobic exclusions, Chile is again witness to the political struggles between progressive and reactionary populism that have become a defining feature throughout Latin America and many other regions of the world. These 'struggles for health', as the sorely missed late Prof. David Sanders liked to remind us, are the 'struggle for a more equitable, just, and caring world' (Sanders, 2020).

The Covid-19 pandemic (subdued but still with us) highlighted the increasing fragility of our entwined sociopolitical and ecological systems upon which our health depends, and the pressing need for a *volte face* from many of the tacit and unjust imperatives of our global economy. As one example, this new collection notes, the incursion of private capital and publicly funded

---

1   Nota del Editor: Dada la relevancia de este prólogo en inglés, idioma nativo de su autor, se mantiene como tal, y a continuación se ofrece su traducción al español realizada por nuestro equipo.

2   BA MA Ph.D. Professor Emeritus. Ronald Labonté is Distinguished Research Chair in Globalization and Health Equity and Professor in the School of Public Health and Epidemiology, University of Ottawa. He has enjoyed a 45-year career in publichealth spanning government positions, international consultancies, and universities. For the past 25 yearshis research has focused on the health equity impacts of diverse globalization processes. He is Editor-in- Chief of the BMC journal, Globalization and Health, active with the People's Health Movement, a frequent contributor to its flagship publication Global Health Watch.

private providers in many countries' health systems left them woefully ill-prepared for SARS-CoV2, even as the pandemic showed us the importance of care provision (in health and more widely) as humanity's greatest and most under-valued gift. While we heaped praise for health and other essential workers who bore the burdens of the worst of the pandemic, our still dominant financialized and predatory form of capitalism exacerbated already gaping socioeconomic inequalities. Billionaire wealth skyrocketed during the pandemic even as most of the world's peoples saw their livelihoods collapse.

Whether the pandemic will finally unseat neoliberalism's hegemonic grip over the determinants of our (ill) health —as we hoped the 2008 global financial crisis should have done— is still moot. The shibboleth of inflation has fiscal hawks sharpening their talons, blaming it on governments' excess borrowing and spending (to cope with the pandemic) while largely ignoring supply/demand disruptions and excess corporate profiteering as likely causes. Russia's invasion of Ukraine has jettisoned many of the commitments countries have made to de-carbonize their economies and achieve their emissions target of net-zero by 2050 target. The failure of liberal democracy under the strictures of neoliberal inequalities has incited a new generation of autocrats keen to divide and conquer an already fractured public.

This is the global health landscape of late 2022. It appears grim (it is), yet as this collection interrogates, there are policy options governments could pursue to mitigate these crises. Climate change (more accurately described now as climate chaos) is the most pressing threat to human and ecosystem health. Fossil fuel remains politically powerful as the challenge the US Biden Administration has faced in trying to implement its 'build back better' climate and social protection agenda demonstrates. Still, subsidies and investments in 'green energy' outpace those in oil and gas, and there is momentum to institute carbon border taxes to incentivize global compliance with agreements to lower emissions, in an attempt to leverage global trade for a public (rather than singularly private) good. To do so equitably means ensuring that global carbon markets are governed such that rich countries bear disproportionate costs reflecting their historic responsibility for emissions, and that 'nature-based' solutions do not allow them to lower their emissions simply by purchasing carbon offsets in poorer countries desperate for debt-relief or financial assistance.

Even if countries succeed in weaning themselves off coal, oil, and gas, there are finite limits to the human consumption of material resources that earth can provide. Climate change and biodiversity loss are merely the sharper edges of humanity's massively unequal appropriation of planetary wealth. Here we confront the consumption/growth imperative of capitalism, however much we might tame its dis equalizing outcomes by reimposing the systems of progressive taxation (at national and global scales) so blithely slashed under neoliberalism. We already consume annually over 4 times the ecological resources the planet can replenish (Labonté & Ruckert, 2019). Yet there is enough material (and financial) wealth for all to enjoy good health and quality of life without imperiling the planet, if such wealth were shared equitably. This requires a retreat from centuries' old assumptions about economic growth and 'development' being the road to better health and to embrace, instead, the South American Indigenous concept of *buen vivir,* of living well in communal harmony. Doing so further demands a radical reduction in consumption by the wealthiest minority of humanity (they will still be living well) to create the growth and consumption space needed by the world's poorer majority (Labonté, 2022)– a radically different form of 'trickle down' economics than the one envisioned by the neoliberal elite. Here, the work of the World Health Organization's Council on the Economics of Health for All (scheduled to complete sometime in 2023) provides important theoretical, empirical, and pragmatic insights on how to reshape economies for health and human purpose.

Moving forward on such an agenda calls for more effective forms of global governance. The pandemic was not one of multilateralism's finer moments. From vaccine hoarding to Pharma profiteering to rich country subordinating global health to financialized capitalism's intellectual property rights, the pandemic showed how weak government rhetoric of global solidarity is in practice. The headlined intent of 2015's Sustainable Development Goals and Paris Climate Accords, despite their flaws, are not forgotten and continue to mobilize civil society activism for the 'world we want' (now, the 'world we need', and desperately so). Attempts to reach a new pandemic preparedness instrument hold promise for the 'global health diplomacy' that this collection discusses. The various clubs of nations (e.g., OECD, G7, G20, BRICS, ASEAN, UNASUR) of necessity increasingly grapple with global/regional health and environmental concerns.

But democratic deficits persist, notably with the governing bodies of the World Bank and International Monetary Fund which continue to largely set the norms for a global market economy. The United Nations and its affiliated bodies (including the WHO) continue to see their underfunded budgets increasingly reliant on a few donor nations or philanthropies, distorting their programmatic priorities. More worrying still is the increasing penetration of corporate wealth and influence within the many 'multistakeholder' global governance forums that have multiplied since the new millennium ("Conclusion: building power in the struggle for health (justice): a call to health activists", 2022).

In the pursuit of an eco- just global health, *a luta continua.* But this does not mean that popular struggles, even in the face of autocratic rule and the shrinking of public space in many regions of the world, are without purpose or success, as the most recent edition of *Global Health Watch 6: in the shadow of the pandemic,* recounts. So, too, do the various contributions in this new collection that draws attention to the need for a transdisciplinary and critical understanding of the political economy determinants of global health. As such, it is a welcome addition to the 'struggle for health' (The Global Health Watch, 2022).

REFERENCES

Conclusion: Building power in the struggle for health (justice): a call to health activists. (2022). En *Global Health Watch 6: In the Shadow of the Pandemic* (pp. 429-442). London: Bloomsbury Academic.

Labonté, R., & Ruckert, A. (2019). *Health equity in a globalizing era: past challenges, future prospects*. Oxford University Press.

Labonté, Ronald. (2022). Ensuring Global Health Equity in a Post-pandemic Economy. *International Journal of Health Policy and Management, 0*, 1-5. https://doi.org/10.34172/IJHPM.2022.7212.

Sanders, D. (2020). The Struggle for Health is the Struggle for a More Equitable, Just and Caring World. Declaration of the Fourth People's Health Assembly - PHA 4 Savar, Bangladesh, 15-19 November 2018. *Saúde Debate, 44*(1), 215-229. https://doi.org/10.1590/0103-11042020S125. The Global Health Watch. (2022). *Global Health Watch 6: In the Shadow of the Pandemic* (6ª). London: Bloomsbury Academic.

WHO. (1986). *The Ottawa Charter for Health Promotion. Conference on Health Promotion. World Health Organization*. Ottawa.

Primer Prólogo

Ronald Labonté[3]

Después de veinte años de trabajar como promotor de salud comunitaria, primero en Canadá y luego a nivel internacional, me topé con lo que se conoció como "globalización". En un país tras otro, escuché a los profesionales de la salud pública quejarse de los recortes en los programas, la reducción del personal y la retirada del idealismo de la Carta de Ottawa para la Promoción de la Salud de 1986 (WHO, 1986). Corría el año 1994. Razoné que la ubicuidad de estas quejas sugería que debía haber algo por sobre el nivel de las naciones que se interponía en el camino de una práctica empoderadora de la salud pública. En 1995 nació la Organización Mundial del Comercio y mi atención cambió repentinamente, de catalizar el activismo de salud a nivel comunitario a comprender cómo una economía política globalizada estaba restringiendo el optimismo de la "salud para todos" de nuestra generación.

Mi emergente conocimiento habría sido ridículo para muchas personas que viven en África y América Latina, las primeras regiones globales que se vieron afectadas negativamente por lo que ahora llamamos de forma abreviada "neoliberalismo", un capitalismo fundamentalista de mercado con "esteroides ideológicos". Chile fue uno de los primeros laboratorios de políticas del neoliberalismo, luego del violento derrocamiento de la medicina social y la socialdemocracia del gobierno de Allende. Hoy, con sus esfuerzos por crear una nueva Constitución basada en los derechos humanos que aborde nuestras cada vez más urgentes crisis de salud en desigualdades, cambio climático y exclusiones xenófobas, Chile vuelve a ser testigo de las luchas políticas entre el populismo progresista y el reaccionario que se han convertido en un rasgo definitorio en toda América Latina y muchas otras regiones del mundo. Estas "luchas por la salud", como le gustaba recordarnos al añorado profesor David Sanders, son la "lucha por un mundo más equitativo, justo y solidario" (Sanders, 2020).

La pandemia de Covid-19 (reducida pero aún presente) puso en evidencia la creciente fragilidad de nuestros interconectados sistemas sociopolíticos y ecológicos de los que depende nuestra salud, y la necesidad apremiante de cambiar muchos de los imperativos tácitos e injustos de nuestra economía

---

3   BA MA Ph.D. Professor Emeritus. Ronald Labonté es director Distinguido de Investigación en Globalización y Equidad en Salud, y Profesor en la Escuela de Salud Pública y Epidemiología de la Universidad de Ottawa. Ha desarrollado una carrera de 45 años en la salud pública, abarcando puestos gubernamentales, consultorías internacionales y cargos en universidades. Durante los últimos 25 años, su investigación se ha centrado en los impactos de diversos procesos de globalización sobre la equidad en salud. Es editor en jefe de la revista *BMC Globalization and Health* y participa activamente en el Movimiento por la Salud de las Personas (*People's Health Movement*), siendo colaborador frecuente de su emblemática publicación *Global Health Watch*.

global. Por ejemplo, como se resalta en algunos de estos artículos, la incursión de capital privado y de proveedores privados financiados con fondos públicos, en los sistemas de salud dejó lamentablemente a muchos países mal preparados para enfrentar el SARS-CoV2, incluso cuando la pandemia nos mostró la importancia de la provisión de atención (en salud y más ampliamente) como el mayor y más infravalorado tesoro de la humanidad. Si bien colmamos de elogios a los trabajadores de la salud y otros trabajadores esenciales que aguantaron las cargas de lo peor de la pandemia, nuestra forma de capitalismo depredador y financiero, todavía dominante, exacerbó las desigualdades socioeconómicas que ya eran enormes. La riqueza multimillonaria se disparó durante la pandemia, incluso cuando la mayoría de los pueblos del mundo vieron colapsar sus medios de subsistencia.

Aún es discutible si la pandemia finalmente derrocará el control hegemónico del neoliberalismo sobre los determinantes de nuestra (mala) salud, como esperábamos que hubiera hecho la crisis financiera mundial de 2008. El lema de la inflación tiene a los halcones fiscales afilando sus garras, culpando al exceso de endeudamiento y gasto de los gobiernos (para hacer frente a la pandemia), mientras ignoran en gran medida las interrupciones de la oferta y la demanda y el exceso de especulación empresarial como causas probables. La invasión de Rusia a Ucrania ha echado por la borda muchos de los compromisos que los países han hecho para descarbonizar sus economías y alcanzar su objetivo de emisiones netas cero para 2050. El fracaso de la democracia liberal bajo las restricciones de las desigualdades neoliberales ha incitado a una nueva generación de autócratas deseosos de dividir y conquistar a un público ya fracturado.

Este es el panorama de la salud mundial a fines de 2022. Parece sombrío (lo es); sin embargo, como cuestiona esta publicación, existen opciones de políticas que los gobiernos podrían seguir para mitigar estas crisis. El cambio climático (descrito con mayor precisión ahora como caos climático) es la amenaza más apremiante para la salud humana y de los ecosistemas. Los combustibles fósiles siguen siendo políticamente poderosos, como lo demuestra el desafío al que se ha enfrentado la administración Biden, de EE.UU., al tratar de implementar su agenda de protección social y climática de "reconstruir mejor". Aun así, los subsidios y las inversiones en "energía verde" superan a los del petróleo y el gas, y existe un impulso para instituir impuestos fronterizos sobre el carbono para incentivar el cumplimiento global de los acuerdos para reducir las emisiones, en un intento de aprovechar el comercio global para un bien público (en lugar de uno singularmente privado). Hacerlo de manera equitativa significa garantizar que los mercados mundiales de carbono se rijan de manera que los países ricos asuman costos desproporcionados que reflejen su responsabilidad histórica por las emisiones, y que las soluciones "basadas en la naturaleza" no les permitan reducir sus emisiones simplemente comprando compensaciones de carbono en los países más pobres, desesperados por alivio de la deuda o asistencia financiera.

Incluso si los países logran alejarse del carbón, el petróleo y el gas, existen límites finitos para el consumo humano de los recursos materiales que la tierra puede proporcionar. El cambio climático y la pérdida de biodiversidad son solo los bordes más afilados de la apropiación masivamente desigual de la riqueza planetaria por parte de la humanidad. Aquí nos enfrentamos al imperativo de consumo/crecimiento del capitalismo, por más que podamos domar sus resultados desiguales al reimponer los sistemas de impuestos progresivos (a escala nacional y global) tan alegremente recortados bajo el neoliberalismo. Actualmente, ya consumimos anualmente más de 4 veces los recursos ecológicos que el planeta puede reponer (Labonté & Ruckert, 2019). Sin embargo, hay suficiente riqueza material (y financiera) para que todos disfruten de buena salud y calidad de vida sin poner en peligro el planeta, si dicha riqueza se repartiera equitativamente. Esto requiere un retiro de los supuestos de siglos de antigüedad sobre el crecimiento económico y el "desarrollo" como el camino hacia una mejor salud y adoptar, en cambio, el concepto indígena sudamericano del "buen vivir", de vivir bien en armonía comunitaria. Hacerlo exige además una reducción radical en el consumo de la minoría más rica de la humanidad (seguirán viviendo bien) para crear el espacio de crecimiento y consumo que necesita la mayoría más pobre del mundo (Labonté, 2022): una forma de "economía de filtración" radicalmente diferente a la imaginada por la elite neoliberal. Aquí, el trabajo del consejo sobre la economía de la salud para todos de la Organización Mundial de la Salud (OMS) (programado para completarse en algún momento en 2023) proporciona importantes conocimientos teóricos, empíricos y pragmáticos sobre cómo remodelar las economías para la salud y el propósito humano.

Avanzar en esa agenda exige formas más eficaces de gobernanza mundial. La pandemia no fue uno de los mejores momentos del multilateralismo. Desde el acaparamiento de vacunas hasta la especulación de la industria farmacéutica y la subordinación de la salud global de los países ricos a los derechos de propiedad intelectual del capitalismo financiero, la pandemia mostró cuán débil es en la práctica la retórica gubernamental de la solidaridad global. La intención principal de los Objetivos de Desarrollo Sostenible (ODS) de 2015 y los Acuerdos Climáticos de París, a pesar de sus fallas, no se olvidan y continúan movilizando el activismo de la sociedad civil por el "mundo que queremos" (ahora, el "mundo que necesitamos", y desesperadamente). Los intentos de llegar a un nuevo instrumento de preparación para una pandemia son prometedores para la "diplomacia de la salud global" que se analiza en este libro. Los diversos clubes de naciones (p. ej., OCDE, G7, G20, BRICS, ASEAN, Unasur) necesariamente se enfrentan cada vez más a preocupaciones ambientales y de salud globales/regionales.

Pero persisten los déficits democráticos, en particular con los órganos rectores del Banco Mundial y el Fondo Monetario Internacional, que siguen marcando en gran medida las normas de una economía de mercado global. Las Naciones Unidas y sus organismos afiliados (incluida la OMS) continúan viendo que sus presupuestos con fondos insuficientes dependen cada vez más de unas pocas naciones donantes o entidades filantrópicas, lo que distorsiona sus prioridades programáticas. Más preocupante aún es la creciente penetración de la riqueza y la influencia corporativa dentro de los muchos foros de gobernanza global de "múltiples partes interesadas" que se han multiplicado desde el nuevo milenio ("Conclusion: Building power in the struggle for health (justice): a call to health activists", 2022).

En la búsqueda de una salud global eco-justa, *a luta continua*. Pero esto no significa que las luchas populares, incluso frente al gobierno autocrático y la reducción del espacio público en muchas regiones del mundo, carezcan de propósito o éxito, como relata la edición más reciente de Global Health Watch 6: In the Shadow of the Pandemic. También lo hacen las diversas contribuciones en esta nueva publicación, que llama la atención sobre la necesidad de una comprensión transdisciplinaria y crítica de los determinantes de la economía política de la salud global. Como tal, es una adición bienvenida a la "lucha por la salud". (The Global Health Watch, 2022).

Referencias

Conclusion: Building power in the struggle for health (justice): a call to health activists. (2022). En *Global Health Watch 6: In the Shadow of the Pandemic* (pp. 429-442). London: Bloomsbury Academic.

Labonté, R. & Ruckert, A. (2019). *Health equity in a globalizing era: Past challenges, future prospects*. Oxford University Press.

Labonté, Ronald. (2022). Ensuring Global Health Equity in a Post-pandemic Economy. *International Journal of Health Policy and Management, 0*, 1-5. https://doi.org/10.34172/IJHPM.2022.7212.

Sanders, D. (2020). The Struggle for Health is the Struggle for a More Equitable, Just and Caring World. Declaration of the Fourth People's Health Assembly - PHA 4 Savar, Bangladesh, 15-19 November 2018. *Saúde Debate*, 44(1), 215-229. https://doi.org/10.1590/0103-11042020S125. The Global Health Watch. (2022). *Global Health Watch 6: In the Shadow of the Pandemic* (6ª). London: Bloomsbury Academic.

WHO. (1986). The Ottawa Charter for Health Promotion. *Conference on Health Promotion*. World Health Organization. Ottawa.

Segundo Prólogo

Álvaro Franco-Giraldo[4]

La salud global es un concepto que ha perfilado una renovada visión del mundo sanitario, o una transdisciplina académica diferente en la última etapa de la humanidad, unas veces siguiendo organismos multilaterales, como Naciones Unidas o la Organización Mundial de la Salud; otras veces, bajo la tutela de las instituciones académicas, como la Escuela de Salud Pública de la Universidad de Chile, y organizaciones de la sociedad civil, como la Alianza Latinoamericana de Salud Global, entre otras del Sur Global igual que algunas del Norte Anglosajón. En este contexto, la salud global se ha tornado polisémica como se destaca en varios artículos y publicaciones, dentro de un abigarrado mosaico ideológico.

Tuesca, en el marco del VI Congreso Latinoamericano de Salud Global (Tuesca Molina, 2021), citando a Solimano y Valdivia (Solimano, 2014) entre otros, invoca la noción latinoamericana de salud global: "La noción de Salud Global se enmarca en una concepción académica en desarrollo a partir de la complejidad, con su constante transformación y considerándose una disciplina emergente científica y política que a partir de la evidencia reconstituye una nueva salud pública para el siglo XXI". En el mismo congreso se refuerzan algunos propósitos de la salud global, tales como responder a los desafíos de la globalización, configurar su propia perspectiva de futuro y consolidarse como paradigma, instaurar una nueva gobernanza en salud en pro de la equidad, reconociendo siempre la salud como un bien público global. En este orden de ideas, este prólogo visualiza una perspectiva de futuro de la salud global, atendiendo a las disímiles concepciones y a la problemática que se cierne sobre los países del sur y la región latinoamericana.

En las últimas décadas, la salud global ha configurado un campo académico-político, en el sentido de la lucha intelectual por hacer prevalecer unas ideas sobre otras; campo en el cual podemos destacar al menos tres tendencias: 1) la concepción del norte, influenciada por la globalidad, la cual conlleva implícito, o tras bambalinas, todo el ideario de la globalización neoliberal; 2) la

---

4   Profesor Universitario. Médico y salubrista de la Universidad de Antioquia (Medellín); Doctor en Salud pública de la Universidad de Alicante (España); Especialista en Estado y Políticas Públicas; Diplomado en Filosofía; Especialista en Administración de Hospitales, INSP México; Diplomado en Seguridad Social CIESS, México. Fue decano de la Facultad Nacional de Salud Pública de Colombia y vicerrector de la Universidad de Antioquia (2015 a 2018). Actualmente, Profesor Universitario e Investigador Senior Colciencias en las áreas de Salud Global, Políticas Públicas, Atención Primaria en Salud, Reforma en salud. Grupo GISCO, Universidad Visión de las Américas. Ha publicado 2 libros y varios capítulos de libros, y más de 120 artículos académicos en revistas nacionales e internacionales.

perspectiva de Alasag, con esa visión latinoamericana de salud global a la que se ha aludido (Franco-Giraldo, 2016), y 3) más recientemente ha tomado forma la visión del Sur Global, que recoge las iniciativas que antes se dieron contra la globalización neoliberal, asumiendo ahora la vocería "de la periferia del sistema mundo (…) Sur Global" (Fernández et al., 2014), siguiendo las dinámicas de la periferia de América Latina y del Este de Asia. En este campo de lucha ideológica y científica, el presente libro sobre salud global de la Universidad de Chile, *Salud Global. El escenario actual y perspectivas a futuro*, nos introduce en un nuevo debate intelectual, afianzando la idea de "la salud global, más vigente que nunca".

Los asuntos globales de la salud constituyen un desafío y deben ser objeto de intervención con la visión renovada de la salud pública global, que fraguamos más allá de los problemas sanitarios propios del espacio nacional e interestatal. Es este un enfoque crucial en este debate por la vigencia de la salud global, cuando algunos pensaban que ante la crisis de la globalización no tenía sentido hablar de la salud global; justamente en los prolegómenos de este libro conviene destacar de manera argumentada y con algunos hechos contrastados los asuntos más candentes del mundo global de la salud, hoy.

Algunos asuntos nos han hecho reflexionar sobre la perspectiva de la salud, siguiendo estas consideraciones ideológicas: las tensiones geopolíticas globales, incluida la guerra y la violencia; la pandemia del Covid-19; el auge de las enfermedades emergentes y reemergentes; el cambio climático acelerado con efectos insospechados sobre el ambiente, la salud humana y el planeta Tierra; las inequidades y la injusticia social; las asimetrías regionales y locales, difuminadas en todo el orden mundial; el fenómeno migratorio y el desplazamiento forzado intra e interpaíses; la ineficacia de la diplomacia global y los desfases del multilateralismo. Los arreglos institucionales globales, y las configuraciones de gobernanza entre los Estados y otros actores transnacionales son responsables de ese marco de injusticia global, proclive al deterioro de las condiciones de vida y a la vulneración de los derechos ciudadanos en el ámbito global y, a su vez, determinante de la salud de las poblaciones en países, regiones y localidades del orbe.

Este esbozo de análisis no pretende ser exhaustivo, tarea que le corresponde al libro, pero sí abrir un marco de referencia de los principales problemas globales en el mundo contemporáneo, transitadas ya 2 décadas del siglo XXI.

Así, la pandemia del Covid-19 ha puesto el tema de la salud global en otro nivel, tal como lo expresan Rodríguez, Fanjul y Vilasanjuan (2022), y "entre las muchas consecuencias de la pandemia de Covid-19, las más previsibles tienen que ver con la importancia adquirida por la salud global en la agenda internacional y la transformación del sistema de salud mundial". Como corolario de la pandemia, se reconoce la salud global como asunto político primordial, dadas las limitaciones de su gobernanza, de gran interés para la geopolítica mundial. En ese orden de ideas, la diplomacia en salud global se ha visto obstaculizada por la crisis del multilateralismo, según lo denuncian Kickbusch, Kökény, Kazatchkine y Karaman (2021), al considerar las dificultades para enfrentar la pandemia de Covid-19, debido a los egoísmos nacionales, los juegos geopolíticos y los nacionalismos que afectan la salud pública y la solidaridad global. De manera similar lo relata Sojo (2021), en relación con la gobernanza global y la agenda 2030 después de la pandemia del coronavirus.

Otro impacto epidémico con consecuencias económicas y sociales en este orden global está dado por las enfermedades emergentes y (re)emergentes: "En el siglo XXI contamos con múltiples ejemplos de estas, la mayoría con capacidad pandémica: SARS, influenza H5N1, H1N1pdm09, H7N9, MERS-CoV y actualmente Covid-19. Se suman las infecciones ya conocidas, confinadas a ciertas regiones y que se han diseminado a otras, como los brotes de Ébola o la llegada al continente americano del Chikungunya y Zika" (Alpuche-Aranda, 2020); se constituyen en uno de los principales problemas de la salud pública la seguridad alimentaria y el desarrollo humano a escala global (Arrizabalaga, 2021) (p. 256); situación que se agrava, para este autor, al citar a la OMS, porque "del total de 56,4 millones de defunciones registradas en el planeta en 2016, cuatro grupos de enfermedades transmisibles se encuentran entre las diez principales causas de muerte, sumando un total de 6,8 millones de las defunciones: infecciones de vías respiratorias inferiores (3 millones), enfermedades diarreicas (1,4 millón), tuberculosis (1,3 millón) y VIH/SIDA (1,1 millón). En conjunto, fueron la tercera de las causas principales de muerte tras la cardiopatía isquémica y los accidentes cardiovasculares, que sumaron 15,2 millones de defunciones".

Como consecuencia, se incrementaron los desafíos y las amenazas sobre los sistemas de salud, y de contera sobre el ejercicio de la práctica sanitaria global, "reforzando al mundo la necesidad de más inversiones en los sistemas de salud. Tales inversiones deberán, sin embargo, traducir la importancia de quienes constituyen e influencian la dinámica de funcionamiento de esos sistemas" (Silva & Mendes, 2021).

Otro fenómeno importante, sin duda el más importante, es el cambio climático, el cual desafía la salud global. Entre los diversos autores y artículos científicos al respecto, se destaca el llamado y el clamor de las revistas científicas, que así se expresan ante la Asamblea General de las Naciones Unidas de septiembre de 2021 para enfrentar la crisis medioambiental mundial: "Nosotros —los editores y editoras de las revistas de salud de todo el mundo— hacemos un llamamiento a la acción urgente para mantener el aumento medio de la temperatura mundial por debajo de 1,5 °C, detener la destrucción de la naturaleza y proteger la salud" (Atwoli et al., 2021). Siendo esta preocupación, por el aumento de la temperatura global y la destrucción de la naturaleza, la más arraigada y denunciada desde hace varias décadas por los profesionales de la salud.

En síntesis, el campo de la salud global presenta grandes retos de orden sociosanitario y social que amenazan la salud poblacional; desafíos que se traducen en necesidades para los sistemas de salud y demandas a la gobernanza de la salud global. Resulta importante mantener el norte de los Objetivos de Desarrollo Sostenible 2030 (UN, 2015) y las diversas estrategias de salud pública global que se han impulsado hasta hoy. Así y todo, se requieren mayores iniciativas e innovación en salud global que logren dar luces para solucionar problemas como las grandes pandemias que acechan a la humanidad y la destrucción del ambiente y del planeta tierra, dados los desequilibrios del capitalismo global y la incompetencia de los Estados nacionales. Al respecto, planteamos algunas recomendaciones (Franco Giraldo, 2021): una renovación de la promoción de la salud a gran escala, cambiar las estructuras determinantes de la economía global, cambiar las relaciones desiguales entre países y entre los seres humanos, reafirmar una relación salutogénica de los seres humanos con la naturaleza y el medio ambiente, transformar las economías locales ecológicamente sustentables, fortalecer la atención primaria en salud y la salud pública, redireccionando el uso del poder en el mundo hacia los contingentes locales en el marco de la globalidad (glocalización).

Otra vía de desarrollo de la salud pública global estará dada por la renovación paradigmática de esta disciplina como campo de conocimiento. Entendida como nueva disciplina para la acción en torno a la salud de las poblaciones en el mundo (políticas públicas globales); en relación con la gobernanza y la diplomacia internacional, dentro de una nueva arquitectura del poder (nuevo juego de actores en las relaciones internacionales). Se debe avanzar en la construcción de una perspectiva de salud global latinoamericanista o periférica o del sur global, que propenda la defensa de los derechos y una nueva gobernanza global en salud (Franco-Giraldo, 2016).

En este orden de ideas, una de las preocupaciones más acuciantes desde lo académico ha sido la definición de áreas disciplinares y temáticas de la salud global. Este libro de la Universidad de Chile lo logra, tal como se podrá explorar en su contenido temático: no solo recoge los temas más innovadores en la frontera del conocimiento sanitario, sino que también los asuntos centrales de la globalización, los cuales categoriza y analiza, perfilando una vía para el desarrollo de este campo de conocimiento.

En consonancia, siguiendo una perspectiva latinoamericana y contrahegemónica, se plantea la salud global y, de la mano de esta, aborda la gobernanza global en salud y el rol de la academia, tan importante para el debate contemporáneo transdisciplinar. En este mismo segmento analiza la desigualdad económica y el desarrollo, que constituyen el principal determinante social de la salud mundial. Otra área bien pensada en el texto es la de los riesgos globales del planeta y la salud humana, que incluye la globalización y el medio ambiente, la biodiversidad y la salud humana y el imponderable cambio climático, el más desafiante de nuestros males.

También se delinea el perfil epidemiológico desde la mirada global y la crisis sanitaria, dado por enfermedades emergentes y reemergentes, las enfermedades no transmisibles vinculadas a la dieta y el problema más actual e invisibilizado hasta ahora; la salud mental global. Y como corolario, la estrategia de una sola salud (*one health*) con enfoque interdisciplinar y transectorial. Otra área transnacional se centra en los asuntos más propios de la era de la globalización, la migración internacional y su énfasis en América Latina, que impacta y desborda los sistemas de salud, así como la política de drogas repensada hacia un enfoque de salud pública (interesante y bien ponderada iniciativa). Aunado a ello, dos temas del ciclo vital humano y la ciudadanía plena: los derechos sexuales y reproductivos y la longevidad en función de la igualdad. Finalmente, se abordan los desafíos y oportunidades para los sistemas de salud, impactados por los grandes riesgos mundiales, por la cooperación regional, los tratados de libre comercio , y la diplomacia en salud y, cómo no, la comunicación en salud.

Referencias

Alpuche-Aranda, C. M. (2020). Infecciones emergentes, el gran reto de la salud global: Covid-19. *Salud Pública de México, 62* (2, Mar-Abr), 123-124. https://doi.org/10.21149/11284.

Arrizabalaga, J. (2021). El desafío de las enfermedades (re)emergentes, los límites de la respuesta biomédica. *História, Ciências, Saúde, 28*(1), 255-281. https://doi.org/10.1590/S0104-59702021000100013.

Atwoli, L., Baqui, A. H., Benfield, T., Bosurgi, R., Godlee, F., Hancocks, S., … Vázquez, D. (2021). Llamamiento a la acción urgente para limitar el aumento de la temperatura global, restaurar la biodiversidad y proteger la salud. *Gaceta Sanitaria, 35*(6), 512-514. https://doi.org/10.1016/J.GACETA.2021.08.001.

Fernandez, R., Lauxmann, C. T. & Facundo Trevignani, M. (2014). Emergencia del Sur Global. Perspectivas para el desarrollo de la periferia latinoamericana. *Economía e Sociedade, 23*(52), 609-643.

Franco-Giraldo, Á. (2016). Salud global: Una visión latinoamericana. *Revista Panamericana de Salud Pública, 39*(2), 128-136.

———— (2021). Editorial - Pandemia y Promoción de la Salud (PS) a gran escala. *Hacia promoc. salud, 26*(1), 2462-8425. https://doi.org/10.17151/hpsal.2020.26.1.1.

Kickbusch, I., Kökény, M., Kazatchkine, M. & Karaman, E. (2021). Respondiendo a la Covid-19: Un Resurgimiento de la Diplomacia en Salud Global. *Revista Mexicana De Política Exterior, 119*, 185-206.

Rodríguez, V., Fanjul, G. & Vilasanjuan, R. (2022). La salud global en la agenda internacional: Lecciones de la pandemia para un nuevo papel de España en el mundo. *ARI, 14*, 1-9.

Silva, Í. R. & Mendes, I. A. C. (2021). Nursing Now! Movement for the valorization of Nursing and for the strengthening of global health. *Revista Gaúcha de Enfermagem, 42*(spe), e20210053. https://doi.org/10.1590/1983-1447.2021.20210053.

Sojo, A. (2021). *Pandemia y sindemia: Impacto socioeconómico y Agenda 2030 en la perspectiva de una nueva gobernanza de la salud pública global. Documentos de Trabajo* (Vol. 56). Madrid.

Solimano, G. Valdivia L. (2014). Salud Global en las instituciones académicas latinoamericanas: Hacia un desarrollo e identidad propia. *Saúde Soc. São Paulo, 23*(2), 357-365. https://doi.org/10.1590/S0104.

Tuesca Molina, R. (2021). V. C. de S. G. (2021). VI Congreso de Salud Global, qué somos, qué se desea para Latinoamérica y el Caribe: La declaratoria de Brasil 2020. Recuperado el 1 de agosto de 2022, de https://www.redalyc.org/comocitar.oa?id=81770363002.

UN. (2015). Sustainable Development Goals (SDGs). Recuperado el 14 de marzo de 2022, de http://www.un.org/sustainabledevelopment/sustainable-development-goals/.

Parte I
Contexto actual de la Salud Global

1. Salud Global.
Caracterización, relevancia y abordaje

Giorgio Solimano Cantuarias, Jorge Ramírez Flores y Alex Alarcón Hein

Desde los inicios del siglo XXI la Salud Global ha recibido creciente atención a nivel académico, de gobiernos, organismos internacionales y también de las organizaciones de la sociedad civil a nivel mundial, incluyendo América Latina, en la cual ha ido adquiriendo identidad propia, íntimamente relacionada con las características del desarrollo en nuestros países, en los cuales la desigualdad e inequidad afectan a amplios sectores de su población.

La formación de profesionales de la salud y de otras disciplinas y el fortalecimiento de la investigación en las escuelas de medicina, escuelas e institutos de salud pública ha ganado legitimidad, estableciéndose un creciente número de programas y centros de Salud Global a nivel universitario. La educación en Salud Global que se imparte en las universidades latinoamericanas difiere de la que se imparte en Norteamérica y en Europa, ya que se focaliza preferentemente en los efectos de la globalización en la salud poblacional, las políticas y los sistemas de salud de nuestros países, privilegiando el análisis crítico de la institucionalidad y las estructuras de poder dominantes en la sociedad contemporánea.

La colaboración interinstitucional e internacional es otra característica destacable del enfoque en Salud Global en nuestra región, priorizando el establecimiento de alianzas, asociaciones y redes que bien utilizadas pueden contribuir significativamente al desarrollo social y económico de nuestras sociedades.

Igualmente, los gobiernos han reconocido la importancia de la Salud Global en las relaciones internacionales y la diplomacia, el comercio exterior, la regulación de la industria de medicamentos y de alimentos, la acreditación de profesionales migrantes y la transmisión interpaíses de enfermedades transmisibles. Sin embargo, el trabajo con organizaciones no gubernamentales (ONG) y comunitarias hasta ahora solo ha sido abordado de manera marginal, constituyendo una tarea pendiente.

El campo de la Salud Global (al igual que sus antecesores Salud Internacional y Salud Tropical) se originó y aún recibe su impulso principalmente desde el Norte Global, que incluye algunos países localizados en el hemisferio sur, mientras el Sur Global, constituido por países de menor desarrollo económico y social ha sido principalmente receptor de colaboración y anfitriones de consultores, investigadores y estudiantes en busca de experiencias en los temas de este campo.

Tanto en las instituciones académicas del norte como en las diversas organizaciones internacionales, gubernamentales y no gubernamentales, el discurso sobre Salud Global varía del tradicional altruismo de aliviar los problemas de salud de la población en los países pobres (similar al discurso de la Salud Internacional de principios y mediados del siglo XX), a un discurso más autorreferente de proyectarse como instituciones de excelencia en investigación y docencia en salud en el mundo.

Definiciones de Salud Global

Desde su incorporación y desarrollo en las instituciones académicas, se han formulado diversas definiciones del campo de la Salud Global. Durante la última década, una de las más citadas es la de Jeffrey Koplan y colegas (Koplan et al., 2009), que definen la Salud Global como "un área de estudio, investigación y práctica que prioriza el mejoramiento de la salud y el logro de la equidad en salud de la población mundial", enfatizando "temas transnacionales de salud, sus determinantes y soluciones; comprende múltiples disciplinas dentro y más allá de las ciencias de la salud, promueve la colaboración interdisciplinaria y es una síntesis de la prevención a nivel poblacional con el cuidado individual de la salud". En el artículo en que se planteó esta definición, se hacía una diferencia entre Salud Global y salud pública, lo que fue motivo de objeción por parte de Lynda Fried y colegas (Fried et al., 2010), quienes plantean que "Salud Global y Salud Pública" son indistinguibles. Ambas enfatizan políticas a nivel poblacional como también enfoques de promoción de la salud a nivel individual". Finaliza asumiendo que ambas "abordan" sus causas, raíces de la mala salud a través de estrategias científicas, sociales, culturales y económicas". Por su parte, Keith Martin, director ejecutivo del Consorcio de Universidades por la Salud Global (CUGH) opta por una definición más concisa, al definirla como "una disciplina que establece esfuerzos para mejorar el bienestar de la población y del planeta" (Cemma, 2017). Como se puede apreciar, estas definiciones provienen principalmente del Norte Global, específicamente del Reino Unido y Estados Unidos.

Es interesante notar que al final del artículo de Fried et al. (2010) se comenta que "la Salud Global es a menudo percibida como ayuda internacional, tecnologías e intervenciones que fluyen de países más ricos en el Norte Global hacia países más pobres en el sur global". Esto sirve para explicar la diferencia de visión de las instituciones académicas miembros de la Alianza Latinoamericana de Salud Global, quienes definen la Salud Global en los siguientes términos: "Las instituciones académicas integrantes de Alasag entendemos la Salud Global como una manera de ver y abordar la salud como un bien público mundial, un tema de justicia social y un derecho universal, el cual gira en torno a la equidad, la ética y el respeto a los derechos humanos". (Solimano & Valdivia, 2014). En tal sentido, el emergente movimiento por la Salud Global, desde una visión latinoamericana promovida por la Alasag, se encamina a subsanar las inequidades aprovechando similitudes, sinergias e intereses comunes entre los países de la región.

Nuestro Programa de Salud Global en la Escuela de Salud Pública Dr. Salvador Allende G., de la Universidad de Chile, aporta su propia contribución, indicando que "la Salud Global se entiende como un proceso de salud poblacional dinámico influido por determinantes que superan las fronteras nacionales y se transforman en comunes…", y en específico en el área académica correspondería a una "disciplina orientada a formar, investigar y actuar en problemas, determinantes y soluciones, de carácter transnacional para lograr el mejoramiento de la salud y de la equidad en salud a nivel global" (Programa de Salud Global. Universidad de Chile, 2018).

Una reciente revisión sistemática al respecto (Salm, et al. 2021), que incluyó 78 artículos notablemente solo en idioma inglés, concluye que los futuros desarrollos de las conceptualizaciones debiesen enfocarse más en una perspectiva pragmática de "quién" define la Salud Global, que en el "qué" contiene la definición. Este artículo, igualmente, propone categorías teóricas y subtemas que delinean aspectos claves de Salud Global que es necesario tener presente:

1.- Salud Global es un enfoque interdisciplinario sobre el mejoramiento de la salud a nivel mundial que se enseña e investiga en instituciones académicas.
2.- Salud Global es una iniciativa orientada éticamente guiada por principios de justicia.
3.- Salud Global es un modo de gobernanza que influye a través de la identificación de problemas, decisiones de política, así como el aporte e intercambio de recursos más allá de las fronteras.
4.- Salud Global es un concepto vago y versátil con múltiples significados, antecedentes históricos y un futuro emergente.

Antecedentes históricos y conceptuales

Lo expresado en la introducción no constituye una novedad para quienes se dedican a la Salud Global. Esta última es un campo de estudio en constante evolución y de esta manera se le ha abordado en las instituciones académicas tanto del Norte Global (Europa y Norteamérica) como del Sur Global (América Latina, Asia y África). Dicha evolución histórico-conceptual ha pasado por etapas.

Richard Smith, ex editor del *British Medical Journal* hace una representación numérica de la evolución en cuatro etapas de la Salud Global (Smith, 2013). Inicialmente, corresponde a la medicina tropical cuyo principal objetivo era mantener la salud de los colonizadores y/o tropas en los países tropicales (período de la colonización europea). Posteriormente, se la denominaba salud internacional y sus actores principales eran personal de países ricos que otorgaban ayuda humanitaria a habitantes de países pobres (período de la Guerra Fría). Una tercera etapa es la principal manifestación actual de la Salud Global, que consiste en el rol de investigadores de países ricos que lideran programas de investigación en países pobres. Finalmente, con una creciente presencia en la actualidad y proyectándose al futuro, consiste en actividades de investigación y otras intervenciones lideradas por investigadores de países de ingresos bajos y medios. Esta clasificación y cronología se le atribuye a Peter Piot, director de la Escuela de Higiene y Medicina Tropical de Londres (LSHTM, por su sigla en inglés). Piot identificó diferencias específicas entre las dos últimas etapas que son contemporáneas. La Salud Global 3.0 se lleva a cabo *in situ* y constituye mayormente investigación e intervenciones biomédicas sobre enfermedades infecciosas. En contraste, la Salud Global 4.0 se lleva a cabo en centros multidisciplinarios y sobre temas más amplios, incluyendo enfermedades no transmisibles y disparidades. Asimismo, la primera usa predominantemente investigación epidemiológica, incluyendo ensayos clínicos, mientras que la segunda emplea un espectro mucho más amplio de métodos, incluyendo ciencias sociales y la implementación de intervenciones.

En años recientes han surgido nuevas conceptualizaciones, intrínsecamente relacionadas con este proceso de delimitaciones del campo de estudio, que resulta de interés exponer, entre otras razones, porque diversas instituciones académicas se involucran en una o más de estas versiones en el ámbito de la Salud Global. Una de ellas es la conocida como "Una Salud" (*One Health*), que se define como un enfoque colaborativo, multisectorial y transdisciplinario —operando a niveles local, regional, nacional y global— para obtener resultados óptimos de salud, reconociendo la interconexión entre los humanos, los animales, las plantas y su medio ambiente (Centers for Disease Control and Prevention CDC, s. f.).

Por otro lado, el estudio de la "Salud Planetaria" es una nueva aproximación al conocimiento de la interdependencia entre la actividad humana y los sistemas naturales, como el agua, el aire, la tierra, o la biodiversidad y su impacto en el bienestar de las personas. El frágil equilibrio entre unos y otros requiere de una visión integrada y multidisciplinar a través de la creación de redes y coaliciones que avancen en el estudio de riesgos, en la propuesta de soluciones y la regulación, incluyendo a todos los sectores implicados, desde el ámbito académico hasta su traslación e impacto en la sociedad (Instituto de Salud Global Barcelona IS Global, 2019).

Dos términos más se han acuñado a lo largo de esta última década. La "gobernanza global en Salud Global" (*Global Health Governance*) se define como la intervención de instituciones formales e informales, reglamentación y procesos de los Estados, organizaciones intergubernamentales y actores no estatales para abordar los desafíos para la salud que requieren acción colectiva y transnacional para su manejo más efectivo (Fidler, 2010). Finalmente, mencionamos el campo de la diplomacia en Salud Global (*Global Health Diplomacy*), que describe las prácticas por las cuales múltiples actores intentan coordinar y orquestar soluciones de política global para mejorar la Salud Global (Ruckert, et al., 2016).

Algunas de estas áreas de desarrollo son abordadas con mayor profundidad en los diversos artículos de este libro.

Salud Global en Latinoamérica en el siglo XXI

Se debe tomar en serio la naturaleza "inherentemente desigualitaria de la globalización" en sus conductas, sus reglas y sus valores (Schrecker et al., 2008). América Latina está llamada a enriquecer el debate sobre Salud Global a nivel planetario. Ello significa establecer una identidad regional propia, contextualizada en la realidad social, histórica, política y económica de los países de la región, con el fin de abordar de manera efectiva las desigualdades existentes al interior y entre los países. Hablar de Salud Global en América Latina significa discutir sobre equidad y justicia social, e incorporar la participación social, la intersectorialidad y la cooperación internacional entre países.

El primer desafío es establecer una identidad regional propia, contextualizada en la realidad social, histórica, política y económica de los países de la región, con el fin de abordar de manera efectiva las desigualdades existentes al interior y entre los países, especialmente en Latinoamérica. Esta es una región que a pesar de su heterogeneidad comparte muchas similitudes, una de las cuales es que constituye la zona geográfica más desigual del mundo debido a problemas estructurales, lo que genera severos efectos en las condiciones de salud de los individuos, las comunidades, los países y la región. En ese sentido, formular políticas que creen efectivas relaciones sur-sur y plantearse como iguales frente a los enfoques predominantemente asistencialistas de los países del norte constituye otro desafío ineludible.

Al mismo tiempo, hablar de Salud Global significa necesariamente fortalecer un enfoque sobre equidad y justicia social, participación social, intersectorialidad y transdisciplinariedad que permita enfrentar de manera exitosa los crecientes problemas de salud de carácter global que ganan terreno en forma acelerada a nivel mundial. Para ello es importante establecer una efectiva cooperación internacional entre países de la región.

Finalmente, el establecimiento de una agenda propia latinoamericana, que difiere de la de los países hegemónicos, constituye otra prioridad. Dicha agenda necesariamente debe incluir el libre comercio y los tratados de comercio internacional; la legislación internacional sobre patentes de medicamentos; las normativas y regulaciones sobre la formación, retención y migración de profesionales de la salud; el abordaje de los determinantes sociales de la salud con el fin de superar las inequidades existentes, y los riesgos epidemiológicos, tanto de enfermedades transmisibles nuevas y reemergentes como de crónicas no transmisibles, son las prioridades más importantes.

REFERENCIAS

Cemma, M. (2017). What's the Difference? Global Health Defined. Recuperado el 31 de mayo de 2021, de https://www.globalhealthnow.org/2017-09/whats-difference-global- health-defined.

Centers for Disease Control and Prevention CDC. (s. f.). One Health. Recuperado el 31 de mayo de 2021, de https://www.cdc.gov/onehealth/index.html .

Fidler, D. P. (2010). *The Challenges of Global Health Governance*. Council on Foreign Relations. Disponible en: https://www.cfr.org/report/challenges-global-health-governance.

Fried, L. P., Bentley, M. E., Buekens, P., Burke, D. S., Frenk, J. J., Klag, M. J. & Spencer, H. C. (2010). Global health is public health. *The Lancet, 375*(9714), 535-537. https://doi.org/10.1016/S0140-6736(10)60203-6.

Instituto de Salud Global Barcelona IS Global. (2019). COP25 - Salud planetaria: Un equilibrio entre el bienestar del planeta y el de los seres humanos. Recuperado el 31 de mayo de 2021, de https://www.isglobal.org/-/salud-planetaria-un-equilibrio-entre-el-bienestar-del-planeta-y-el-de-los-seres-humanos.

Koplan, J. P., Bond, T. C., Merson, M. H., Reddy, K. S., Rodríguez, M. H., Sewankambo, N. K. & Wasserheit, J. N. (2009). Towards a common definition of global health. *The Lancet, 373*(9679), 1993-1995. https://doi.org/10.1016/S0140-6736(09)60332-9.

Programa de Salud Global. Universidad de Chile. (2018). Concepto de Salud Global. Recuperado de http://www.saludglobal.uchile.cl/sglobal/es/index.php/areas- programaticas/concepto-de-salud-global.

Smith, S.: Moving from global heath 3.0 to global health 4.0. (2013). Recuperado el 31 de mayo de 2021, de https://blogs.bmj.com/bmj/2013/10/08/richard-smith-moving- from-global-heath-3-0-to-global-health-4-0/.

Ruckert, A., Labonté, R., Lencucha, R., Runnels, V. & Gagnon, M. (2016). Global health diplomacy: A critical review of the literature. *Social Science & Medicine, 155*, 61-72. https://doi.org/10.1016/j.socscimed.2016.03.004.

Salm, M., Ali, M., Minihane, M. & Conrad, P. (2021). Defining global health: Findings from a systematic review and thematic analysis of the literature. *BMJ global health, 6*(6), e005292. https://doi.org/10.1136/bmjgh-2021-005292.

Schrecker, T., Labonté, R. & De Vogli, R. (2008). Globalisation and health: The need for a global vision. *Lancet (London, England), 372*(9650), 1670-1676. https://doi.org/10.1016/S0140-6736(08)61691-8.

Solimano, G. & Valdivia, L. (2014). Salud Global en las instituciones académicas latinoamericanas: Hacia un desarrollo e identidad propia. *Saúde e Sociedade, 23*(2), 357-365. https://doi.org/10.1590/S0104-12902014000200001.

2. Gobernanza del Sistema de Salud Global

Marta Maurás Pérez, José Sulbrandt Cabezas, Hernán Rosenberg Rubel

Gobernanza en la Salud Global

Aunque ya hace más de un siglo y medio que se ha reconocido la necesidad de un enfoque global para lograr un estado de salud mundial aceptable, el sistema internacional nunca ha llegado a establecer una gobernanza adecuada para este efecto, a pesar de algunos avances más bien de tipo conceptual y político. La serie de pandemias del fin del siglo XX y principios del XXI han tenido un impacto mayor al esperable (dadas las experiencias de inicios del siglo XX, como la fiebre española y otras epidemias posteriores como el HIV/Sida y Ébola), por lo que desde hace algún tiempo se ha reconocido la necesidad de revisar dicho sistema de gobernanza y modificarlo para poder enfrentar las necesidades de una salud global, incluidas las pandemias, y tomando en cuenta la aparición de nuevos actores estratégicos (Fidler, 2010).

Esta búsqueda para definir los parámetros de la organización del sistema de salud mundial tiene su respaldo en el trabajo relativamente sistemático en los años ochenta y noventa sobre los conceptos de la *gobernanza* y la *gobernabilidad* en la ciencia política, aplicados entre otros ámbitos a los sistemas de salud en América Latina. Ambos conceptos tienen un carácter multidimensional y relacional referido a la organización y estructura del aparato del Estado, que por extensión se aplica a las Naciones Unidas conformadas esencialmente por sus Estados miembros (Prats i Catalá, 2001).

El uso no solo académico sino que también en los medios políticos de estos conceptos indica la relevancia de la discusión sobre un sistema de salud global —sus objetivos, su organización, su operación—, un debate que lleva años en la Asamblea Mundial de la Salud y que se hace cada vez más complejo a medida que la situación internacional se polariza y fragmenta. El sistema multilateral parece no estar respondiendo a la necesidad de diálogo transversal sobre objetivos comunes, concertación de políticas y acuerdos programáticos.

Usada para designar la eficacia, calidad y buena orientación de la intervención del Estado, la gobernanza proporciona buena parte de la legitimidad de este en la globalización del mundo posterior a la caída del muro de Berlín en 1989. También se utiliza el término *gobierno relacional* y se hace cada vez más claro que la gobernanza tenderá a entenderse como el funcionamiento de redes y multiniveles de interacción público-privada-civil a lo largo de un eje local/global.

En cuanto a la gobernabilidad, basta citar a Michel Coppedge (Camou, 2001), quien la define como "el grado en el cual el sistema político se institucionaliza", y la institucionalización, citando a Huntington, como "el proceso por el cual las organizaciones y los procedimientos adquieren valor y estabilidad" (Huntington, 1968). A partir de interrogarse respecto de quiénes deben otorgar validez a los procedimientos y organizaciones, apunta a los "llamados actores estratégicos", a aquellos que son "capaces de socavar la gobernabilidad, interfiriendo en la economía y en el orden".

Desde la incorporación en 1948 de la Organización Mundial de la Salud como una agencia especializada de las Naciones Unidas, la orientación formal de las directrices de salud global se ha centrado en la OMS. Sin embargo, esta ha carecido de las capacidades, mandatos y recursos suficientes para ejercer una dirección efectiva en todos los ámbitos de la salud global y para todo el mundo.

Las expectativas de que la OMS asumiera un rol de dirección global y a la vez efectiva han quedado muy por debajo debido a la gobernanza que los países miembros le fueron dando a esta institución. Basta con reiterar que dicha entidad no cubre todos los aspectos de la salud pública ni todas sus disciplinas, además de otros problemas estructurales, como la exagerada autonomía de sus oficinas regionales. Los intentos sucesivos de hacer más efectivo el sistema han significado mejoras y cambios en su gobernabilidad, sin que parezcan satisfacer enteramente a sus interesados (*stakeholders*), los que han avanzado hacia la creación de otros organismos paralelos y asociados, especialmente los principales contribuyentes a la salud mundial, unos verdaderos actores estratégicos.

Desde la Edad Media ya se había detectado que el manejo de ciertas enfermedades transmisibles estaba por encima de lo que un solo gobierno podía manejar sin coordinar con los vecinos. Aun así, los primeros acuerdos efectivos de cooperación recién se plasmaron a fines del siglo XIX. En la Conferencia Internacional Sanitaria de Venecia de 1892 se establecieron los arreglos para prevenir la transmisión del cólera. Otras conferencias posteriores agregaron otras enfermedades transmisibles, como la fiebre amarilla y la viruela. Cabe destacar que el impulso de estas reuniones no era epidemiológico, sino que evitar que estas enfermedades afectaran al comercio y la circulación de las personas.

Para implementar las medidas recomendadas se creó en 1902 en las Américas la Oficina Sanitaria Internacional. Esta se transformaría en la Oficina Sanitaria Pan Americana, la que devengaría eventualmente en la Organización Panamericana de la Salud (OPS). En 1897 se establece L'Office Internationale de l'Hygiene Publique en Europa con objetivos similares, aunque cada una trabajaba en su área geográfica sin coordinarse entre sí o enfrentar temas comunes o globales. La línea de trabajo de estas instituciones regionales era de apoyo a las políticas y programas de los países sin intentar crear una visión colectiva y, ciertamente, sin convertirse en ejecutoras directas. Esta era tarea para los países miembros.

Soberanía versus globalidad:
La arquitectura de las relaciones internacionales y la salud global

Al final de las Guerras Mundiales —que dominan la primera mitad del Siglo XX— y con la creación de las Naciones Unidas como una primera acción global de posguerra, se abre una época de grandes avances de la humanidad, de la ciencia y de la tecnología, de la salud y la educación; una época de transformación de la política desde el Estado-nación a la colaboración público-privada, de las relaciones internacionales desde el Estado soberano al Estado que a la vez es miembro de una red de alianzas, y el desarrollo de una arquitectura multilateral, centrada al inicio y principalmente en las Naciones Unidas.

El sistema de la Organización de Naciones Unidas (ONU) se diversifica posteriormente por regiones, países y temas específicos, manejados por agencias especializadas y por fondos y programas, una verdadera constelación de organismos, en general con administraciones y fondos propios, aunque coordinados por el Secretario General de la ONU. La Asamblea General y los órganos de gobernanza eminentemente estatales, como el Consejo Económico y Social y el Consejo de Derechos Humanos, incluyen como observadores a este alto número de organismos.

Se inaugura una época de crecientes propuestas de acuerdos y cooperación globales que en el ámbito de la salud comienza con gran entusiasmo en la primera Conferencia sobre Atención Primaria de Salud en Alma-Ata, Kazajistán, en 1978 (WHO, 1978) que establece el compromiso universal de la salud básica para todos, y que se ha mantenido desde entonces.

Gobernanza de la OMS y el sistema de salud global

Siguiendo el marco de gobernanza intergubernamental del sistema de la ONU, la OMS como agencia especializada con un mandato genérico de salud global centra su gobernanza en la participación de los Estados a través de la Asamblea Mundial de la Salud, que sesiona una vez al año y en la que cada Estado tiene un voto. Esta elige al Consejo de Administración, integrado por 34 miembros técnicamente cualificados, por un mandato de tres años, cuyas principales funciones son dar efecto a las decisiones y políticas de la Asamblea, asesorarla y, de manera general, facilitar su trabajo. Asimismo, el manejo de cada agencia de la ONU con un mandato en materia de salud, como Unicef, UNFPA, Onusida y otras, está en manos de un secretariado específico que obtiene sus directrices políticas y la aprobación de su presupuesto de un consejo o junta de gobierno formado por los Estados miembros en esa agencia. Todas responden finalmente, como se ha señalado, a la Asamblea General de la ONU compuesta por todos los Estados miembros.

En ese contexto, la OMS se consolida como la organización normativa por excelencia en materia de salud en el mundo: certifica vacunas, aprueba nuevos medicamentos y tratamientos, valida y comparte la investigación científica, e intenta coordinar el esfuerzo por una salud global accesible y de calidad.

Con el tiempo y a medida que se complejizan y densifican los procesos de globalización, el sistema de la OMS crece y se ramifica en una red de instituciones propias y asociadas, mundiales y regionales, de la esfera gubernamental y crecientemente de la privada. Pero lo hace en un ambiente global y regional cada vez más confrontacional y con grandes dificultades de financiamiento.

Evolución del concepto de salud y desarrollo

La definición de salud como un estado de bienestar más que ausencia de enfermedades implica que hay otras disciplinas e instituciones que participan en lograr la salud. Más aún, el reconocimiento de la salud como una inversión en capital humano a partir del informe del Banco Mundial de 1993 (The World Bank, 1993) implicó la entrada de los organismos financieros a la palestra. Desde los años 80, las instituciones financieras internacionales (IFI) a nivel global, como el Banco Mundial, y a nivel de las Américas, como el Banco Interamericano de Desarrollo (BID) y la Corporación Andina de Fomento (CAF, hoy Banco de Desarrollo de América Latina), han evolucionado, pasando de financiar infraestructura hospitalaria a intervenir en el desarrollo de los sistemas de salud.

La adopción de los Objetivos del Milenio en el 2000 (Migiro, s. f.) terminó por explicitar el rol de la salud pública en el desarrollo, involucrando a otras disciplinas de la salud, lo que se venía perfilando con el estudio longitudinal sobre los Determinantes de la Salud y que termina de consagrarse en la *Agenda para el Desarrollo Sostenible* (United Nations, 2015)[5] y sus 17 Objetivos Desarrollo Sostenible (ODS).

La ciencia y la tecnología, el cambio climático, las migraciones son nuevos desafíos para la salud global que se hacen transversales con los ODS en el acuerdo unánime de la Asamblea General para "no dejar a nadie atrás", erradicando la pobreza, incorporando al desarrollo social y económico, la protección del medio ambiente y del planeta, y la participación plena de la ciudadanía a través del ejercicio de sus derechos democráticos. El ODS3 establece un horizonte específico para la salud y el bienestar de todos, siendo la buena salud esencial para el desarrollo sostenible, el que es un marco necesario para la interacción de los factores determinantes de la salud.

Sin embargo, es claro que los promedios nacionales ocultan el hecho de que algunas poblaciones, grupos y comunidades se están quedando atrás. Si tomamos el ejemplo de la discrepancia de 31 años entre países con esperanza

---

5   El Acuerdo ha sido ratificado a la fecha por 189 Estados.

de vida más corta y aquellos con una más larga, aparece clara la necesidad de aplicar enfoques multisectoriales, con perspectiva de género y basados en derechos humanos para abordar las desigualdades y asegurar salud de calidad equitativa y universal.

Gobernabilidad del Sistema Mundial de Salud

Actores Estratégicos

Tal como a nivel nacional, el sistema de salud global incorpora a una serie de actores asociados e interrelacionados. Ya hemos mencionado las agencias de la ONU que, por sus mandatos originales o por nuevas circunstancias de la salud global, como Onusida creada a finales de los 80 para responder globalmente a la pandemia del HIV/SIDA, interactúan en forma autónoma y transversal con la OMS, apoyando tanto la formulación de políticas como las operaciones en el terreno.

A nivel global, la incorporación de nuevos actores no estatales o híbridos alrededor o en la OMS como parte de una comunidad amplia de organizaciones en torno a objetivos de salud ha sido por décadas un duro debate, aunque una gran variedad está siendo paulatinamente reconocida como parte del sistema. Sin embargo, la gobernanza formal de la OMS y las otras agencias ONU sigue estando en manos de los Estados.

Es así como alrededor de la OMS han empezado a crearse asociaciones público-privadas para responder al objetivo de facilitar el acceso a tecnologías e insumos médicos, así como a medicamentos y vacunas, mediante financiamiento y promoción de la investigación, desarrollo, compra o donaciones. A pesar de ser autónomas, todas con sus propios consejos donde la OMS es un miembro más, casi siempre utilizan el sistema de administración de la OMS.

Entre los nuevos actores no estatales o híbridos cabe mencionar The Global Alliance for Vaccines and Immunization (GAVI); el Fondo Global contra el HIV/Sida, Tuberculosis y Malaria; Unitaid; PMHCH; el Acelerador del Acceso a Herramientas Covid-19 (ACT) y su pilar de vacunas COVAX; la Coalition for Epidemic Preparedness Innovations (CEPI), el GAIN en nutrición, Roll Back Malaria, Alianza TB, y otras.

Muchas de ellas reciben importantes contribuciones de la Belinda & Melinda Gates Foundation (BMGF), que es en sí misma un actor central de esta nueva configuración que entra al escenario a principios del siglo XXI, cuando se inaugura la búsqueda activa de formas innovadoras de financiamiento. A ella se unen otras fundaciones filantrópicas, como la Clinton Foundation y Bloomberg Foundation.

Todas estas nuevas asociaciones están conformadas por una mezcla de Estados donantes o sedes de los principales fabricantes de vacunas, insumos y medicamentos, como Gran Bretaña, Francia, Noruega, India, y otros; algunos

Estados receptores de ayuda, agencias de la ONU, u otras multilaterales como la Unión Europea; asociaciones internacionales no gubernamentales, como OXFAM, CARE y Medicines sans Frontiers que son socios tradicionales del sistema, y representantes de comunidades específicas de personas viviendo con algunas enfermedades o de personas vulnerables. Paralelamente, todas estas organizaciones participan en la Asamblea Mundial como observadores.

La posibilidad de un conflicto de intereses entre entes no gubernamentales con o sin fines de lucro y la OMS lleva a esta a la formulación de un marco de relaciones conocido como FENSA (por su sigla en inglés)[6] en 2016 (OPS/OMS, 2016).

Con el telón de fondo de una globalización mundial que ha ido produciendo ventajas y desventajas para diferentes países, la evidencia sobre las crecientes desigualdades entre países y dentro de los países hace cada día más lejano el objetivo acordado hace casi 50 años en Alma Ata. Asimismo, la transformación geopolítica del mundo que transita desde la Segunda Guerra Mundial hacia un orden bipolar de Guerra Fría, luego a un escenario unipolar de dominación y finalmente a la multipolaridad del siglo XXI, con la irrupción de China y la creciente fragmentación de la Unión Europea, impacta directamente en el mundo de la salud global.

La grave polémica suscitada por las acusaciones respecto del origen del virus SARS-CoV-2 y por el manejo de la OMS de sus relaciones con China de parte de la administración del presidente Trump —que decreta la salida (revertida posteriormente por la administración del presidente Biden) de la OMS— puede explicarse, en buena parte, por la reacción de este y otros Estados a su propia ineficacia en el manejo de la pandemia animados por reacciones nacionalistas y populistas, lo que no minimiza el daño de credibilidad causado a la OMS. A esto se suman acusaciones más o menos habituales lanzadas a la OMS de representar los intereses de las grandes potencias o bloques más que el bien común, o responder a presiones políticas más que técnicas, o simplemente por no contar con las capacidades para responder a graves situaciones como la anterior crisis del Ébola en África (lo que también provocó varios años de debate y propuestas para lograr adaptar el mandato a esta nueva visión).

Como puede apreciarse, el proceso de incorporación de nuevos y múltiples actores al sistema internacional de manera efectiva está aún en construcción.

Los recursos financieros

Como todas las agencias de la ONU, el mecanismo presupuestario de la OMS radica en el debate y aprobación por la Asamblea de la Salud de un

---

6   Framework for Engagement with Non-State Actors.

programa-presupuesto bianual. Aunque la contribución o cuota de cada país se determina acorde a una fórmula que incluye el PNB, la población y otros factores y por tanto es diversa, cada país tiene el mismo peso político formal (voto) a la hora de las decisiones[7]. La suma de las cuotas se conoce como el *presupuesto regular*, y son de libre disposición. Según dicha fórmula, los EE.UU. deberían pagar alrededor de un tercio del presupuesto. Durante los años 80, sin embargo, EE.UU. anunció que su contribución máxima a los entes multinacionales se limitaría al 25% del presupuesto total.

Sumado a este arreglo, y dadas las constantes presiones por reformar la institución y las nuevas demandas de la salud global, la Asamblea decidió no aumentar el valor real del presupuesto regular (ajustado por la inflación). Posteriormente, se limitó el presupuesto real a la mantención de su valor nominal; es decir, reducido por la inflación.

Desde su fundación la OMS había aceptado fondos extrapresupuestarios (FE) para ciertas tareas específicas solicitadas por algunos países miembros (vacunas, algunas enfermedades específicas, etc.). La congelación del presupuesto regular y la demanda creciente de servicios motivaron una creciente dependencia en las contribuciones voluntarias que, primero, se limitaban a los países miembros, y que posteriormente incluyen a otras agencias internacionales, así como algunas fundaciones del sector privado.

Estos FE sobrepasan considerablemente el presupuesto regular. Para el bienio 2018-19 el presupuesto de la OMS fue de US$6.017 millones, de los cuales solo 16% fueron de fondos regulares, y el 84%, FE. Para el bienio 2020-21, los FE fueron el 88% del total, lo que probablemente refleja la urgencia planteada por la pandemia del Covid-19, mientras que en 2016 eran solo el 80%.

Según las definiciones de la OMS, los países miembros son la fuente principal de FE (55%), seguidos por las agencias multinacionales, incluidas las Instituciones Financieras Internacionales, con 16% y luego las fundaciones como las ya mencionadas (14%). El sector privado con fines de lucro contribuye con el 1%.

Durante el bienio 2018-19 los principales contribuyentes a la OMS fueron EE.UU., el Reino Unido, la Fundación Gates, GAVI y Alemania. Los no estatales solo contribuyen a FE, pero cabe notar que los FE de los grandes Estados miembros contribuyentes son varios múltiplos de sus fondos regulares, con la excepción de los EE.UU., en que ambos flujos son similares. Es notable la contribución que la Fundación Gates realiza a la OMS, siendo el tercer, o incluso segundo si se considera también a GAVI, contribuyente mundial a su presupuesto total, por encima de muchos países industrializados.

---

7   Por oposición a las Instituciones Financieras Internacionales (IFIs), en las que el voto es proporcional a la contribución del país miembro.

Para el bienio 2020-21 Alemania pasó a ser el principal contribuyente (17%), seguido por la Fundación Bill y Melinda Gates (9,5%), EE.UU. (7%), la Comisión Europea (6,5%), la GAVI (6,4%), el Reino Unido (6%), el Banco Mundial (2,5%) y Rotary Internacional (2,4%) (OMS, 2019; WHO, 2022).

Por supuesto que todas las contribuciones son bienvenidas, pero si bien los países miembros aprueban las prioridades de la OMS, aquellos que contribuyen con más fondos extrapresupuestarios y las fundaciones, como Gates o Rotary, que establecen las suyas de manera independiente, pueden sesgar las políticas y operaciones de la Organización. Naturalmente, la OMS no acepta contribuciones para temas fuera de su competencia, pero la excesiva dependencia en fondos asignados a voluntad puede distorsionar las prioridades globales y favorecer a algunas regiones o países más que a otros.

La dependencia de la OMS de fondos voluntarios ha sido levantada como un problema durante años, y constituye parte de un tema de preocupación importante del sistema mundial de Ayuda Oficial al Desarrollo (AOD) pero no parece probable que los países miembros aumenten sus contribuciones no específicas, al menos en el corto plazo. Se trata entonces de buscar un mecanismo de gobernabilidad que permita que las prioridades de financiamiento sean fijadas de manera de asegurar la universalidad del derecho a la salud de calidad, al mismo tiempo que el sector no estatal o el filantrópico sea incentivado a seguir contribuyendo.

Evolución del mandato

La gobernabilidad de la OMS se ha visto afectada también por la evolución de la naturaleza de sus intervenciones, al igual que otras entidades de la ONU. Concebida como una entidad de rectoría (estableciendo normas y estándares), un sistema de reuniones esporádicas de representantes gubernamentales era razonable porque la implementación de las recomendaciones estaba en manos de los gobiernos mismos. Además, con los procesos de descolonización de las décadas de los 60 y 70, el foco de la OMS comenzó a trasladarse a la cooperación técnica a los países emergentes, con una fuerte concentración en las necesidades nacionales. Pero desde las pandemias del fin del siglo XX (SIDA, SARS, Gripe Asiática, Ébola, etc.) hasta el Covid-19, ha habido una creciente presión para que la OMS tome el liderazgo en el manejo global de las emergencias, ya que las intervenciones nacionales, por muy bien diseñadas y dotadas de recursos que estén, no son suficientes para actuar efectivamente en situaciones que reclaman colaboración y coordinación entre países, e incluso continentes.

La OMS ha respondido dentro de lo posible usando mecanismos que no estaban diseñados para este propósito, como el departamento de desastres, enfocado a calamidades naturales o conflictos y posconflictos. Aunque después de la Gripe Aviar se han estado reforzando los mecanismos de respuesta a emergencias, su velocidad o la capacidad de intervenir no han sido adecuadas, especialmente en casos de países que no desean ser analizados. La discusión se ha visto agudizada durante esta pandemia del Covid-19 y queda aún por verse cómo se resolverá.

Por último, surgen los nuevos temas de la gobernanza de los bienes públicos globales, como el financiamiento y propiedad de la investigación y desarrollo de medicamentos, insumos y vacunas, y la participación en la gobernanza de la salud del sector empresarial público y privado, de las comunidades científicas y de las comunidades víctimas de las nuevas enfermedades. Estos temas requieren un estudio acabado para definir una nueva gobernanza, incluida la colaboración intersectorial, así como los aspectos operacionales específicos de la gobernabilidad del sistema.

Avances e innovaciones

La comunidad internacional ha avanzado hacia una visión del desarrollo más integral en la que la salud interactúa, influye y es influida por ajustes en otros ámbitos de un desarrollo sostenible, justo y equitativo. De ahí se entiende el ímpetu del debate sobre las fuentes de financiamiento y su distribución, tanto en salud global como en otras áreas del desarrollo mundial.

Entre 2015 y 2018 se produce una verdadera ventana de acuerdos internacionales en el marco de las Naciones Unidas, que representan un ímpetu civilizatorio y un intento de cooperación y regulación respecto de los grandes desafíos mundiales. Además de la Agenda 2030, se aprueba en 2015 el Acuerdo de París sobre el Cambio Climático (United Nations, 2016), que plantea para todos los países reducir las emisiones de gases de efecto invernadero que contribuyen a aumentar la temperatura global, y así conseguir disminuir para el planeta y la humanidad los efectos y riesgos del cambio climático. En 2018 se aprueba el Pacto para una Migración Segura, Ordenada y Regular[8], en Marrakech, el primer acuerdo global sobre la migración que trata la gobernanza de las migraciones y pone énfasis en la protección de migrantes no regulares y regulares, reforzando su contribución al desarrollo sostenible.

El siglo XXI se había inaugurado con un acuerdo pionero para fijar las Metas del Milenio, las que a poco andar se encontraron con la enorme dificultad de no contar con el financiamiento necesario ni la dinámica política para llegar al 2025, como estaba previsto. Naciones Unidas organiza entonces la Conferencia sobre el Financiamiento para el Desarrollo en 2002 en Monterrey, México,

---

8   El Pacto Mundial para la Migración Segura, Ordenada y Regular o Pacto Mundial sobre Migración https://es.wikipedia.org/wiki/Pacto_Mundial_sobre_Migraci%C3%B3n es un acuerdo intergubernamental firmado por 164 países, adoptado en una conferencia de las Naciones Unidas celebrada en Marrakech (Marruecos), los días 10 y 11 de diciembre de 2018.

para buscar fórmulas y promesas de financiamiento[9]. Los presidentes del Brasil, Lula da Silva; de Francia, Jacques Chirac, y de Chile, Ricardo Lagos, acompañados del secretario general de la ONU, Kofi Annan, deciden dar un paso más allá y en 2004 lanzan la iniciativa "Acción contra el Hambre y la Pobreza". Este liderazgo compartido del llamado "Grupo-4" constituye un paso político crucial para la implementación de los Objetivos de Desarrollo del Milenio adoptados en el 2000, y en particular para la salud global.

En lugar de quedarse atrapada en la controversia sobre los instrumentos tradicionales de financiamiento externo, tales como la Ayuda Oficial al Desarrollo o el comercio internacional, esta iniciativa se inclina hacia una aproximación flexible, se concentra en generar nuevas fuentes adicionales y apunta a implementar mecanismos de financiamiento que no requieran consenso de todos los actores multilaterales. Además, el mecanismo adoptado de gravar el transporte aéreo con una tasa mínima por pasaje abre de manera sensible la posibilidad de reducir los gases que emite el transporte aéreo y que inciden sobre el calentamiento global.

Esta iniciativa sienta las bases para el apoyo político a la siguiente Conferencia de Naciones Unidas sobre Formas Innovadoras para el Financiamiento al Desarrollo, en París, en 2006, y establece nuevos estándares para la cooperación internacional al desarrollo, con un tema del que se venía hablando pero que no tenía influencia alguna en la comunidad internacional hasta ese momento (basta recordar el Informe Tobin sobre impuestos a las transacciones financieras que se discutió durante dos décadas[10]), fundamentalmente por la presión de los grandes países desarrollados y las corporaciones internacionales. De allí surge el Fondo Mundial para la lucha contra el Sida, la Tuberculosis y la Malaria (Fmsida) o simplemente Fondo Mundial, un ente público-privado multilateral con una importante y sostenida contribución de la Fundación Gates (que ya había impulsado GAVI, la alianza global para las vacunas), para financiar las necesidades de los países más vulnerables en el caso de las enfermedades a que se refiere su nombre.

---

9   De esta conferencia emana el Consenso de Monterrey, el que se convierte en el primer compromiso adquirido de los países en materia de financiamiento al desarrollo y muestra el camino a seguir para dejar las viejas prácticas que no permiten el buen aprovechamiento de los fondos de AOD. Entre los principales logros se encuentran: los países deben identificarse con los planes de desarrollo y hacerse cargo de su dirección; una prioridad importante es el establecimiento de asociaciones, en particular en apoyo de los más necesitados, y procurar que la AOD contribuya en la mayor medida posible a la reducción de la pobreza, y se insta a los países desarrollados que aún no lo hayan hecho a que adopten medidas concretas para dedicar el 0,7% de su producto interno bruto (PIB) como AOD para los países en desarrollo y destinar entre el 0,15% y el 0,20% de su PIB a los países menos adelantados. Además, se consideró la necesidad de movilizar recursos privados internos así como externos.

10   Propuesto por el economista de Princeton James Tobin en el año 1971, este tipo de impuesto recuperó la atención pública cuando, en los años 1990, propuso su aplicación el movimiento antiglobalización, en especial la ATTAC, y de nuevo en los años 2000 con motivo de la crisis económica de 2008.

El Fondo Mundial fue el principio de una era de colaboración públi-co-privada internacional que hasta ahora sigue desarrollando formas diversas para encontrar los recursos que cubran problemas humanitarios y de salud grandes, solucionables y relativamente desatendidos, avanzando así con los compromisos de la Agenda 2030 y, hoy, con los desafíos de la pandemia. Cabe destacar que la gobernanza del Fondo incluye participación paritaria en su junta directiva entre países industrializados y en desarrollo, así como de las fundaciones y de las personas afectadas por las enfermedades, por lo que se conoce como un híbrido.

A poco andar, los tres países del G-4, al que se unen España, Gran Bretaña y Corea del Sur, deciden apoyar la propuesta de Francia para destinar una parte de la recaudación proveniente de una tasa solidaria al transporte aéreo para financiar la investigación y desarrollo de innovaciones requeridas y no accesibles para el combate al Sida/HIV, Tuberculosis y Malaria en las regiones más necesitadas del mundo. Así nace Unitaid, que es un ente autónomo de Naciones Unidas, bajo la égida de la OMS, y que se caracteriza por ser innovador por dos motivos: uno por su financiamiento (más del 70% de sus fondos provienen de la tasa solidaria aplicada a los billetes de avión, recaudada de diferentes formas según la legislación de los países que hoy la aplican, que son Francia, Gran Bretaña, Brasil, Chile y Corea del Sur) y, dos, por su forma de utilizar esos fondos, invirtiendo en investigación innovadora y distribución a bajo costo de insumos y medicamentos, mediante el trabajo conjunto de gobiernos donantes y receptores, ONGs internacionales y nacionales, y miembros de la industria en diferentes países. Los fondos recaudados en Francia y en Chile se destinaron, inicialmente, en el caso de Francia en el 100% al Fondo Global, y en el caso de Chile en el 50% como aporte al Fondo Global y otro 50% al fomento del turismo nacional. En Brasil se utilizó para financiar la gran campaña contra el hambre en ese país.

Enfrentados hoy a la pandemia del Covid-19, Unitaid ha financiado la distribución de billones de dosis de Dexametasona para el tratamiento en África de las personas afectadas por el virus. Está destinando además millones de dólares a la investigación y desarrollo de nuevos elementos de diagnóstico y tratamiento, ayudando a los países a negociar precios bajos para su adquisición y uso. Esto es parte de un esfuerzo multilateral del tal llamado Acelerador ACT Covid-19 que busca compartir entre la comunidad internacional pública y privada la responsabilidad y el riesgo de tal empresa. La ventana COVAX es el pilar da las vacunas de ACT, co-coordinado por la OMS y GAVI, un mecanismo global para la compra conjunta de vacunas Covid-19 y su distribución equitativa entre el 20% de los países y poblaciones más vulnerables.

El más reciente capítulo en materia de financiamiento de bienes públicos globales, en particular la salud global para combatir la pandemia Covid-19, surge en julio de 2021 en la reunión de ministros de Hacienda y directores de bancos centrales del G-20 en Venecia como una respuesta a la globalización y digitalización de la economía. Allí se acuerda, siguiendo una línea propuesta por el presidente Biden a pocas semanas de asumir el poder, crear un impuesto global mínimo para las empresas multinacionales que facturen más de 20 mil millones de euros y que obtengan una utilidad sobre el 10% antes de pagar impuestos, independientemente de dónde tengan su sede. El expresidente Ricardo Lagos de Chile comenta que "esto implica un cambio enorme en el sistema tributario mundial y obliga a los países del G-20 a concordar un cobro porcentual equivalente para todos. Algunos dicen que debería ser el 15% sobre la utilidad del 10%, y otros, como Argentina y Francia, sugieren aumentarlo al 25%" (Lagos, 2021). El G-20 aprobó en términos generales esta idea en octubre de 2021, pero aún no se había establecido el mecanismo necesario al publicar este artículo ("G-20 leaders endorse global minimum corporate tax deal and pledge more vaccines for the poor", 2021).

La situación en las Américas

Gobernanza y recursos de la OPS

La gobernanza y gobernabilidad del sistema de salud regional obedecen en gran medida a las características y directrices del sistema global. Como se ha mencionado, la Oficina Sanitaria Internacional en la región de las Américas evolucionó de ser una entidad manejada directamente por el Cirujano General de los EE.UU. (director de la salud pública de ese país) a convertirse en la agencia intergubernamental de las Américas en temas de salud regional. Su primer director no estadounidense fue el Dr. Abraham Horwitz, de Chile, elegido en 1958. Para efectos operacionales, la OPS mantiene un doble estatus como unidad regional de la OMS en las Américas y agencia de salud del sistema interamericano, el que es liderado por la Organización de Estados Americanos (OEA). Es importante señalar que esta situación solo se da en las Américas.

Esto se debe a que la OPS, como ya señalado, antecede a la OMS por unos 45 años. La OPS (en su componente regional) tiene un mecanismo de gobierno muy similar al de la OMS, en el cual inicialmente solo participaban los ministerios de Salud de los países de la región, además del Reino Unido, los Países Bajos y Francia, los que son miembros de la OPS por tener posesiones territoriales en el continente. Posteriormente se han incorporado otros entes como los servicios de seguridad social, pero siempre dentro del sector gobierno asociados con los ministerios de Salud.

Como parte del Sistema Interamericano, la OPS mantiene relaciones con los diferentes organismos de la OEA, con los sistemas de integración de las subregiones como Caricom y SICA, además de los bancos de desarrollo como BID, CAF y Aladi.

De este arreglo, la OPS tiene un presupuesto regular propio financiado por los países de las Américas, además de un presupuesto regular asignado por la OMS (aproximadamente un tercio del total), el que también proviene de las cuotas de los países, incluyendo la EE.UU. Para el bienio 2020-2021, el presupuesto total de la OPS es de U\$620 millones, de los cuales U\$215,8 millones provienen de la OMS. Un tema de discusión constante ha sido este doble financiamiento de la OPS. A diferencia de la asignación global de cuotas de la OMS, para la OPS el componente de la cuota regular de los países sigue la fórmula de asignación de la OEA, correspondiéndole a los EE.UU. 60% del total aproximadamente. De acuerdo con los arreglos multilaterales habituales, cada país tiene un solo voto en las decisiones.

Cabe notar que la OPS ha mantenido los FE a un nivel bastante más bajo que la OMS, para evitar una excesiva dependencia en los mismos, los que se espera lleguen a cerca del 55% para el bienio 2020-21(OMS, 2019).

Además de las funciones descritas anteriormente, la OPS maneja unos fondos rotatorios y estratégicos, que se concentran en la adquisición de vacunas e insumos para los sistemas públicos y así consolidar demandas y lograr mejores acuerdos con los proveedores.

Covid-19 y gobernanza en la región

El continente de las Américas registra el mayor número de casos de Covid-19 a nivel mundial, con 48% de los fallecidos, en circunstancias de que cuenta con tan solo 13% de la población global si se incluye a Canadá, Estados Unidos, Latinoamérica y el Caribe. Con la excepción del primer país, los tres últimos territorios han registrado un elevado número de casos y fallecidos, siendo las segundas y terceras olas de contagios más intensas que las primeras, en la mayoría de los países[11].

Con semanas de diferencia, de alguna manera u otra en todos los países, la pandemia ha llegado con un fuerte impacto sanitario, social, económico e incluso político. De un listado total de 80 países, actualizado al 16 de abril 2021, son notorios en la región Perú (#1), México (#3) y Ecuador (#7) dentro de los primeros 10 con más muertes en exceso, y Bolivia, Brasil y Estados Unidos dentro del primer 25%, situando a este continente como líder en mortalidad en exceso (The Economist, 2021).

---

11 El análisis en este acápite se encuentra desarrollado en Informe de la Comisión de Integración de la Conferencia Permanente de Partidos Políticos de América Latina y el Caribe (Copppal) sobre efectos económicos, sociales, sanitarios y políticos de la pandemia en América Latina y el Caribe en agosto 2021. Coordinadora Marta Maurás. Capítulo redactado por el Dr. Bernardo Martorell.

En la dimensión regional, más que intentos de cooperación hubo inicialmente comparaciones más bien ingratas entre algunos países sobre sus éxitos o fracasos en las primeras etapas de la pandemia, seguidos por algunos esfuerzos de intercambio de protocolos e incluso distribución de algún equipamiento de emergencia como ayuda humanitaria bilateral, sin que eso fuera obstáculo para una cierta "carrera" por obtener equipamiento y vacunas de los centros exportadores.

En cuanto a la disponibilidad de vacunas, algunos países como EE.UU. y Chile han logrado resolver su demanda de dosis por sus propios recursos celebrando contratos directos y tempranos con laboratorios o entidades nacionales. La OPS reporta, al 9 de abril de 2021, más de 247 millones de dosis administradas (24% de la población de las Américas) con 48 países y territorios que habían comenzado la vacunación a esa fecha. Sin embargo, solo 28 han recibido aportes de dosis a través de Covax que ha entregado globalmente apenas 3 millones de dosis, una proporción realmente muy pequeña para las necesidades incluso de los países más pobres. Esto, junto a prácticas de distribución focalizadas en algunos países, como a través de farmacias privadas, puede conducir a un aumento de las desigualdades socioeconómicas, así como a generar una mayor demora en lograr coberturas adecuadas para evitar futuras cuarentenas.

La diferencia de respuestas dentro y entre los países denota una clara falta de cooperación y de espacios de diálogo técnico y político para aunar esfuerzos, comparar experiencias o emprender iniciativas conjuntas. En otras palabras, hasta hoy cada país funciona sin considerar a los demás, demostrando una falta de convocatoria colectiva para constituir un bloque de influencia.

La situación también acusa la debilidad de orientación y apoyo a los países por parte de los organismos multilaterales regionales que trabajan en salud y desarrollo, como la OPS y el BID. Además se inserta en un ambiente en que las Américas considera (con excepción de unos dos o tres países) como región de ingresos medio-altos, o sea sin necesidad de apoyo de recursos, comparada con otras más necesitadas como África o partes de Asia.

La OPS, organismo del cual se esperaría un apoyo fuerte en el control de cualquier emergencia sanitaria regional, ha vivido un período difícil desde el inicio de la pandemia, en parte como reflejo de las críticas a la propia OMS y sobre todo desde que Estados Unidos declaró su salida del organismo y la suspensión de sus aportes financieros. Tal como con la OMS, Estados Unidos está normalizando sus aportes a la OPS con la administración Biden.

Una mayor colaboración e integración regional durante esta pandemia sería un valioso activo para resolver problemas inmediatos y complejos, como el cierre de fronteras, la especulación económica ante el desabastecimiento de equipamiento de protección personal y *tests*, el manejo de sistemas logísticos internacionales, control de nuevas cepas, y la distribución equitativa de la vacuna. Como lo señala el expresidente Ricardo Lagos de Chile, la pregunta es

¿por qué parece ser que esta región, contando con 3 miembros en el G-20, parece estar quedándose al margen? (Lagos, 2021).Y añadimos: ¿Podría un nuevo "G-4" de América Latina y el Caribe impulsar un acuerdo de financiamiento compartido para un plan de distribución y/o fabricación de insumos, medicamentos, vacunas y apoyo al personal de salud que nos hiciera doblar la curva de la pandemia y asentar nuestros sistemas de salud sobre bases sostenibles?

Tan importante como lo anterior son la colaboración y acuerdos para resolver en común problemas de más largo plazo, como la producción colaborativa de fármacos y vacunas, el desarrollo y aplicación de sistemas de información y vigilancia, colaboración para el apoyo técnico y recursos, entre otras ventajas de un trabajo colectivo y colaborativo frente a la pandemia del Covid-19.

Estas tareas sin embargo deben verse en el contexto más amplio de la creciente debilidad de los mecanismos de integración, diálogo y colaboración en la región, más allá de la OPS solamente, como el Convenio Hipólito Unanue, Unasur, el SICA, Caricom y muchos más, que han acabado con o paralizado instituciones que se esperaba plantearían rutas progresistas de integración. Habría sido menos complejo enfrentar esta crisis teniendo en América Latina mecanismos de diálogo e integración fuertes, robustos y dotados de capacidades adecuadas para movilizar recursos, convenir mínimos comunes políticos, económicos y sociales respecto de cómo enfrentar la crisis, negociar con el mundo privado de la salud —los laboratorios, entre otros—, definir políticas de salud pública y de empleo, etc. El Covid-19 irrumpió en esta región justo cuando se evidenciaba una aguda regresión política y un debilitamiento creciente de las iniciativas de diálogo político, en especial en la región sudamericana. Se desfiguró la malla integradora y ante ese escenario las vulnerabilidades económicas, políticas y sociales para enfrentar la crisis de manera más colaborativa o conjunta se acrecentaron.

Se ha sostenido reiteradamente que los procesos de integración constituyen una oportunidad para avanzar en consensos sociales y económicos, y para fortalecer derechos y definir objetivos comunes. Quizás el desafío es exactamente al revés. La pandemia y sus complejos efectos económicos, sociales y políticos constituyen una oportunidad para rearmar ese entramado regional tan necesario de diálogo político, de acuerdos quizás más simples y específicos que los grandes acuerdos-marco, para finalmente lograr activar las iniciativas en materia de salud y bienestar que son necesarias.

Reflexiones finales

La gobernanza global multilateral se va adaptando y respondiendo principalmente a intereses geopolíticos y comerciales que, paradojalmente, continúan debatiéndose entre la concepción del Estado soberano, que no admite injerencia extranjera alguna, y el Estado multilateral, abierto a establecer relaciones internacionales diversas según intereses compartidos como respuesta a una globalización que parece no tener alternativa. Estos más de 75 años desde el fin de la Segunda Guerra Mundial han sido una época de conquistas en materia de derechos humanos, como la descolonización y la derrota del *apartheid*, y la creciente codificación internacional de derechos civiles, políticos, económicos, sociales y culturales, entre los cuales está la salud en un sentido amplio, siempre ligada al derecho a la vida y al bienestar.

Esta arquitectura global o gobernanza multilateral transita desde entonces de la mano de una rápida globalización de las relaciones internacionales, comerciales, culturales de amplio espectro, hacia crecientes complejidades. Por otra parte, otros actores han adquirido una posición en el sistema, provocando una profusión de sistemas de gobierno, más que una coordinación entre participantes, lo que ha menoscabado la posición de liderazgo de la OMS, la que no ha ajustado su gobernanza a tal cambio.

Es difícil predecir el futuro de la gobernabilidad de la salud global dada la constante tensión entre los Estados protegiendo sus intereses y los problemas de orden global (como las pandemias), los cuales requieren acciones multinacionales públicas, privadas, comunitarias y de redes múltiples, ya sean internacionales, regionales, vecinales y sociales. Se puede sin embargo adelantar que, sin un esfuerzo mancomunado de una comunidad amplia de naciones y de actores globales para fortalecer la arquitectura multilateral existente y su sistema de objetivos comunes, normas y reglas para lograr la *salud para todos* y *que nadie quede atrás*, enfrentaremos un mundo cada vez más incierto. Por lo tanto, es tarea colectiva aunar esfuerzos para poder funcionar como un todo, si no al nivel global, al menos dentro de las Américas ajustando la gobernanza como sea necesario. No esperemos la próxima pandemia para volver a levantar el tema[12].

REFERENCIAS

Camou, A. (2001). *Los desafíos de la gobernabilidad. Estudio preliminar y compilación.* (Flacso/Iisunam, Ed.). México, DF: Plaza y Valdés.

Fidler, D. P. (2010). *The Challenges of Global Health Governance.* Council on Foreign Relations. Disponible en: https://www.cfr.org/report/challenges-global-health-governance.

G-20 leaders endorse global minimum corporate tax deal and pledge more vaccines for the poor. (2021, octubre 30). *CNBC.*

Huntington, S. (1968). *Political Order in Changing Societies.* (Yale University Press, Ed.). New Haven, Connecticut, Estados Unidos.

Lagos, R. (2021). Columna de Ricardo Lagos: América Latina, ¿queremos quedar al margen? *La Tercera Domingo.*

---

12 Ver Informe de la Copppal, op. cit.: "Efectos políticos, económicos, sociales y sanitarios de la Pandemia Covid-19", agosto 2021.

Migiro, A. (s. f.). La importancia de los objetivos de desarrollo del Milenio: El liderazgo de las Naciones Unidas en el desarrollo. Crónica ONU. Disponible en: https://www.un.org/es/chronicle/article/la-importancia-de-los-objetivos-de-desarrollo-del-milenio-el-liderazgo-de-las-naciones-unidas-en-el#:~:text=Los%20objetivos%20de%20desarrollo%20del%20Milenio%2C%20surgidos%20de%20la%20Declaraci%C3%B3n,diversas%20manifestaciones%3A%20el%20hambre%2C%20las

OMS. (2019). *Presupuesto por programas 2020-2021*. Switzerland.

OPS/OMS. (2016). Marco para la colaboración con agentes no estatales. En *55° Consejo Directivo. 68.a Sesión del Comité Regional de la OMS para las Américas* (pp. 1-8). Washington, D.C., EUA.

Prats i Catalá, J. (2001). Gobernabilidad democrática para el desarrollo humano. Marco conceptual y analítico. *Revista Instituciones y Desarrollo, 10*(2001), 103-148.

The Economist. (2021). Tracking Covid-19 excess deaths across countries. *The Economist*. Recuperado el 16 de abril de 2021, de https://www.economist.com/graphic-detail/coronavirus-excess-deaths-tracker.

The World Bank. (1993). *Investing in Health. World Development Indicators*. New York, USA. https://doi.org/10.1007/s13398-014-0173-7.2.

United Nations. (2015). Sustainable Development Goals. Recuperado el 28 de diciembre de 2017. https://sustainabledevelopment.un.org/sdgs.

——— (2016). Report of the Conference of the Parties on its twenty-first session, held in Paris from 30 November to 13 December 2015 Addendum Part two: Action taken by the Conference of the Parties at its twenty-first session. *Framework Convention on Climate Change*, pp. 71-75.

WHO. (1978). *Report of the International Conference on Primary Health Care*. Alma-Ata. URSS: World Health Organization / Fondo de las Naciones unidas para la Infancia Ginebra.

——— (2022). Contributors. Recuperado el 21 de junio de 2022, de https://open.who.int/2020- 21/contributors/overview/ac.

3. Desigualdad Económica, Desarrollo y Salud Global

Andrés Solimano Ratinof

La situación social y económica de los países está directamente relacionada con el nivel de salud de su población (Hertzman, 2001), incluso desde antes del nacimiento (Barker, 1995). Esta relación está ampliamente documentada en la literatura, y resulta bastante lógico comprobar que también se extiende a la perspectiva de la Salud Pública y Salud Global: los países más "desarrollados" (de mayores niveles de ingreso por habitante) muestran en general mucho mejores indicadores en salud que sus pares con menos recursos (Haring, 2021). Una explicación es que un mayor nivel de ingreso permite asignar más recursos a la prevención en salud y curación de enfermedades en el sector de salud, mejorando los índices de salud de las personas. En general, hay una correlación positiva entre índices de salud y nutrición e ingreso por habitante, aunque esta relación no es lineal.

También la desigualdad de ingresos al interior de los países se refleja en un acceso diferenciado por ingreso a un nivel y calidad de salud, con sectores medios acomodados y personas de alta renta que obtienen mejores servicios de salud que sectores de menor renta y más pobres.

Existen también múltiples teorías sociales respecto a los mecanismos que intermedian esta relación a nivel poblacional, que van desde marcos muy amplios del entendimiento del funcionamiento del mundo, como la teoría de la construcción de la realidad (Berger & Luckmann, 1966) o de las consecuencias indeseadas de acciones consideradas beneficiosas (Merton, 1936) hasta las más orientadas hacia la forma de construcción de la salud en el mundo, como las de gobernabilidad y biopoder (Foucault, 2004) o la teoría del sufrimiento (Kleinman et al., 1997). Incluso en los últimos años, y en específico para aspectos económicos de la determinación de salud, se ha acuñado el concepto de determinantes comerciales de la salud (Kickbusch, 2012), que nos permite avanzar en el entendimiento de la relación entre la economía y la salud[13].

El objetivo de este artículo se centra en utilizar el ejemplo de Chile y el contexto latinoamericano desde una perspectiva histórica, utilizando algunos aspectos conceptuales de las ciencias económicas y el análisis de la desigualdad, para explicar el escenario en que muchos de los temas de la Salud Global abordados en este libro se desenvuelven en la actualidad.

---

13 Una interesante revisión sobre el desarrollo y alcances de este concepto se puede encontrar en el capítulo correspondiente en: Haring, R. (2021). Handbook of Global Health. (I. Kickbusch, D. Ganten & M. Moeti, Eds.), *Handbook of Global Health*. Cham, Switzerland: Springer.

El caso de Chile y la región latinoamericana

El desarrollo económico y social chileno de las últimas décadas es un proceso con avances, contrastes y carencias. Por un lado, el país ha alcanzado un respetable nivel de ingreso por habitante cercano a 26 mil dólares anuales (2021) y ha conseguido en décadas recientes un grado apreciable de estabilidad macroeconómica; además, es un miembro del selecto club de la OCDE. Por otro lado, Chile es un país de alta desigualdad económica y social, tendencia que se ha podido medir desde mediados del siglo XIX en que destaca la tenencia desigual de la tierra y recursos naturales valiosos, como oro, plata, salitre, cobre y otros, en general en manos de propietarios extranjeros ingleses o norteamericanos. Asimismo, el crecimiento económico depende fuertemente de la explotación de recursos naturales no renovables, de productos agroindustriales, forestales y marítimos. Desde mediados de la década de 1970 el país experimenta una persistente pérdida de importancia relativa del sector manufacturero, fenómeno conocido como desindustrialización.

El gasto social financiado por el Estado en salud, educación, transporte público, pensiones, ciencia y tecnología, y protección al medio ambiente está restringido por un nivel de recaudación fiscal limitado por los ingresos tributarios que, como proporción del PIB (cerca de 20 por ciento), que es muy inferior al promedio de la OCDE, más cercano al 35 por ciento[14].

El gasto en salud por habitante en Chile es de USD 2.200 (2018) en paridad de poder de compra, lo que representa cerca del 8 por ciento del PIB, lo que lo ubica entre los más altos de América Latina y el Caribe, después de Cuba, Argentina, Brasil y Uruguay. Por otra parte, Chile dispone de una amplia red de atención primaria que ha cumplido un importante rol en las distintas campañas públicas de vacunación desde hace décadas, y recientemente contra el Covid-19.

La institucionalidad del sector de la salud se caracteriza por un sistema mixto, compuesto por un segmento de salud privada (Isapres) y otro segmento de salud pública (Fonasa). La adscripción a cada sistema depende, en gran medida, del nivel socioeconómico de los afiliados lo que tiende a replicar, en el sector salud, las desigualdades que se observan a nivel macrosocial, aunque Fonasa provee un rol nivelador en el acceso a servicios de salud a las clases medias y los sectores populares de menores rentas.

Chile es una sociedad bastante segmentada con variados circuitos sociales que, por lo general, no se conectan entre sí y que viven en realidades económicas, sociales, territoriales y culturales, muy diferentes (Solimano, 2012, 2016a, 2016b, 2017). Las elites económicas y grupos de alta renta residen en

---

14 El gasto social en salud y en otros ítems también compite con un elevado gasto militar cercano a 5 mil millones de dólares anuales, superior a sus países vecinos (Argentina, Bolivia y Perú), según el Stockholm International Peace Research Institute, SIPRI 2022).

barrios cuyas casas y servicios que no distan mucho de los que se ofrecen en países desarrollados y tienen acceso a servicios de salud de primera calidad. Las clases medias han progresado en su acceso a bienes y servicios, pero dependen, en gran medida, del endeudamiento con bancos y casas comerciales. Han adquirido nuevas casas, buscan enviar a sus hijos a colegios pagados y enfrentan las atracciones de la sociedad de consumo. A su vez, los sectores populares formados por clases trabajadoras y sectores marginalizados viven en un país de modestos salarios, precariedad laboral y barrios inseguros, lo que se ha generalizado a otros sectores también. En cuanto al acceso a salud, este es afectado por listas de espera en casos de cirugías y tratamientos más complejos. Además, en las ciudades más congestionadas, particularmente en Santiago, la mayoría de sus habitantes gastan largas horas desplazándose hacia y desde sus lugares de trabajo.

Cómo lograr una prosperidad económica, equitativa y ambientalmente sustentable, en el marco de una democracia más participativa, es el gran desafío de un proyecto de transformación económica posneoliberal que acomode un mejor acceso de salud a la población.

Desigualdad de ingresos y riqueza

Un rasgo estructural de la economía chilena es su alta desigualdad de ingresos, riqueza, oportunidades y acceso a servicios sociales —incluyendo la salud—. Esta desigualdad se refuerza por mecanismos económicos e institucionales que son difíciles de alterar en el corto plazo. En los últimos 50 años la desigualdad de los ingresos alcanza sus niveles históricos más bajos durante el gobierno de Allende, pero se revierte a sus niveles más altos durante el régimen militar, para disminuir gradualmente en las décadas posteriores al restablecimiento de la democracia, aunque manteniéndose a niveles altos (según estándares internacionales), en especial la desigualdad de riquezas (Solimano, 2017).

El coeficiente de Gini de ingresos, una medida ampliamente usada de la distribución de ingresos brutos (ingresos antes de impuestos y transferencias), es cercano a 0,50, un nivel considerado alto internacionalmente. Por otro lado, el coeficiente de Gini de riqueza personal se eleva a 0,70 (Solimano, 2020) de acuerdo con los cálculos de la Encuesta Financiera de Hogares del Banco Central de Chile.

La riqueza personal es la suma de la riqueza física, como propiedades, tierra, vehículos, obras de arte, joyas, más la riqueza financiera, constituida por acciones, bonos, depósitos bancarios, oro y otros activos. A su vez, la riqueza neta es la riqueza bruta total menos los pasivos (deudas) de las personas. En América Latina y en el mundo la desigualdad de la riqueza (Gini de riqueza personal) es substancialmente mayor que la desigualdad de los flujos de ingresos (sueldos y salarios, intereses, dividendos, rentas), el Gini de ingresos

(Solimano, 2016a, 2016b, 2017). Por lo tanto, un análisis comprehensivo del tema de la desigualdad debe incorporar, además del análisis de la distribución de los ingresos, la distribución de la riqueza (Solimano, 2016a)[15].

Podemos identificar los siguientes factores que contribuyen y reflejan la elevada y persistente desigualdad económica en Chile:

a) alta concentración de activos físicos y financieros en posesión de pequeñas elites económicas,

b) debilidad y atomización de las organizaciones sindicales, que les impiden negociar salarios más altos y recibir una mayor proporción de las ganancias de productividad de las empresas,

c) ausencia de un sistema tributario progresivo que grave proporcionalmente más a las rentas más altas,

d) ausencia de un impuesto a la alta riqueza,

e) educación privatizada y estratificada en su acceso por el nivel socioeconómico de las familias, con un rezago persistente en la educación pública; históricamente, un mecanismo igualador de oportunidades en la sociedad,

f) altas rentas obtenidas por empresas que operan en sectores con limitada competencia (banca, AFP, Isapres, recursos naturales).

América Latina. Una breve perspectiva histórica

América Latina es una región propensa a los ciclos económicos asociados a variaciones en los términos del intercambio y los vaivenes de la economía global. Los ciclos macroeconómicos han estado asociados también a políticas fiscales y monetarias expansivas internas adoptadas por los gobiernos que encontraron límites en las disponibilidades de divisas extranjeras (la llamada "brecha externa") y en aumentos de la inflación. Las políticas sociales enfrentan restricciones de financiamiento fiscal, lo que afecta también al sector de la salud, y además en ciertos países (i.e. Grecia entre 2009 y 2017) la adopción de políticas de austeridad y ajuste fueron acompañadas de una reducción del gasto público en salud (Solimano, 2022).

Una característica estructural de la región es la alta desigualdad, la cual es un fenómeno de orígenes históricos asociados a la conquista de América. La colonización ibérica en el Nuevo Mundo se basó en la entrega de tierras e

---

15 A nivel cuantitativo las estimaciones disponibles muestran que mientras el Gini de ingresos de América Latina y el Caribe c. 2015-2018 era de 0,46 el Gini de riqueza neta (activos financieros más activos físicos menos deuda) era cercano a 0,80; es decir, casi el doble más alto. Los activos están mucho más concentrados que los ingresos. Un dato adicional es que mientras la participación del 1 por ciento más rico en el ingreso nacional es de 20 por ciento (promedio para América Latina), la participación promedio del 1 por ciento más rico en la riqueza se ubica en el rango de 35-45 por ciento.

indígenas, las llamadas encomiendas, a los conquistadores y aventureros provenientes del viejo mundo. Así, inmensas riquezas agrícolas y también terrenos que contenían minerales preciosos como el oro y la plata, particularmente abundantes en México (Virreinato de Nueva España) y en Perú (Virreinato del Perú), se acumularon en pocas manos lo que contribuyó a generar marcadas desigualdades económicas en los territorios de América (Solimano, 2021b). Parte importante del oro y la plata se transfería a la corona española, hacia la familia de los Habsburgo y después los Borbones[16].

La colonia generó una rígida escala social formada (en la cúspide) por *peninsulares*, que eran blancos nacidos en España, acompañada de una clase dirigente local dependiente de la Corona, los llamados *criollos* o"aristocracia criolla". Había también un estrato medio conformado por comerciantes, artesanos y funcionarios públicos, y una base de población pobre y popular conformada por peones, indígenas, mulatos, esclavos negros y zambos. La desigualdad económica interna no cambió mucho con las guerras de independencia de las primeras décadas del siglo XIX y la formación de las repúblicas latinoamericanas y del Caribe, aunque se reemplazaron las elites ibéricas dominantes por elites criollas. La propiedad de la tierra se basó en grandes de extensiones de tierra (latifundio), modalidad que había sustituido las encomiendas tras las reformas borbónicas. Las clases dirigentes de las nuevas repúblicas estaban constituidas por terratenientes, mercaderes y financistas e industrialistas (locales y extranjeros) que crecieron al alero de una incipiente industria nacional. Los *booms* de precios de productos primarios beneficiaban, principalmente, a las elites de la minería, el comercio y el campo en relación con los peones, campesinos y trabajadores manuales.

Las muy limitadas democracias del siglo XIX en América Latina permitieron que la independencia política de España fuera conducida por estas nuevas elites propietarias y locales, sin serios desafíos por parte de sectores excluidos. Sokoloff y Engarman muestran que entre 1840 y 1900 los porcentajes de personas que votaban en elecciones —el voto no era secreto— no excedía, en el mejor de los casos, el 5 por ciento de la población (Sokoloff & Engerman, 2000); además, solo votaban los que poseían tierra y eran alfabetos, es decir los sectores más acomodados de la población[17].

Los servicios de salud a la población de menores recursos se proveían por entidades religiosas y sociedades de socorro mutuo. Los índices de mortalidad infantil eran altos y la esperanza de vida no superaba los 40 años.

---

16 El sistema económico evitaba la competencia externa, solo se podía comerciar con la metrópolis española, lo que contribuía a mantener las rentas de las elites, solidificando las desigualdades económicas existentes.

17 Hacia 1940, este porcentaje se eleva a 15-20 por ciento de la población habilitada para votar en Argentina, Uruguay y Costa Rica. En contraste, los porcentajes de participación en votaciones, para años similares, en Canadá y Estados Unidos se acercaban al 40 por ciento.

En las primeras décadas del siglo XX, la desigualdad fluctuó con los ciclos económicos, siendo el más severo la gran depresión de la década de 1930 que golpeó fuertemente a las economías de América Latina y el Caribe. Según la Liga de las Naciones, Chile fue el país que experimentó la mayor contracción económica entre 1930 y 1933 de toda América Latina (Solimano, 2020).

Entre 1940 y 1970, para reducir la vulnerabilidad económica ante los vaivenes de la economía internacional, diversos gobiernos latinoamericanos adoptaron una estrategia de sustitución de importaciones e industrialización guiada por el Estado, con participación del sector privado. Esta dinámica fue acompañada de un proceso de modernización social con una acelerada urbanización, la expansión de la educación pública, el fortalecimiento de los sindicatos, un mejor acceso de las clases medias al aparato del Estado y la creación de sistemas de seguridad social. Entre las décadas de 1930 y 1950, distintos países latinoamericanos crearon sistemas públicos de salud de carácter nacional para atención a la población.

En la segunda mitad de la década de 1960 e inicios de la década de 1970, hubo intentos de redistribución progresiva de ingresos y la propiedad en Chile (gobiernos de Frei Montalva y Allende), con políticas similares en Perú en el gobierno de Velasco Alvarado. Estas políticas se extendieron a Uruguay con el Frente Amplio de Liber Seregni y a Argentina con Cámpora y Perón. Sin embargo, estas políticas fueron revertidas por golpes militares de derecha en Chile, Argentina y Uruguay, los que instalaron dictaduras militares y adoptaron políticas económicas neoliberales.

Los *shocks* petroleros de 1973 y 1979 beneficiaron a México, Venezuela, Ecuador, países exportadores netos del crudo, y el reciclaje de los petrodólares permitió aumentar la inversión y la actividad económica en varios países, pero también contribuyó a elevar la deuda externa (Solimano, 2021a, 2021b)[18].

Crisis de la deuda externa, ajuste y neoliberalismo

El alto endeudamiento externo adquirido en la década de 1970 y la acumulación de desequilibrios externos y fiscales llevaron a la crisis de la deuda externa en la década de 1980, que redujo el crecimiento económico de la región, aceleró la inflación, contrajo los salarios reales y produjo serias afectaciones de la inversión y el empleo. Un informe de la Unicef, organismo de las Naciones Unidas, titulado "Ajuste con rostro humano", documentó los deterioros en los indicadores de salud de la población como consecuencia de las políticas de ajuste adoptadas en América Latina durante la década de 1980 en el contexto de la reducción del gasto social orientado a salud.

---

18 El coeficiente de Gini de ingresos promedio (15 países) subió desde 0,503 en 1950 a 0,537 en 1990, lo que ubica a América Latina como una región muy desigual a nivel global.

En la década de 1980 la desigualdad de ingresos aumentó en Argentina, Brasil, Chile, Colombia, Perú, Paraguay, aunque se redujo en Uruguay y Costa Rica. La evidencia histórica internacional muestra que, en general, la desigualdad tiende a incrementarse durante y después de la ocurrencia de crisis económicas (Solimano, 2020). En la década siguiente, los 90, vuelve a elevarse la desigualdad esta vez asociada con las políticas de reforma económica neoliberal conocidas como el "Consenso de Washington". Estas reformas pusieron acento en la estabilización macroeconómica, la privatización de activos y empresas del sector público y, en varios países, la privatización del sistema previsional (Solimano, 2021b) y la desregulación y apertura comercial y financiera con el exterior. Al mismo tiempo, se debilitaron los sindicatos y se fortalecieron las centrales empresariales. A nivel de países se producen aumentos muy marcados de desigualdad en Argentina, Costa Rica, Venezuela, con aumentos también de la desigualdad en Ecuador, Perú, Bolivia, Honduras, República Dominicana y Uruguay (Cornia, 2015). Se produjo una mayor informalización del mercado laboral y aumentaron las brechas salariales y de beneficios entre gerentes y altos puestos administrativos, por un lado, y empleados medios y obreros, por otro. También aumentaron los precios de activos como acciones, bonos y propiedades.

A partir de la primera década del siglo XXI se produce una "ola posneoliberal" de cambio político en Argentina, Brasil, Bolivia, Venezuela y Ecuador, en que los gobiernos de estos países buscaban alejarse de las políticas del Consenso de Washington. Entre 2002 y 2012/13 también se produce un *boom* en el precio de los bienes primarios, como el petróleo, cobre, soya y varios metales, que beneficia a economías latinoamericanas cuya estructura exportadora está concentrada en productos primarios. Los gobiernos postneoliberales además intensificaron las transferencias monetarias a los grupos de baja renta y, en varios casos, se aumentó con vigor la inversión pública. Se observó un ciclo de mayor crecimiento y menor desigualdad.

Concentración del poder económico y el débil rol redistributivo del Estado

La alta concentración de la riqueza en los segmentos más ricos de la población genera una excesiva influencia de las *elites económicas* —que controlan una parte muy significativa de la riqueza financiera y productiva de los países— en las políticas públicas de sus países. Se pueden distinguir varios mecanismos para ejercer esta influencia: donaciones a campañas políticas, control de los medios de comunicación, influencia sobre expertos e intelectuales y otros métodos (Solimano, 2022). En particular, en América Latina, las elites económicas han tenido, históricamente y en el presente, una capacidad efectiva de bloquear aumentos de impuestos a la renta y al patrimonio restando recursos para los sectores sociales, incluyendo la salud.

El Estado en América Latina es relativamente débil para corregir desigualdades generadas endógenamente por el sistema económico usando el sistema tributario y las transferencias del Estado. Esto se refleja que en América Latina la tributación indirecta (impuesto al valor agregado e impuestos específicos) representa cerca del 50 por ciento de los ingresos tributarios totales en contraste con el de menos de un tercio en la OCDE. En esta última, la contribución de los impuestos directos (impuestos a la renta) a los ingresos totales del Estado representa una participación muy superior que en América Latina. Por otra parte, las transferencias sociales tienen menor cobertura que en los países desarrollados. El Estado de Bienestar europeo —con sus prestaciones universales de salud, educación, pensiones— tiene asociado niveles de tributación cercanos al 35 por ciento del PIB, con países escandinavos llegando al 50 por ciento. En contraste, el coeficiente de tributación al PIB promedio de América Latina es cercano solo al 20 por ciento del PIB. Con menos recursos tributarios hay menos capacidad de financiar gastos sociales de mejor calidad y cobertura[19]. Una característica ya estructural del Estado latinoamericano es su incapacidad endémica de hacer que las elites económicas tributen más para financiar el gasto social que beneficia a los sectores más pobres. Entre este gasto social, naturalmente, también se encuentra el gasto en el sector de la salud.

Reflexiones finales

Uno de los rasgos más importantes de la desigualdad en Chile y el resto de América Latina es su persistencia y continuidad en el tiempo. Esta desigualdad se refleja en el sector salud con una asignación de recursos al sector inferior a naciones de mayor nivel de desarrollo económico, tanto en montos absolutos como en términos relativos.

El periodo colonial sentó las bases de una amplia desigualdad en la tenencia de la tierra y los recursos naturales en el marco de sociedades muy estratificadas socialmente. Tras la independencia y la formación de las repúblicas en el siglo XIX, la propiedad de los principales recursos económicos físicos se mantuvo en manos de las elites locales que gobernaban sin contrapesos reales en democracias con mínima participación electoral, lo que les permitía mantener su concentración de poder económico y político. En el siglo XX la desigualdad de ingresos se mantiene alta e incluso aumenta respecto al siglo XIX con Ginis promedios en torno al 50 por ciento. La "gran nivelación" que ocurrió en Europa y Norteamérica entre 1913 y 1970 no tuvo lugar en América Latina, a pesar

---

19 La diferencia promedio entre el Gini de ingresos de mercado y el Gini de ingreso disponible (ingresos de mercado ajustados por impuestos y transferencias realizados por el Estado) es de 3-4 puntos porcentuales en América Latina; en contraste, en los países de la OCDE, en promedio esta diferencia es de 12-14 puntos porcentuales, asociados a la acción del Estado a través de tributos y transferencias.

de avances en mayor participación electoral y democratización acompañados de un desarrollo más autónomo y de la expansión de la educación pública y las clases medias, la creación de sistemas de aseguro social, la ampliación de la salud pública y la sindicalización obrera. La década de 1970 fue turbulenta políticamente en Chile y América Latina: implicó modernizaciones, pero dependió mucho del endeudamiento externo con resultados adversos sobre la desigualdad en distintos países, en especial tras la adopción del modelo neoliberal. Además, en varios países dio origen a ciclos autoritarios muy costosos. La desigualdad aumenta en el periodo 1980-2002 que comprende la crisis de la deuda externa (década de 1980) y la aplicación de las recetas del Consenso de Washington en la década de 1990. Sin embargo, en la primera década del siglo XXI se produce un giro"posneoliberal"en varios países, con el que mejoran los términos de intercambio, aumenta el influjo de capitales y las remesas del exterior, se comprime un poco la escala salarial y aumentan las transferencias monetarias a los pobres. Como consecuencia de estos cambios la tendencia de aumento de la desigualdad de las dos últimas décadas del siglo XX se tiende a revertir entre 2002 y 2012, con efectos que se extienden hasta 2018- 19 antes de la crisis del Covid-19.

Los progresos distributivos de las dos primeras décadas del siglo XXI, incluyendo las políticas públicas en salud, tienen límites: persiste la informalidad en el mercado laboral, y no se aprovechó ese período para construir un Estado de protección y derechos sociales efectivo que mejore en forma estructural la educación pública, la salud pública, la vivienda y las pensiones. La preocupación de los gobiernos en las últimas tres décadas ha estado centrada en el alivio de la pobreza y en mejorar, en parte, la distribución de la renta, pero no la concentración de la *riqueza*, la que exhibe niveles muy altos, con consecuencias políticas y económicas muy complejas. Por otra parte, el rol redistributivo del Estado actualmente existente es débil en América Latina por la falta de progresividad del sistema tributario y la fragmentación del gasto social.

Una estrategia efectiva pro-equidad para los años y décadas venideras debe centrar su acción en mejorar la capacidad del mercado laboral de generar empleos de buena calidad, pagar salarios decentes y ampliar el acceso de la población a la salud, el crédito y el conocimiento. Asimismo, se deben garantizar pisos universales de ingresos para la población activa y pasiva, y atacar la aguda desigualdad de riqueza financiera y física, evitando potenciales desestabilizaciones económicas y políticas dentro del marco de una estrategia integral y consistente de reducción de la *desigualdad estructural* en la región.

Algunas lecturas recomendadas

Acemoglu, D. and J. Robinson (2008). Persistence of Power, Elites and Institutions. *American Economic Review, 98*:1, 267-293.

Busso, M. and J. Messina, Editors, (2020). *The Inequality Crisis. Latin America at Crossroads. InterAmerican Development Bank, Washington DC.*

Birdsall, N., N. Lustig and D. Mcleod (2011). Declining Inequality in Latin America: Some Economics, Some Politics. Center for Global Development, *Working Paper 251.*

Credit Suisse (2021). *Global Wealth Report 2021,* Research Institute.

Frankerma (2009). The Colonial Roots of Land Inequality. Geography, Factor Endowments or Institutions? *The Economic History Review 63*(2): 418-51.

Gasparini, L., G. Cruces, L. Tornerolli and M. Marchionni (2009). A Turning Point? Recent Developments on Inequality in Latin America and the Caribbean. *Documento de Trabajo 81,* CEDLAS: Universidad Nacional de la Plata.

Mitchel, R. (1962[2017]). *Political Parties. A Sociological Study of the Oligarchic Tendencies of Modern Democracy.* Routledge, Francis and Taylor Group, London and New York.

Mosca, G. (1939). *The Ruling Class.* [Elementi di Scienza Politica]. New York and London: McGraw Hill.

Palma, G. (2020). Por qué los ricos siguen siendo siempre ricos (pase lo que pase, cueste lo que cueste). *Revista de la CEPAL* 132, Diciembre.

Prados de la Escosura, l. (2005*). Inequality and Poverty in Latin America, A Long Run Perspective,* CORE, Universidad Carlos III, Madrid.

Williamson, J. (2015). Latin American Inequality: Colonial Roots, Origins, Commodity Booms or a Missing 20th Century Leveling? *NBER Working Paper # 20915.*

Referencias

Barker, D. J. P. (1995). Fetal origins of coronary heart disease. *BMJ (Clinical Research Ed.), 311*(6998), 171. https://doi.org/10.1136/BMJ.311.6998.171.

Berger, P., & Luckmann, T. (1966). *The social construction of reality: A treatise in the sociology of knowledge.* New York City. Anchor Book.

Cornia, G. (2015). Income Inequality in Latin America. Recent Decline and Prospects for its Further Reduction. *UNU-WIDER Working paper 2015/20, 149,* 43.

Foucault, M. (2004). *The birth of biopolitics: Lectures at the collège de France, 1978-1979.* (M. Senellart, Ed.). New York: Picador.

Haring, R. (2021). *Handbook of Global Health.* (I. Kickbusch, D. Ganten & M. Moeti, Eds.), *Handbook of Global Health.* Cham, Switzerland: Springer. https://doi.org/10.1007/978-3-030-45009-0.

Hertzman, C. (2001). Health and Human Society: Wealthier nations are not always healthier, and efforts to improve health can be swamped by the effects of inequality and conflict on JSTOR. *American Scientist, 89*(6), 538-545.

Kickbusch, I. (2012). Addressing the interface of the political and commercial determinants of health. *Health promotion international, 27*(4), 427-428. https://doi.org/10.1093/HEAPRO/DAS057.

Kleinman, A., Das, V. & Lock, M. (1997). *Social suffering.* (University of California Press, Ed.). Berkeley, CA.

Merton, R. K. (1936). The Unanticipated Consequences of Purposive Social Action. *American Sociological Review, 1*(6), 894. https://doi.org/10.2307/2084615.

Sokoloff, J. & Engerman, S. (2000). History Lessons. Institutions, Factor Endowments and Paths of Development in the New World. *Journal of Economic Perspectives, 14*(3), 217-232.

Solimano, A. (2012). *Chile and the Neoliberal Trap: The Post-Pinochet Era.* Cambridge & New York: Cambridge University Press.

——— (2016a). Dimensions of Inequality in Latin America: Income, Wealth and Social Structure. *Journal of World Economy.* Spain.

——— (2016b). *Global Capitalism in Disarray: Inequality, Debt, and Austerity.* Oxford and New York: Oxford University Press.

——— (2017). *Pensiones a la chilena.* Santiago, Chile: Catalonia.

——— (2020). *A History of Big Recessions in the Long Twentieth Century.* Cambridge University Press.

——— (2021a). Desigualdad Persistente en América Latina: Perspectiva histórica y experiencias contemporáneas. *Pensamiento Iberoamericano* (Vol. 3a Época). Madrid, España.

——— (2021b). *The Rise and Fall of the Privatized Pension System in Chile. An International Perspective.* London and New York: Anthem Press.

——— (2022). *Economic and Political Democracy in Complex Times. History, Analysis and Policy.* London & New York: Routledge.

Stockholm International Peace Research Institute. (2022). *SIPRI Yearbook 2022.* Oxford: University Press.

4. El Rol de la Academia en la Salud Global

Giorgio Solimano Cantuarias, Leonel Valdivia Matus, Jorge Ramírez Flores

La Salud Global como disciplina académica ha logrado mayor reconocimiento desde comienzos de este siglo y, más claramente, a partir del 2020 con la aparición de la pandemia por SARS-CoV-2. Si cabía alguna duda de que la salud pública trasciende fronteras nacionales y continentales, evidentemente se han disipado. El descubrimiento del SARS- CoV-2 y su rápida transmisión a nivel planetario en un brevísimo período, con consecuencias dramáticas para la población afectada, han significado un impulso definitorio al fortalecimiento de la Salud Global.

El campo de la biomedicina ha conseguido grandes avances en el manejo de la emergencia: un rápido desarrollo de las vacunas, el aumento sostenido de la capacidad de vigilancia epidemiológica, el mejoramiento en la cantidad y calidad de *tests* asociados y el avance en la eficiencia de la secuenciación genómica y, en escala más modesta, el tratamiento de los cuadros asociados. Numerosas instituciones académicas han aportado de manera importante a estos progresos producto de alianzas inéditas por su envergadura: los gobiernos a través del financiamiento y la industria farmacéutica privada, con el desarrollo y producción. Evidentemente, estos avances se han logrado dentro de un contexto global, ya que desde la detección del detonador de la pandemia hasta los avances en su control y tratamiento han participado innumerables actores nacionales y globales.

Así, podemos decir que, a nivel de la ciencia o, por decirlo de otra forma, en la aplicación de conocimientos y tecnologías duras, la perspectiva de la Salud Global está cumpliendo un rol significativo y efectivo. Sin embargo, en términos de intervenciones a nivel poblacional, como por ejemplo modelamientos métricos que permitan contar con certeras predicciones de riesgo, o comunicación efectiva hacia la población para conseguir cambios de comportamiento, así como la adopción de medidas preventivas que requieren de un enfoque basado en la colaboración multisectorial e interdisciplinaria a nivel poblacional, no se logran aún los impactos que la situación amerita.

Las instituciones académicas que cuentan con programas de Salud Global gozan actualmente de un merecido reconocimiento y también enfrentan grandes desafíos a futuro, debido a epidemias y posibles pandemias de naturaleza muy diversa.

La investigación y enseñanza de la Salud Global

El campo de la Salud Global es dinámico y evolutivo, lo que presenta desafíos para la enseñanza e investigación en el mundo, por lo que deben realizarse grandes esfuerzos que permitan incorporar de manera plausible estos conceptos y nuevas competencias (Sawleshwarkar & Negin, 2017). Los currículos actuales en Salud Global de las instituciones de enseñanza universitaria en las Américas son considerados inadecuados principalmente por su limitada presencia y la poca claridad de sus límites, con una gran predominancia de iniciativas de los Estados Unidos por sobre las de otras regiones (Mendes et al., 2020). A pesar del evidente sesgo de publicación a favor de los países angloparlantes, es importante reconocer que la industria académica en este campo ha crecido fuertemente en Estados Unidos (Merson & Page, 2009). Esto ha llevado a serios cuestionamientos respecto de sus reales objetivos y la recomendación de poner el énfasis de su desarrollo en la equidad global (Adams et al., 2016).

Redes de instituciones académicas en Latinoamérica

La educación en Salud Global en Latinoamérica hizo su aparición a comienzos del siglo XXI y un número creciente de universidades imparten docencia y realizan investigación en este campo. En una reunión convocada por OPS/OMS el año 2009 para discutir un nuevo modelo conceptual sobre salud internacional, hubo consenso en que la Salud Global tenía un gran potencial de crecimiento y de colaboración en América Latina, ya que ella permite comprender mejor los factores globales que influyen en la salud de la población en un contexto de profundos cambios sociales y económicos. El año 2003 el Instituto Nacional de Salud Pública (INSP) de México realizó el primer curso sobre Salud Global con apoyo de la Fundación Fullbright, titulado "Desafíos de la Globalización y Salud en América Latina", en el cual participaron docentes de cinco continentes. Desde entonces el INSP ha continuado ofreciendo el curso "Fundamentos de la Salud Global en Latinoamérica". El año 2006, luego de obtener una donación del Centro Internacional Fogarty, el INSP creó el Programa de Salud Global, lo que le ha permitido dictar desde el año 2009 un diploma en Salud Global, que atrae a estudiantes de México y de otros países de la región. También ha desarrollado una línea de formación en Salud Global para estudiantes regulares de los programas de maestría y doctorado y ha asignado becas para estadías cortas en el extranjero.

Por su parte, la Escuela de Salud Pública de la Universidad de Chile creó el Programa de Salud Global en el año 2010, ofreciendo, desde entonces, en la Escuela Internacional de Verano cursos sobre diferentes temas de Salud Global y un diploma para graduados, en los cuales han participado académicos de Canadá, Estados Unidos y Nueva Zelanda, entre otros. A partir del año 2014 se dicta un curso interdisciplinario para estudiantes de doctorado, magíster y médicos especialistas en Salud Pública de la Universidad de Chile y de otras universidades que expresen interés.

En la misma línea, la Facultad de Salud Pública y Administración de la Universidad Peruana Cayetano Heredia (UPCH) ofrece desde el año 2005 el curso "Conceptos Básicos en Salud Global", con el propósito de entregarles a estudiantes de pre y posgrado una perspectiva de los problemas que enfrenta Perú en este campo. En conjunto con la Universidad de Washington, el año 2012 realizaron el curso "Salud Internacional, Salud Global y Diplomacia" para profesionales de salud del Pacto Andino y del Ministerio de Salud de Perú, responsables de la cooperación internacional. Además, esta facultad dicta una maestría en Salud Pública y Salud Global de veinte meses de duración.

En Brasil, tanto la Escuela Nacional de Salud Pública/Fiocruz de Río de Janeiro (ENSP/Fiocruz) como la Facultad de Salud Pública de la Universidad de San Pablo (FSP/USP) realizan actividades en Salud Global. El primer curso se dictó en el año 2009 sobre "Salud Global y Diplomacia", enfatizando el impacto de la globalización sobre la salud y de la cooperación internacional en las políticas de salud de Brasil. Recientemente la ENSP/Fiocruz ha implementado un diploma y una maestría profesional en Salud Global. Por su parte, la Facultad de Salud Pública de la Universidad de San Paulo realizó en 2012 un primer curso en Salud Global sobre "Bioética y Salud Global" y a partir de 2013 ofrece un doctorado en Salud Global y Sustentabilidad.

Una breve panorámica de la educación en Salud Global que se imparte en las universidades latinoamericanas permite concluir que ella tiene características que la diferencian de la que se entrega en Norteamérica y algunos países de Europa. En primer lugar, los cursos se focalizan preferentemente en los efectos de la globalización en la salud poblacional y las políticas y sistemas de salud de los países que los dictan. Igualmente, se privilegia el pensamiento y análisis crítico de la institucionalidad y las estructuras de poder dominantes en la sociedad contemporánea. Otra característica de nuestros programas de enseñanza es la utilización de tecnologías de la información y la comunicación (TICS), que permite realizar educación a distancia y por lo tanto llegar a una audiencia más amplia. La mayoría de los cursos están dirigidos a estudiantes graduados en salud pública y profesionales interesados en educación continua, siendo la docencia en pregrado una tarea por ampliar. La colaboración interinstitucional e internacional es otra característica destacable de la enseñanza en Salud Global en nuestra región (Solimano et al., 2013).

Desde la perspectiva de la investigación, el desarrollo en Salud Global ha sido más lento, ya que se carece de una identidad clara en término de líneas de trabajo y de una masa crítica de investigadores. En este contexto, el INSP de México es la institución que cuenta con mayor desarrollo en este campo, identificando los proyectos que realizan los diferentes centros de investigación de dicho instituto "con enfoque en Salud Global". Por su parte la FSP/USP ha definido dos líneas de investigación en Salud Global, y la UPCH ha contado con el apoyo del Fogarty International Center para realizar sus proyectos de investigación. En la Universidad de Chile varias propuestas sometidas a financiamiento internacional, desde el Programa Iberoamericano de Ciencia y Tecnología para el Desarrollo (Cyted), el Canadian Institutes of Health Research (CIHR) o de la Unión Europea, no han sido aprobadas o están en proceso de revisión.

La constitución de alianzas, asociaciones y redes han permitido establecer relaciones de colaboración impensadas hace 20 años en América Latina. Ellas son parte de la globalización y bien utilizadas pueden contribuir significativamente al desarrollo social y económico de nuestras sociedades. La salud no es una excepción en este escenario. La Alianza Latinoamericana y del Caribe de Salud Global, creada en el año 2010, constituye una red de instituciones académicas de colaboración Sur-Sur, surgiendo como una respuesta para enfrentar riesgos comunes de salud de sus poblaciones.

Los días 9, 10 y 11 de abril de 2010 se realizó el Primer Congreso Latinoamericano de Salud Global, organizado por el Instituto Nacional de Salud Pública y celebrado en su campus de Cuernavaca, Morelos, México. El congreso se realizó en conjunto con la 19.a Conferencia Anual del Consorcio de Educación en Salud Global (GHEC, sigla en inglés de Global Health Education Consortium). El objetivo de este doble congreso internacional fue promover la creación y el fortalecimiento de alianzas para la educación e investigación en Salud Global a través de la cooperación regional y entre los países anglófonos de América del Norte con los de habla hispana y portuguesa de América Latina y el Caribe. Cabe destacar que al evento asistieron 458 participantes, de los cuales 156 eran de América Latina. Hubo un total de 104 disertantes (entre conferencistas y trabajos científicos), de los que 51 eran latinoamericanos.

En este primer congreso se constituyó la Alasag con representantes de instituciones académicas de México, Brasil, Costa Rica, Venezuela, Cuba, Nicaragua, Perú y Chile. Desde sus orígenes, la Alianza estableció que el fin último de su accionar es aportar a la construcción de programas y políticas que promuevan la equidad en salud y la justicia social en América Latina. Como se mencionó, se plantea como una red de colaboración Sur-Sur en torno al campo de la Salud Global, que surge como una respuesta ante retos comunes y tiene sus bases tanto en nuestras realidades nacionales como en un profundo respeto a la idiosincrasia e identidad de nuestros pueblos. El ideario de la Alasag fue claro desde su inicio, entendiendo la Salud Global como una manera de ver y abordar la salud como un bien público mundial, de justicia social y de un derecho universal, el cual gira en torno a la equidad, la ética y el respeto a los derechos humanos. Plantea como su misión el impulsar el abordaje de la Salud Global en la enseñanza, capacitación, investigación y cooperación técnica en Latinoamérica a través de colaboraciones interinstitucionales, y su visión es ser la alianza líder en Salud Global en Latinoamérica y portavoz de la región a nivel mundial. Desde su creación, la

Alasag ha organizado exitosamente seis congresos, y en 2022 se realizará el séptimo congreso organizado por la Universidad de Chile, a saber:

1   Primer Congreso Latinoamericano y del Caribe sobre Salud Global, Cuernavaca,México, abril 2010:"Alianzas en Salud Global, aprendiendo colaboraciones Sur-Sur".
2   Segundo Congreso Latinoamericano y del Caribe sobre Salud Global, Santiago, Chile, enero 2013:"Trascendiendo fronteras para la equidad en salud".
3   Tercer Congreso Latinoamericano y del Caribe sobre Salud Global, San José, Costa Rica 2014: "Salud Global en la Agenda Desarrollo Post 2015, desafíos desde las Américas".
4   Cuarto Congreso Latinoamericano y del Caribe sobre Salud Global, Buenos Aires, Argentina, noviembre 2016:"Tecnologías, riesgos globales y gobernanza: Desafíos y respuestas desde América Latina".
5   Quinto Congreso Latinoamericano y del Caribe sobre Salud Global, Medellín, Colombia, noviembre 2018:"Políticas globales y su impacto en la Salud: La perspectiva Latinoamericana".
6   Sexto Congreso Latinoamericano y del Caribe sobre Salud Global, Río de Janeiro, Brasil, octubre 2020 (*online*):"Desarrollo sostenible y Salud Global: Los desafíos de la desigualdad en la región".

Actualmente, la Alianza está constituida por once instituciones académicas activas:

1   Instituto Nacional de Salud Pública (INSP), México.
2   Escuela de Salud Pública,"Dr. Salvador Allende G.", Facultad de Medicina, Universidad de Chile.
3   Facultad de Salud Pública, Universidad de Sao Paulo, Brasil.
4   Facultad Nacional de Salud Pública, Universidad de Antioquia, Colombia.
5   Centro de Relaciones Internacionales en Salud, Fundación Oswaldo Cruz, Brasil.
6   Facultad de Salud Pública y Administración, Universidad Peruana Cayetano Heredia, Perú.
7   Centro de Investigación y Estudios en Salud (CIES), Universidad Nacional Autónoma de Nicaragua.
8   Centro de Estudios sobre Diplomacia en la Salud Global, Universidad Isalud (Cedisag-Isalud), Argentina.
9   Instituto de Medicina Social, Universidad del Estado de Río de Janeiro, Brasil.
10 Departamento de Salud Pública, Universidad del Norte, Barranquilla, Colombia.
11 Escuela de Salud Pública, Universidad de Costa Rica.

Salud Global en la Universidad de Chile

A modo de ejemplo, podemos comentar sobre la participación de nuestra Escuela de Salud Pública "Salvador Allende G.", de la Universidad de Chile, en diferentes redes internacionales y convenios de colaboración. La Salud Global se instauró en nuestra Escuela como resultado de la ampliación de sus vínculos con otras instituciones académicas de América Latina, Norteamérica y Europa durante la primera década del siglo XXI.

Cabe consignar que, con anterioridad a la fundación de Alasag, el Programa de Salud Global/UChile (PSG/UChile) participó activamente en la Asociación Americana de Salud Pública (American Public Health Association - APHA), especialmente su Sección Internacional y el Foro de Salud y Comercio Internacional (Trade and Health Forum). En este contexto, en nuestro programa surgió un especial interés en investigar las consecuencias deletéreas de la globalización económica en la Salud Global, especialmente en lo referido a la liberación del comercio mundial, foro en el que Chile participó desde mediados de los 70.

También el PSG/UChile participó desde sus inicios en el Consorcio de Universidades por la Salud Global (cuya sigla en inglés es CUGH), que congrega en la actualidad cerca de 200 programas e instituciones académicas con actividades en la Salud Global especialmente en Norteamérica, pero con creciente membresía de instituciones del Sur Global. Asimismo, el PSG/UChile, en representación de la Alasag, participó en la creación de la Federación Mundial de Instituciones Académicas por la Salud Global (cuya sigla en inglés es Wfaigh), que es una red de redes regionales de instituciones académicas activas en Salud Global.

Finalmente, existen varias otras redes en la que miembros del PSG/UChile participan en mayor o menor grado. Estas incluyen: La Alianza de Salud Planetaria con sede en la Universidad de Harvard; el Consorcio de Educación sobre el Cambio Climático, liderado por la Escuela Mailman de Salud Pública, Universidad de Columbia, Nueva York; la Red Global de Salud Pública Académica y el Programa de Salud Global de la Asociación de Universidades de la Cuenca del Pacífico (cuya sigla en inglés es APRU) con sede en la Escuela Keck de Medicina de la Universidad de California del Sur, San Francisco, CA.

Academia en iniciativas de Salud Global

En el mundo actual la identificación y abordaje de los determinantes de las condiciones de salud, en este caso de la Salud Global, a nivel poblacional y global cobra creciente importancia. Más allá de los factores propiamente sanitarios el impacto del comercio internacional, el explosivo desarrollo de las tecnologías de información y comunicaciones, la instantánea movilidad de capitales con sus efectos sobre bienes transables, muchos de ellos relacionados con la salud, adquieren una importancia no suficientemente evaluada hasta ahora.

La significación de los determinantes sociales, cada vez mejor identificados, tiene plena validez tanto a nivel local como nacional y sin duda global. En este contexto, los Objetivos de Desarrollo Sostenible han establecido metas ambiciosas para el 2030, cuyo logro está íntimamente ligado, especialmente ahora y a futuro, con avances significativos en la prevención y control de riesgos globales. Una vez más, a las instituciones académicas les cabe un rol significativo dada la naturaleza de su quehacer, correspondiéndoles jugar un papel de gran significación en estos escenarios. El mejor ejemplo de ello es su rol frente a la irrupción y presencia de la pandemia del coronavirus (SARS-CoV-2) en todo el mundo. Sin duda, las instituciones académicas dedicadas al estudio de la Salud Global tienen igualmente la oportunidad de aprender para enfrentar nuevos desafíos en el mediano y largo plazo.

En primer lugar, desde la perspectiva de Salud Global se puede constatar el hecho de que ningún país estaba suficientemente preparado para manejar una pandemia de la envergadura del Covid-19. Las características del virus, con su transmisión asintomática y su largo periodo de incubación, hacen difícil detectarlo en forma rápida. Por lo tanto, la comparación de experiencias, con sus éxitos y fracasos, en diversos contextos nacionales y regionales, constituye una contribución que la academia puede y debe realizar desde la mirada de la Salud Global.

Por la naturaleza de su trabajo, como se mencionó anteriormente, las instituciones académicas tienden a formar parte de redes regionales y mundiales las que ofrecen un medio efectivo para crear vínculos solidarios de cooperación como, asimismo, para influir en gobiernos e instituciones multilaterales para un mejor enfrentamiento de la actual y futuras pandemias y enfermedades no pandémicas, así como sus secuelas. Entrevistado recientemente por Howard Bauchner, editor jefe de la *Journal of the American Medical Association* (JAMA), el Prof. Peter Piot, director la Escuela de Salud Pública de Londres (Bauchner, 2021), quien personalmente vivió la infección del virus, planteo la situación de iniquidad en la distribución de vacunas en el mundo, en que países de altos ingresos obtienen vacunas para dos y tres veces el tamaño de su población, en tanto países de bajos ingresos recién están teniendo acceso a vacunas muy por debajo de sus necesidades. El Dr. Piot hace la radical declaración de que la "actitud de los países ricos es tan problemática como la emergencia continua de nuevas variantes de virus", y, muy apropiadamente, hace un llamado a las instituciones académicas para que se constituyan en la consciencia crítica y de rendición de cuentas (*accountability*) en la arena de la Salud Global a nivel nacional, regional y mundial.

El rol de las instituciones académicas en Salud Global es ampliamente conocido y reconocido en Chile, en la región de las Américas y en el mundo. Académicos/as de estas instituciones son constantemente requeridos por los medios de comunicación y son invitados, aunque no siempre escuchados, a participar en paneles de expertos de diversa naturaleza. Así que no es necesario explayarse más sobre su actuación en la pandemia, sino más bien identificar, como se señalaba anteriormente, las lecciones aprendidas y posibles escenarios postpandemia que sin duda desafiarán a instituciones dedicadas al estudio y la práctica de la Salud Global.

En los próximos meses y años, el rol de la academia frente a diversos problemas de alcance Salud Global, incluyendo la pandemia Covid-19, será importante en identificar, caracterizar, medir objetivamente y difundir las lecciones aprendidas. Asimismo, es previsible que el ámbito de estudio de la Salud Global incluya nuevos o reformados contenidos en su quehacer docente, de investigación y relación con el medio.

Las nuevas formas de impartir docencia, la investigación de la mano de la innovación, el creciente desarrollo de la inter y transdisciplinariedad en el abordaje de antiguos y nuevos problemas, la globalización e internacionalización de las relaciones universitarias, y para qué hablar de la revolución de las comunicaciones, han dado paso a nuevos escenarios y paradigmas, lo que implica asumir cambios profundos en el quehacer y la institucionalidad de nuestras universidades, tarea que requiere ser abordada sin demora.

¿Están nuestras universidades asumiendo este desafío con la convicción y expedición que se requiere? En parte sí, pero es evidente que se necesita más, y para ello es fundamental el compromiso y trabajo mancomunado de sus comunidades, desde las instancias de dirección hasta las unidades básicas que las componen.

¿Dónde está la academia ante este escenario? Es una pregunta difícil de responder, pero importante y necesaria de explicitar. La oportunidad que brindan congresos, seminarios, claustros y planes de desarrollo, junto con un fructífero intercambio nacional e internacional son espacios privilegiados para acometer este desafío. A manera de abrir un espacio de reflexión, enunciaremos solo tres ámbitos para tener en cuenta en una reforma innovadora de toda Escuela/Instituto de Salud Pública en la región latinoamericana. Sin duda hay varios más:

1. El contar con cuerpos académicos robustos, que posean altos grados académicos y jornadas que permitan realizar docencia, investigación y relacionamiento con el entorno de manera sustentable es imprescindible. Reconociendo que ello no es fácil, los planes de desarrollo deben priorizarlo en el corto y mediano plazo.

2. Las instituciones académicas, y en particular las Escuelas e Institutos de Salud Pública, constituyen un espacio privilegiado para, como resultado de su identidad y la naturaleza de su quehacer, ser propositivos frente a actores diversos, incluyendo los gobiernos, las organizaciones civiles y los organismos internacionales. En otras palabras, deben contribuir con nuevos conocimientos y propuestas innovadoras a mejorar la situación de salud de la población en nuestros países.

3. El fortalecimiento del quehacer inter y transdisciplinario tanto al interior como fuera de nuestras unidades es crucial en estos tiempos, y el hacerlo realidad requiere de una visión panóptica de los problemas a abordar y sus posibles soluciones, así como de la formación a impartir y la investigación a realizar.

Perspectivas a futuro

Luego de esta mirada sinóptica sobre el rol de la academia en la Salud Global cabe preguntarse por los desafíos en término de las políticas, programas, investigación e innovación y formación de recursos humanos frente a la nueva realidad social, política y económica que enfrentan nuestros países transcurridos algo más de 20 años de este siglo. Los desafíos son grandes como también las oportunidades, por lo que es necesario abordarlos con visión de futuro (Solimano & Valdivia, 2020).

Sin pretender ser exhaustivos ni tampoco prescriptivos en un artículo como este, nos atrevemos a enunciar un conjunto de ámbitos a nivel global que es necesario tener en cuenta en el presente y futuro inmediato:

i)   Evaluar los efectos de la globalización económica en América Latina, y sus impactos en el acceso equitativo a la salud y el bienestar de los pueblos de la región.
ii) La necesidad imperiosa de profundizar la cooperación Sur-Sur desde y en América Latina.
iii) El análisis crítico de los programas de ayuda externa (caridad versus derechos).
iv) Pacientes versus patentes, asegurando la protección de los derechos de propiedad intelectual de las empresas farmacéuticas y su impacto en el acceso a medicamentos.
v)   Proteger la salud como derecho versus la salud como mercancía.
vi) Analizar críticamente la adscripción y cumplimiento por parte de nuestros gobiernos a los convenios internacionales en pro de la salud y el bienestar de los pueblos.

En lo que se refiere a la adscripción a tratados internacionales, una reciente editorial de la prestigiosa revista *Science*, a propósito de los juegos de poder entre países relacionados con obtención de vacunas y terapias para superar el Covid-19, realiza un negativo análisis de la cooperación internacional en Salud Global (Fidler, 2020). Por su parte, en un artículo de *Foreign Affairs Latinoamérica* se plantea que la pandemia de Covid-19 dejó de manifiesto la indefensión de una Latinoamérica fragmentada siguiendo el principio de "sálvese quien pueda", con los costos de vidas consiguientes (Fortín & Heine, 2020).

Si a estas perentorias apreciaciones agregamos la evidente debilidad de prácticamente todas las instituciones de integración y cooperación interamericana, la necesaria conclusión es que alianzas, incluida Alasag, deben consolidarse en el territorio y el tiempo como un aporte a una mejor y mayor cooperación en salud entre los países de la región, íntimamente relacionadas con la lucha por la superación de las desigualdades y la presencia de una poderosa voz pública.

En este contexto y siempre mirando hacia adelante, se requiere que nuestras instituciones actualicen su quehacer académico en la formación de recursos humanos; promuevan la realización de investigación relevante, junto con la profundización de la colaboración transdisciplinar e interinstitucional a nivel nacional y regional (Solimano et al., 2013). Una forma de lograrlo es apoyando iniciativas locales y nacionales, y de manera prioritaria mediante la formulación de proyectos competitivos que accedan a financiamientos nacionales e internacionales. Igualmente, se requiere tener presencia en foros, congresos y otros eventos, así como publicar artículos científicos en revistas indexadas de corrientes principales.

REFERENCIAS

Adams, L. V, Wagner, C. M., Nutt, C. T. & Binagwaho, A. (2016). The future of global health education: Training for equity in global health. *BMC Medical Education, 16*(1), 296. https://doi.org/10.1186/s12909-016-0820-0.

Bauchner, H. (2021). Coronavirus Update with Peter Piot, MD, PhD. *JN Learning.*

Fidler, D. P. (2020). Vaccine nationalism's politics. *Science (New York, N.Y.), 369*(6505), 749. https://doi.org/10.1126/science.abe2275.

Fortín, C. & Heine, J. (2020). Latinoamérica: No alineamiento y la segunda Guerra Fría. *Foreign Affairs Latinoamérica, 20*(3), 107-115.

Mendes, I. A. C., Ventura, C. A. A., Queiroz, A. A. F. L. N. & de Sousa, Á. F. L. (2020). Global Health Education Programs in the Americas: A Scoping Review. *Annals of Global Health, 86*(1), 42. https://doi.org/10.5334/aogh.2745.

Merson, M. H. & Page, K. C. (2009). The Dramatic Expansion of University Engagement in Global Health the Dramatic Expansion of University Engagement in Global Health. *Policy,* (April), 21.

Sawleshwarkar, S. & Negin, J. (2017). A Review of Global Health Competencies for Postgraduate Public Health Education. *Frontiers in Public Health, 5,* 46. https://doi.org/10.3389/fpubh.2017.00046.

Solimano, G. & Valdivia, L. (2020). Diez años de la alianza latinoamericana de salud global: Una iniciativa pionera. *Rev Chil Salud Pública, 24*(2), 139-144.

Solimano, G., Valdivia, L., Salgado, N. & Guerra, G. (2013). Educación para la Salud Global en América Latina: La experiencia de Chile y México. En E. Missoni & F. Tediosi (Eds.), Solimano G., Valdivia L., Salgado N. & Guerra G. (pp. 77-96). Milano: Egea.

Parte II
PRINCIPALES FACTORES DE RIESGO PARA LA SALUD EN NUESTRO PLANETA

5. Una mirada integradora sobre la relación entre globalización y medio ambiente

Karla Yohannessen Vásquez

El medio ambiente, desde una perspectiva sencilla y antropocéntrica, puede ser considerado como lo externo o lo que rodea al ser humano; no obstante, existen numerosas definiciones de medio ambiente. La Organización de las Naciones Unidas ha definido medio ambiente como la "totalidad de las condiciones externas que afectan la vida, el desarrollo y la supervivencia de un organismo", considerando en su contexto al entorno físico producido naturalmente, del cual la humanidad depende por completo en todas sus actividades. Debido a esta dependencia es que el cuidado del medio ambiente resulta de vital importancia para todos los organismos, seres vivos y ecosistemas, incluyendo el ser humano.

Por otro lado, la globalización en su sentido más amplio puede entenderse como un proceso de integración mundial, el cual, de diversas formas afecta a todos los ámbitos de las actividades humanas. El proceso de globalización como proceso de internacionalización, tiene varias dimensiones, como la económica, social, política, informativa y cultural, entre otras, las cuales se manifiestan en una mayor interdependencia entre las naciones. La dimensión económica del proceso de globalización está asociada a la liberación de las relaciones económicas vinculadas con la creciente importancia del comercio internacional y la inversión extranjera directa. La sociedad percibe la dimensión económica del proceso de globalización principalmente relacionada con los indicadores macroeconómicos, como el crecimiento económico y el empleo; por el contrario, esta dimensión pocas veces se percibe como un factor esencial que influye en la calidad ambiental y el desarrollo sostenible de un país al conducir a un mayor uso de recursos y energía.

Este capítulo se divide en 3 secciones. Primero se describen los factores que ejercen las principales presiones al medio ambiente en el proceso de globalización, con énfasis en la dimensión económica; en segundo lugar, se identifican las principales consecuencias ambientales vinculadas a la globalización, y, finalmente, se discuten los desafíos a futuro para un planeta sano y sustentable.

Globalización y factores que presionan el medio ambiente

La globalización económica tiene un impacto en el medio ambiente y el desarrollo sostenible en una amplia variedad de formas y a través de una multitud de factores. La identificación de factores vinculados a las amenazas para el medio ambiente requiere la evaluación de las vías que favorecen el deterioro de la calidad ambiental, que serán descritos a continuación. No obstante, se debe tener presente que el proceso de globalización da paso, teóricamente, a la transferencia de contaminación de un país a otro, mientras que el volumen de contaminantes en el sistema ambiental global permanece sin cambios.

Crecimiento económico y sobreexplotación de recursos

Los efectos positivos del proceso de globalización surgen cuando el aumento de la actividad económica se refleja en el crecimiento económico y desarrollo del país donde se realizan las inversiones. En cambio, los impactos negativos, especialmente de las inversiones extranjeras, suelen ser la eliminación de la competencia mediante la adquisición de la empresa en el país receptor, desplazamiento de los productores locales y desigual competencia entre empresas extranjeras y nacionales debido a diferentes incentivos de inversión, entre otros. Todo lo anterior conlleva a la expansión de las actividades de producción, que no solo deben satisfacer las necesidades internas de un país, sino que también las de exportación, resultando en la sobreexplotación de recursos y provocando el deterioro de la tierra, mayor emisión de contaminantes peligrosos y de gases de efecto invernadero (GEI) y la contaminación por desechos industriales, entre otros.

La Figura 1 (a) —al final del capítulo— muestra la evolución temporal de la globalización (representado por el Índice de Globalización KOF, disponible desde 1970) y la evolución de varios indicadores para Chile entre 1960 y 2018. Se puede observar que, hasta 1985, Chile mantenía niveles medios de globalización total (50 puntos) y a partir de los años 90 aumentó su Índice de Globalización hasta estabilizarse en 80 puntos hacia el 2010. Las importaciones y exportaciones de bienes y servicios (como porcentaje del PIB) aumentaron constantemente entre 1970 y 1990, con una baja y estancamiento en la década siguiente, y a partir del 2000 vuelve a mostrar un importante aumento (Figura 1 (b)). La huella ecológica, que mide el impacto de las actividades humanas sobre el medio ambiente, mostró un aumento constante a partir de los años 90, llegando a valores de 4,5 hectáreas globales por persona (Figura 1 (c)); además, se observa que en Chile a partir del año 2010 las demandas de las personas en la biósfera excedieron la capacidad de esta para satisfacer aquellas necesidades. Las emisiones de CO_2, uno de los principales GEI, en Chile mostraron un aumento constante a partir de los años 90, llegando más de 80 mil kilotoneladas anuales en 2017 (Figura 1 (d)). La evolución de todos estos indicadores es coincidente con el aumento del índice de globalización en Chile.

Suresh (2003) describió la lógica de la globalización como la expansión del comercio y la inversión en busca de nuevos mercados y sitios de producción más competitivos; es decir, una tendencia de las empresas multinacionales o transnacionales a reubicarse geográficamente y establecer unidades de producción en países del mundo con mano de obra más barata, requisitos de salud y seguridad más indulgentes, estándares de protección ambiental más bajos e impuestos favorables, con el propósito de maximizar los beneficios. Al mismo tiempo, reportó que el creciente poder de las multinacionales ha sesgado la distribución de las ganancias hacia las corporaciones, socavando la autoridad de los gobiernos nacionales y la sociedad civil, menoscabando los derechos humanos y la protección ambiental, así como también influyendo en la proliferación de leyes que han favorecido el comercio y la inversión.

Generalmente, cuando los costos privados pasan a ser la base de las decisiones del mercado, los costos sociales son mínimamente o no son considerados y ocurren fallas en el mercado, lo que resulta en una sobreexplotación de los elementos de la naturaleza y altos niveles de contaminación. Estas fallas del mercado afectan principalmente el medio ambiente: muchos recursos críticos como el agua, la madera, el petróleo, los peces y el carbón tienden a ser subvalorados, mientras que los servicios de los ecosistemas como la prevención de inundaciones, la retención de agua, el secuestro de carbono y el suministro de oxígeno no son valorados. Esta subvaloración o ausencia de valoración conduce a que los recursos y elementos de la naturaleza sean sobreexplotados, y es posible que tanto los actores económicos como los tomadores de decisiones ignoren parte o todos los costos ambientales que se generan.

Crecimiento económico y mayor uso de energía

La expansión de la producción también se asocia con el aumento de la demanda de energía, lo cual implica una mayor degradación medioambiental por medio de un mayor uso de las fuentes de generación de energía y su consecuente emisión de GEI y otros contaminantes. Si bien una mejora en las tecnologías de producción podría reducir la degradación ambiental, porque esas tecnologías respetuosas con el medio ambiente podrían volverse más accesibles con el proceso de globalización, estos avances tecnológicos podrían aumentar la demanda de energía, conduciendo así a una mayor carga ambiental. El estudio de Sethi et al. 2020, quienes estudiaron la relación entre las emisiones de CO_2, la globalización, el consumo de energía y el crecimiento económico en India, reportó que un aumento del 1% en el índice de globalización KOF resultó en un aumento de 0,18% en las emisiones de CO_2 per cápita, concluyendo que la globalización, el crecimiento económico y un mayor consumo de energía están contribuyendo a la degradación ambiental en el corto plazo.

En América del Sur, la mayoría de los países ha registrado un aumento en el índice de globalización a expensas de un mayor consumo de energía eléctrica, mayores emisiones de CO_2 y mayor huella ecológica. La Figura 2 —al final del capítulo— muestra estos 3 indicadores en relación con el índice de globalización KOF en cinco países de América del Sur, para los años 1984 y 2014, lo cual permite visualizar el cambio ocurrido en 30 años. En la Figura 2, es posible observar que todos los países han experimentado un aumento en el índice de globalización, siendo Chile y Perú los países que tuvieron el mayor aumento; no obstante, Chile es el país con el mayor aumento de emisiones de CO_2, consumo de energía eléctrica y huella ecológica al comparar ambos períodos, mientras que Argentina fue el único país que mantuvo casi sin variación su huella ecológica.

Aumento de ingresos en la población se relaciona con un aumento del consumo de bienes y servicios

El aumento de los ingresos en la población, debido al crecimiento económico, conlleva a un mayor consumo de bienes y servicios, cuyo efecto negativo es el aumento de la producción, la generación de residuos comerciales y domiciliarios y la emisión de gases contaminantes y GEI, que conducen a la degradación del medio ambiente. Aluko et al. (2021), quienes estudiaron el efecto de la globalización en la degradación ambiental de 27 países, reportaron que un aumento del 1% en el PIB per cápita condujo a un aumento de 0,86% en la degradación ambiental, debido al aumento de la demanda de bienes y servicios que ejerce una presión adicional sobre el medio ambiente a través del aumento de la producción y el consumo de energía. En resumidas cuentas, este aumento del consumo en la población potencia los factores descritos, generándose un ciclo que degrada el medio ambiente interminablemente.

Los patrones de consumo y producción son la causa fundamental del deterioro ambiental. El aumento del consumo per cápita ha impulsado un aumento exponencial en la producción humana y el consumo de todo, desde vehículos de motor hasta fertilizantes sintéticos, papel y plástico hasta el uso de agua y energía. De manera aislada, el consumo de una sola persona podría tener poco impacto en el medio ambiente. No obstante, el consumo acumulativo, que multiplica comportamientos similares por millones o miles de millones de personas que componen una población, tiene impactos ambientales directos y poderosos en los sistemas naturales del planeta.

La economía convencional elogia el consumo como motor del crecimiento económico que satisface las necesidades y deseos humanos, lo cual, sumado a la difusión global de los estilos de vida basados en el consumo a través de la publicidad y los medios de entretenimiento, ha alentado con éxito el consumismo y avivado las aspiraciones de alcanzar el estatus de consumidor en un mundo donde no existe un "derecho a consumir" limitado. En un mundo cada vez más desigual, los datos sobre el consumo per cápita ocultan variaciones considerables en la forma de vida de las personas. Por ejemplo, las tasas per cápita de consumo de energía, agua, alimentos y materiales son relativamente estables en el mundo desarrollado, pero con niveles muy elevados en relación con los países en desarrollo. En países de rápida industrialización, como China e India, el consumo per cápita es comparativamente modesto, pero crece rápidamente a medida que disminuye la pobreza. En los países menos desarrollados, principalmente en el África subsahariana, incluidos Afganistán, Yemen y otros países de Asia, los niveles y tendencias del consumo per cápita son más variados, pero en general bajos y aumentan lentamente. Por lo tanto, es posible asumir que casi en ningún país del mundo hay tendencias importantes hacia el declive del consumo per cápita.

Desde otra perspectiva, se ha reportado que mayores ingresos en la población crean condiciones para aumentar la presión para mejorar la calidad ambiental, lo cual ha sido descrito por Grossman y Krueger (1991) a través de la curva ambiental de Kuznets. Esta curva expresa la dependencia entre el nivel de contaminación y el ingreso per cápita; con forma de U invertida, la curva indica que el crecimiento económico puede causar problemas ambientales en los países más pobres, pero estos problemas tienden a detenerse en cierta etapa para disminuir gradualmente debido a que la "demanda" por la calidad ambiental tiende a aumentar con los ingresos altos. La validez de esta curva ha sido discutida por muchos investigadores, argumentando que no es generalizable a todos los contaminantes, como, por ejemplo, las emisiones de CO_2, las cuales no descienden a ningún nivel de ingresos conocido. Frente a esto, es importante reflexionar si es una buena idea sacrificar el medio ambiente hasta el punto en que las personas o naciones comiencen a "demandar" una mejor calidad ambiental, sin pensar que el deterioro y el daño al medio ambiente actual podría ser irreparable.

La curva de Kuznets nuevamente pierde validez si se considera que la población de una nación puede ser responsable de la contaminación ambiental mucho más allá de sus fronteras como resultado de la fabricación de productos que consumen, pero que se producen en otros países. De esta manera, el consumo por parte de los países de altos ingresos puede contribuir directamente a los problemas de contaminación de países de bajos ingresos, como cuando las instalaciones industriales contaminantes están ubicadas en países de bajos ingresos y los desechos terminan en vertederos de países en desarrollo.

En resumen, el aumento de las actividades económicas, producto de la globalización, presiona el medio ambiente a través de la sobreexplotación de los recursos naturales, las emisiones de contaminantes peligrosos y GEI, y la generación de desechos industriales, comerciales y domiciliarios. Todo lo anterior conduce a intensificar los desequilibrios ecológicos y el cambio climático, dando lugar a costos económicos y pérdidas de bienestar para la sociedad, especialmente en los países en desarrollo donde gran parte de la población depende de la agricultura y otros sectores sensibles al clima. A continuación, serán descritos los principales impactos ambientales globales específicos más relevantes que se han producido debido al aumento de la globalización y los tratados internacionales que han intentado contener estos impactos.

Globalización, consecuencias ambientales y esfuerzos para resolverlos

En los últimos 50 años, el mundo se ha visto drásticamente transformado por una explosión del comercio global y el aumento del consumo, lo cual está provocando la destrucción y degradación acelerada de la naturaleza, en un mundo donde se están sobreexplotando los recursos naturales a un ritmo sin precedentes.

Se examinan seis problemas ambientales globales específicos: a) amenazas a la flora y fauna silvestre, b) pérdida de la diversidad biológica, c) degradación de los ecosistemas, d) agotamiento de la capa de ozono, e) contaminación ambiental y f) calentamiento global[20]. Se incluirá la descripción del problema, la cooperación internacional versus el control soberano, las evaluaciones culturales de la necesidad de protección ambiental, y las preocupaciones ambientales versus el desarrollo económico.

a) Amenazas a la flora y fauna silvestre

Las víctimas más visibles de los problemas ambientales causados por la globalización son los animales. Estos últimos se enfrentan a una serie de amenazas derivadas de las actividades económicas humanas, incluida la degradación de sus ecosistemas y la extinción directa de miles de especies. Las amenazas más estrechamente relacionadas con el comercio internacional son el comercio de animales y la propagación de especies invasoras.

El comercio de animales es una industria extensa y lucrativa en todo el mundo. Según el Fondo Mundial para la Naturaleza (WWF, por su sigla en inglés de World Wildlife Fund), en 1976 la industria internacional legítima de vida silvestre tuvo un valor estimado de US$300 mil millones e involucró a cientos de millones de especímenes de animales individuales. Sin embargo, una parte importante del comercio de vida silvestre es ilegal. Los animales y plantas raros y en peligro de extinción a menudo se transfieren de hábitats silvestres en países de bajos ingresos a compradores en países de altos ingresos mediante redes de contrabando bien organizadas para su uso como medicinas, pieles, alimentos, mascotas y artículos de colección. La mayor facilidad para transportar y vender estos animales es solo otra forma en que la globalización tiene consecuencias en el medio ambiente. Según WWF, el tráfico ilegal y la comercialización de vida silvestre es una de las formas más rápidas de hacer que una especie se extinga.

La comunidad internacional respondió a la necesidad de regular el comercio de vida silvestre estableciendo la Convención sobre el Comercio Internacional de Especies Amenazadas (CITES, por su sigla en inglés) que entró

---

20 Nota del editor: Debido a su relevancia para la salud global, dos de estos problemas serán analizados con mayor detalle en otros capítulos específicos de este libro: la pérdida de biodiversidad y el cambio climático.

en vigor en 1975. Más de 5.000 especies de animales y 30.000 especies de plantas están actualmente protegidas por la CITES, cuyo objetivo es velar porque el comercio internacional de vida silvestre no constituya una amenaza para su supervivencia. Más de 175 países son parte de CITES, incluido Chile. En términos generales, esta convención busca regular, y no prohibir, el traspaso a nivel de fronteras de especies que se encuentran con problemas de conservación. Estas regulaciones son aplicadas tanto a los especímenes animales y vegetales vivos, así como para todas sus partes y/o derivados tales como animales embalsamados, pieles, huesos, plumas, cráneos, trofeos, muestras de tejido y otros materiales biológicos, productos farmacéuticos y marfil, entre otros.

Las regulaciones al comercio internacional que impone CITES se aplican solo a las especies incluidas en alguno de sus tres listados de especies. En otras palabras, los especímenes no incluidos en los listados, y en consecuencia no incluidos en la Convención, no se encuentran sujetos a las restricciones establecidas por CITES, pero sí a las regulaciones de comercio interno y de tipo zoo/fitosanitarias de cada país. Por ejemplo, en Chile, las autoridades administrativas encargadas de esto son el Servicio Agrícola y Ganadero (SAG, fauna silvestre), la Corporación Nacional Forestal (Conaf, flora terrestre) y el Servicio Nacional de Pesca y Acuicultura (Sernapesca, fauna hidrobiológica), las cuales aplican las leyes internas y relacionadas con CITES de manera rigurosa. En contraposición, algunos países como Tailandia, Indonesia e India son criticados por grupos ambientalistas por tener una regulación interna débil.

Algunas organizaciones no gubernamentales ambientalistas abogan por ir más allá de CITES, apuntando a establecer controles internacionales para la protección de los animales dentro de los países. Sin embargo, las naciones se han resistido a tal idea debido a la supuesta invasión de su soberanía que tales controles representarían. Por otro lado, el comercio de vida silvestre también ha provocado una reacción contraria por parte de los grupos de defensa de los derechos de los animales que, a su vez, muestran algunas características interesantes de conciencia ambiental en una sociedad globalizada.

Ejemplos de esto, han sido las campañas para proteger varias especies de la explotación comercial, tales como "la piel es asesinato", "salva a los delfines" y "salva a las ballenas", para cambiar la demanda de bienes derivados de la vida silvestre e instar a no adquirir/consumir este tipo de productos. Estas campañas muestran la capacidad de los grupos ambientalistas para organizar activistas en todo el mundo, a través del internet, e influir en las políticas a nivel nacional e internacional, lo cual es, en sí misma, una característica más de la globalización.

Los problemas que enfrentan los animales en una economía globalizada ejemplifican los problemas que surgen repetidamente a lo largo de esta sección. En el caso del comercio internacional de animales, los gobiernos han acordado un tratado internacional para cubrir el comercio legal de animales, pero el comercio ilegal sigue siendo lucrativo y la protección nacional de los animales dentro de las fronteras de los países hasta ahora ha escapado a la preocupación internacional.

Las especies invasoras (también conocidas como especies exóticas o no nativas) se han definido como "especies cuyo establecimiento o expansión amenaza ecosistemas, hábitats o especies, por ser capaz de producir daño a uno o más componentes del ecosistema". Las especies exóticas son plantas, animales y microbios introducidas por los humanos, en forma accidental o intencionada, en un área donde no están de forma natural; estas especies cuando se introducen en un nuevo hábitat donde resultan aptas para la supervivencia dominan rápidamente la vida silvestre natural, causando pérdida de la diversidad biológica (DB) y desequilibrios en el ecosistema. El aumento de los viajes, las migraciones y el comercio internacional han dificultado el manejo de estas especies exóticas y han abultado el número de especies que ingresan a las sociedades.

Los agricultores y pescadores de países en desarrollo, que dependen de la supervivencia de sus cultivos, acumulan costos por el daño causado por insectos o plantas invasoras que dañan sus productos. El Servicio Forestal de los Estados Unidos informó que las especies de plantas invasoras cubren más de 40 millones de hectáreas, lo cual ha obligado a los agricultores a gastar miles de millones en pesticidas, causando una pérdida anual de US$34,7 mil millones en la productividad agrícola y la vida silvestre. En Chile, el abejorro europeo, los aromos, el castor o la avispa chaqueta amarilla son ejemplos que han afectado al país, produciendo daños a las especies nativas y también costos económicos para la agricultura y otras actividades como el turismo. Según el Programa de las Naciones Unidas para el Medio Ambiente (PNUMA), el costo anual total de las especies invasoras para la economía mundial es de US$1,4 miles de millones, lo que limita los Objetivos de Desarrollo del Milenio de la ONU sobre la pobreza.

El reconocimiento de la importancia de la DB para la salud global del planeta vino con la creación del Convenio sobre la Diversidad Biológica (CDB). El CDB ha sido firmado por 195 Estados, incluyendo todos los países miembros de la ONU, con excepción de Estados Unidos y la Comunidad Europea; Chile también es parte de este convenio desde 1995. El CDB establece tres objetivos principales: la conservación de la DB, el uso sostenible de sus componentes y la distribución justa y equitativa de los beneficios derivados de la utilización de los recursos genéticos. Durante la Conferencia de las Partes del CDB en 2010 llevada a cabo en Nagoya, Japón, se adoptó el Plan Estratégico para la Diversidad Biológica 2011-2020, que incluyó las Metas Aichi. Las Metas Aichi se configuraron en relación con los 5 objetivos estratégicos del Plan, totalizando veinte metas principales a cumplir entre el 2015 y 2020. En relación con las especies invasoras, el objetivo estratégico B, número 9, especificó que "se identificarán y priorizará la clasificación de las especies exóticas invasoras, con el fin de controlar o erradicar las más perjudiciales y se establecerán medidas, para gestionar las vías de ingreso y prevenir su introducción y establecimiento".

Chile, en su calidad de miembro del CDB, ha desarrollado una Estrategia Nacional de Biodiversidad (ENB) 2017-2030 y un Plan de Acción Nacional. Las acciones de control de especies invasoras en ámbito terrestre las realiza principalmente el SAG y Conaf, y en el ámbito acuático Sernapesca y otras 2 entidades. Actualmente (hasta marzo de 2022), está en segundo trámite constitucional (Comisión de Medio Ambiente y Recursos Naturales, Cámara de Diputados) el proyecto de ley que crea el Servicio de Biodiversidad y Áreas Protegidas y el Sistema Nacional de Áreas Protegidas, el cual ingresó al Senado en 2014 y fue aprobado recién en 2019. Este proyecto define las especies invasoras y las funciones del nuevo servicio para desarrollar e implementar planes de prevención, control y erradicación de especies exóticas invasoras, respecto de lo cual el Ministerio de Medio Ambiente asumiría un rol activo en el control de especies invasoras que amenazan la DB y los ecosistemas. Aún queda mucho por hacer en Chile, afortunadamente el gobierno que asumió en marzo de 2022 convirtió este proyecto en una de las nueve primeras urgencias legislativas, esto con el fin de cumplir el compromiso del cuidado medioambiental que será parte relevante de la agenda gubernamental; de esta manera el proyecto se acerca a su aprobación final.

A pesar de los esfuerzos de algunos países, es probable que las especies invasoras sean un problema persistente y creciente en el futuro en todo el mundo, y el PNUMA describió este problema como la segunda amenaza más importante que enfrenta la vida silvestre, después de la pérdida de hábitats.

b) Pérdida de la diversidad biológica[21]

El CDB definió la biodiversidad, o DB, como"la variabilidad de organismos vivos de cualquier fuente, incluidos los ecosistemas terrestres, marinos y acuáticos y los complejos ecológicos de los que forman parte; comprende la diversidad dentro de cada especie, entre las especies y de los ecosistemas"; en otras palabras, la DB abarca las plantas y los animales, la forma en que interactúan entre sí y la forma en que interactúan con el entorno natural en el que viven.

La pérdida de DB se está produciendo en dos niveles. En primer lugar, las especies de plantas y animales se están extinguiendo a un ritmo sin precedentes que supera con creces el ritmo histórico natural y, en segundo lugar, ecosistemas enteros en áreas costeras y marinas, cuencas hidrográficas continentales, bosques y tierras secas (desiertos, praderas y sabanas) están siendo destruidos por la contaminación, la conversión de tierras y el cambio climático. El Índice Planeta Vivo global desarrollado por el WWF, basado en las tendencias poblacionales de cientos de especies y sus cambios porcentuales medidos en términos de abundancia desde 1970, en el último reporte de 2020 mostró

---

21 Nota del editor: Más sobre biodiversidad y Salud Global, en el capítulo correspondiente.

un desplome medio del 68% en las poblaciones analizadas de mamíferos, aves, anfibios, reptiles y peces entre 1970 y 2016.

La pérdida de DB es importante por numerosas razones:

i) Los organismos vivos brindan servicios ambientales insustituibles de los que la humanidad depende críticamente, como mantener la tierra fértil, absorber la contaminación, descomponer los desechos y polinizar los cultivos.

ii) La DB apoya la salud humana al facilitar el desarrollo de medicamentos. Según el PNUMA, casi la mitad de los 25 medicamentos más vendidos en el mundo tienen orígenes naturales, y se estima que dichos productos farmacéuticos de origen natural tienen un valor de mercado mundial de entre US$50-75 mil millones anuales.

iii) La DB ofrece recursos genéticos para la alimentación y la agricultura. La capacidad humana única y lucrativa de domesticar y criar animales y cultivos más productivos, por ejemplo, gallinas que ponen más huevos y maíz que resiste la sequía, depende de la diversidad genética dentro de estas especies.

iv) Muchas personas protegen la DB por razones éticas y espirituales. John Muir, un naturalista estadounidense, escribió en 1912: "Todo el mundo necesita belleza además de pan, lugares para jugar y rezar, donde la naturaleza pueda sanar y fortalecer el cuerpo y el alma por igual". La WWF también argumenta que trabaja para proteger animales y plantas en peligro de extinción, en parte simplemente porque son "hermosos y raros". Por lo tanto, para muchos grupos de personas, incluyendo los pueblos originarios, la preservación de la naturaleza es un fin valioso en sí mismo.

Nuevamente, el principal instrumento global para proteger la biodiversidad es el Convenio sobre la Diversidad Biológica, el cual reconoce explícitamente que la conservación de la DB es una meta común de la humanidad y la base fundamental del proceso de desarrollo. El CDB tiene tres mecanismos para promover la biodiversidad: un centro de intercambio de información para la cooperación técnica y científica, un proceso de presentación de informes nacionales sobre las medidas tomadas para la biodiversidad y una disposición financiera que ofrece asistencia a los países en desarrollo en este esfuerzo.

El CDB aboga por varios principios rectores que los países deben considerar: el uso de un enfoque holístico y multisectorial que implique la cooperación entre el gobierno, la sociedad civil y las empresas; el reconocimiento del valor del conocimiento local en la promoción del uso sostenible de la DB, y la comprensión que los factores económicos e institucionales a menudo son la base de la pérdida de DB. Sin embargo, se ha criticado que el CDB no es un plan de acción sino que un dispositivo de compromiso, por lo que presenta pocos procedimientos específicos, no establece metas concretas, no hay listas, ni anexos relacionados con sitios o especies protegidas, por lo que la responsabilidad de determinar cómo se implementará la mayoría de sus disposiciones a nivel nacional recae en las propias partes.

Dentro de los mecanismos para la implementación del CDB está la formulación de la Estrategia Nacional de Biodiversidad y sus planes de acción, que corresponden a instrumentos de política en cada país signatario del Convenio para que integren apropiadamente la preocupación por la biodiversidad en sectores relevantes del desarrollo nacional. En el año 2018, Chile aprobó la ENB 2017-2030, que es un instrumento de política pública que establece los principales lineamientos estratégicos y metas nacionales en materia de conservación y uso sustentable de la biodiversidad al 2030, siendo un elemento relevante para coordinar esfuerzos y procurar una retroalimentación efectiva entre objetivos globales y nacionales, en favor de la protección de la biodiversidad, la equidad y el bienestar social. En este documento se enfatiza que uno de los principales desafíos es completar y consolidar la institucionalidad ambiental vigente, a través de la creación del Servicio de Biodiversidad y Áreas Protegidas y del Sistema Nacional de Áreas Protegidas, los cuales, como se mencionó, esperan su aprobación desde 2014.

Lamentablemente, la secretaría del CDB ha informado que, a pesar de ser partes del CDB, demasiados países se quedan atrás en la creación, implementación y gestión de sus propias estrategias nacionales y planes de acción para que se produzca un cambio real.

La pérdida de biodiversidad es un problema internacional que se está combatiendo a través de la cooperación internacional; no obstante, existen desacuerdos entre las naciones sobre la mejor manera de abordar el problema. De todas formas, es tal su importancia que el PNUMA estima que gran parte de la economía global es dependiente de productos y procesos biológicos directamente relacionados con la DB. Es decir, la DB es la base para un amplio rango de industrias, que van desde la agricultura y biotecnologías hasta pesquerías y ecoturismo. Por consiguiente, el empleo adecuado de la DB en todos sus niveles —genética, especies y ecosistemas— es condicionante para alcanzar el desarrollo sustentable.

c) Degradación de los ecosistemas

Los ecosistemas son toda la red de relaciones entre un hábitat ambiental particular y las plantas, animales y seres humanos que dependen de él. Sin embargo, algunos de estos ecosistemas, no están bajo el control de una o varias naciones. Entonces, ¿quién debería ser responsable de proteger esas áreas? Al mismo tiempo, algunos ecosistemas están bajo el control de una nación, pero esa nación puede no tener los recursos ni la inclinación para protegerlos. ¿Deberían los países preocuparse por el daño ambiental en otro país que no tiene efectos transfronterizos claros (sin afectar la soberanía de ese país)?

Los océanos son un ejemplo de estos problemas. Se utilizan para la actividad económica, la recreación y el sustento de personas en muchas naciones del mundo. Sin embargo, al no pertenecer a una sola nación, los océanos pueden considerarse el "patrimonio común de la humanidad", un recurso que no es propiedad de nadie pero que es utilizado por todos, y que eventualmente se dañará irremediablemente porque nadie se responsabilizará de protegerlo. Esta situación se puede convertir en una tragedia debido a la dependencia de todos los seres humanos de los océanos.

Los océanos, que cubren aproximadamente el 70% de la superficie terrestre, desempeñan un papel vital en el medio ambiente y la actividad económica en todo el mundo. Según la ONU, "los océanos son un sistema altamente productivo que recicla continuamente productos químicos, nutrientes y agua a través del ciclo hidrológico, que impulsa el clima y el tiempo, y que regula la temperatura global actuando como un depósito de calor gigante". Además, los océanos son la base de una amplia variedad de actividades industriales, comerciales y recreativas, como la pesca, el transporte marítimo y la navegación. Por último, las áreas marinas costeras habitables son importantes: en 2015, el 44% de la población mundial vivía a menos de 100 kilómetros de las costas del océano y cerca del 10% de la población mundial vive en zonas costeras que están a menos de 10 metros sobre el nivel del mar.

Varios problemas afectan a los océanos. Diferentes tipos de contaminación llegan a los océanos desde muchas fuentes, incluidas las aguas residuales, los desagües agrícolas, los derrames de petróleo y la basura no biodegradable. El consumo insostenible de recursos marinos vivos es otro problema grave: en 2012, hasta el 13% de las pesquerías del mundo colapsó debido a la sobreexplotación comercial. Además, a través del dragado para crear puertos, vertederos de desechos, construcción y recreación las áreas costeras se han alterado y remodelado significativamente para fines humanos. Los científicos han estimado que casi el 10-30% de los arrecifes de coral del mundo se han perdido de forma permanente; mientras que el 70% está amenazado con daños atribuibles simplemente a la destrucción física directa. La quema de combustibles fósiles aumenta la naturaleza ácida del océano y daña los ecosistemas, induciendo la degradación marina y de los corales.

La tragedia de los bienes comunes ha llevado a una combinación de tratados de protección de los océanos. Los tratados principales son la Convención de las Naciones Unidas sobre el Derecho del Mar (firmado por Chile en 1997), el Acuerdo de las Naciones Unidas sobre Poblaciones de Peces (aprobado para firma el 2015 en Chile) y el Código de Conducta para la Pesca Responsable (instrumento de carácter voluntario, no obligatorio), así como algunas medidas anticontaminación como el Convenio para la Prevención de la Contaminación Marina por el Vertido de Desechos y otras cuestiones (también conocido como el Convenio de Londres, esperando ser aprobado para su ratificación en el Congreso chileno), el Convenio de Basilea (firmado por Chile en 1992) y el Programa de Acción Mundial, que contiene disposiciones sobre cuestiones marítimas.

En 1999, en una excelente iniciativa, la comunidad científica internacional emprendió una investigación llamada Evaluación Global de Aguas Internacionales (GIWA, por su sigla en inglés: Global International Waters Assessment), cuyo objetivo fue evaluar de manera integral el estado ambiental de los océanos, las fuentes de daño y los posibles escenarios futuros para su protección. En 2006, GIWA publicó su informe final destacando los siguientes problemas a nivel global: escasez de agua dulce, contaminación, sobrepesca y otras amenazas a los recursos vivos acuáticos, modificación del hábitat y la comunidad y el calentamiento global.

Para la región asociada a la Corriente de Humboldt ubicada al oeste y centro de América del Sur (Ecuador, Perú, Bolivia, Argentina y Chile), GIWA reportó que la economía de la región se basa principalmente en la pesca, la agricultura, la industria petrolera, la minería y el transporte marítimo; el resultado de las actividades de estos sectores provocan dos problemas ambientales y socioeconómicos prioritarios en la región: la contaminación del océano y la explotación insostenible de los peces y otros recursos vivos.

Un problema bastante diferente ocurre con los ecosistemas terrestres. Estos tienden a estar dentro de un país, pero la comunidad internacional está preocupada por tratar de protegerlos, particularmente porque algunas de las comunidades más pobres del mundo viven en áreas amenazadas por la pérdida de capacidad productiva a causa de la desertificación; es decir, la transformación de áreas terrestres en desiertos esencialmente inhabitables que no pueden soportar poblaciones humanas. Esto plantea sus propios problemas con respecto a una estrategia internacional coordinada.

La desertificación es causada por una combinación de variaciones climáticas y actividades humanas. Las tierras secas vírgenes sufren durante los períodos de sequía, pero generalmente pueden recuperarse por sí solas. Sin embargo, cuando estas áreas se explotan simultáneamente para beneficio económico humano, el estrés combinado sobre el ecosistema resulta excesivo. Por lo tanto, el cultivo y el pastoreo excesivos, la deforestación y el riego deficiente por parte de los seres humanos juegan un papel importante en el problema de la desertificación.

Los resultados de la desertificación pueden ser desastrosos, el efecto clave es la pérdida de los recursos primarios (tierra fértil, vegetación y cultivos) que sustentan la actividad económica. Aunque los efectos de la desertificación son más alarmantes en las regiones pobres, la pérdida de productividad resultante es perjudicial a nivel global. Kofi Annan, exsecretario general de la ONU, advirtió que "la desertificación (…) afecta a un tercio de la superficie terrestre, poniendo en riesgo a 1.200 millones de personas en más de 100 países".

Reconociendo las consecuencias potencialmente catastróficas de la desertificación, la comunidad internacional creó la Convención de las Naciones Unidas de Lucha contra la Desertificación (CNULD), que entró en vigor en 1996 y que
actualmente ha sido ratificada por 195 países (ratificada por Chile en 1997). Este
es el único acuerdo internacional vinculante que relaciona el medio ambiente y
el desarrollo con el manejo sostenible de los suelos. La CNULD aborda la desertificación en todas partes del mundo, con el foco principal en África, donde es un
problema particularmente pernicioso. En 2007, la CNULD publicó una estrategia
decenal para la reducción de la desertificación, que entró en vigor de 2008 a 2018,
y en 2013, estableció objetivos para acabar con la escasez de agua mediante el uso
sostenible de los recursos hídricos y la concienciación sobre la sequía.

A pesar de la CNULD, la desertificación no ha disminuido e incluso está
intensificándose. Dado que los problemas causados por la desertificación se limi-
tan a países individuales, principalmente de bajos ingresos, no ha habido prácticamente ningún esfuerzo coordinado internacionalmente para proporcionar
ayuda financiera concreta; es decir, como las naciones individuales se ven afectadas dentro de sus propias fronteras, el problema parece ser responsabilidad de
cada nación en sí, más que de la comunidad internacional en su conjunto.

La pérdida de los ecosistemas (marinos y terrestres) podría verse au-
mentada si el desarrollo económico no adopta progresivamente estándares
de sustentabilidad, que generen un impacto menor sobre los ecosistemas y la
biodiversidad. Ello conlleva al desafío de concentrar las competencias sobre el
cuidado de los recursos naturales y la biodiversidad, así como generar nuevos
y más eficientes instrumentos para la conservación.

d) Agotamiento de la capa de ozono

El agotamiento de la capa de ozono plantea problemas complejos que han
llevado a desacuerdos internacionales sobre los esfuerzos coordinados para
revertir el problema. Sin embargo, a diferencia del calentamiento global, el
agotamiento del ozono ha sido controlado con éxito mediante la cooperación
internacional, lo que quizás sirva de modelo para otros esfuerzos de protección
ambiental global.

El ozono forma una capa en la estratosfera (de 10 a 48 kilómetros sobre la
Tierra). Esta capa protege al planeta del 95-99% de los dañinos rayos ultravioleta
del Sol que pueden causar efectos en la salud, principalmente en la piel y superficie
ocular, y alteraciones del equilibrio de los ecosistemas y alterar procesos químicos
y físicos que ocurren en el ciclo de la naturaleza. Adicionalmente, el adelgazamiento de la capa de ozono interactúa con la tendencia al calentamiento global.

Según el PNUMA, desde que comenzaron las mediciones a principios de la
década de 1980, el adelgazamiento de la capa de ozono sobre los polos ha causado
su erosión constantemente, lo que resultó en "agujeros de ozono" sobre la Tierra.

El agujero de ozono en el Polo Sur creció hasta unos 2.000 millones de hectáreas a principios de la década de 1990 y, en ocasiones, aumentó a 2.800 millones. En 2001, la capa de ozono se había adelgazado hasta 30% en el Polo Norte, en Europa y otras latitudes altas. En su tamaño máximo, en 2006, el agujero de ozono en la zona antártica alcanzó los 2.700 millones de hectáreas, mientras que en 2009 el agujero alcanzó los 2.400 millones de hectáreas, disminuyendo con respecto al año anterior y aún más pequeño que el tamaño récord de 2006, según imágenes recopiladas por la Administración Nacional de Aeronáutica y el Espacio (NASA, por su sigla en inglés de National Aeronautics and Space Administration). A fines de 2012, el área del agujero de ozono se redujo a 1.800 millones de hectáreas, los niveles más bajos observados en más de una década.

La principal causa del agotamiento del ozono son las emisiones de halocarbonos producidos por el ser humano, sobre todo los clorofluorocarbonos (CFC). Descubiertos a principios del siglo XX, estos gases famosos por sus propiedades industriales eran utilizados globalmente en una amplia gama de aplicaciones, incluidos refrigeradores, aire acondicionado, latas de aerosol, disolventes y extintores de incendios. La desventaja de estos gases es que permanecen en la atmósfera (50-1.700 años) y, por lo tanto, causan daños ambientales duraderos. El cloro del CFC interactúa químicamente con el ozono y lo descompone, lo que reduce la capacidad de la capa de ozono para bloquear los rayos ultravioletas.

La respuesta internacional a la amenaza del ozono ha sido quizás la más exitosa de todos los esfuerzos ambientales mundiales. En 1985, la Convención de Viena para la Protección de la Capa de Ozono (firmada por Chile en 1990) comprometió a los países a promover la cooperación, a través de observaciones sistemáticas, investigaciones e intercambio de información sobre el impacto de las actividades humanas en la capa de ozono y adoptar medidas legislativas en contra de actividades que producirían efectos adversos en la capa de ozono. En ese momento, la comprensión científica del agotamiento del ozono todavía era limitada, por lo que no se establecieron medidas específicas, pero los países estaban dispuestos a reconocer el problema y combatirlo.

A medida que los científicos desarrollaron un conocimiento preciso de cómo se produce el agotamiento del ozono, las partes de la Convención de Viena decidieron tomar medidas específicas y acordaron el Protocolo de Montreal sobre Sustancias Agotadoras de la Capa de Ozono (firmado por Chile en 1990), el cual estableció directrices estrictas para reducir el uso de sustancias que agotan la capa de ozono, permitiendo al mismo tiempo un margen para el crecimiento económico de los países en desarrollo. Este protocolo ha tenido 4 enmiendas que reflejan un mejor conocimiento científico del problema del ozono, sin tener que renegociar todo el acuerdo, de modo que el acuerdo sea flexible pero firme. Actualmente, de las 96 sustancias químicas controladas por el protocolo, los países desarrollados ya han eliminado el uso de la mayoría de ellas y los países en desarrollo aún se encuentran en proceso primario de eliminación de los CFC, pero se espera que logren un progreso sustancial en esta década.

Desde su creación, el Fondo Multilateral del Protocolo de Montreal ha financiado más de 6.000 proyectos para reducir el uso de sustancias que agotan la capa de ozono en 148 países en desarrollo. Obviamente, para mantener este trabajo, los países donantes deben seguir apoyando a los países en desarrollo en su transición hacia tecnologías inocuas para el ozono, al mismo tiempo que los países desarrollados mantengan su liderazgo para eliminar el agotamiento del ozono de forma permanente. La asociación entre países desarrollados y en desarrollo debe seguir siendo sólida y eficaz.

La Convención de Viena y el Protocolo de Montreal tuvieron éxito porque los países desarrollados tomaron la iniciativa e hicieron que el esfuerzo fuera creíble, y solo entonces pidieron a los países menos desarrollados que hicieran lo mismo. En este sentido, los países adoptaron el "principio de precaución" de actuar para proteger el medio ambiente a pesar de la falta de evidencia científica concluyente, y luego endurecieron y modificaron sus políticas según lo justificaran las investigaciones científicas adicionales.

El PNUMA ha proyectado que, sin el Protocolo de Montreal, para el año 2050 el agotamiento del ozono habría aumentado hasta 70%; en cambio, se espera que este se reduzca en los próximos años y recupere gradualmente su estado normal para 2050. Este éxito en hacer retroceder el agotamiento del ozono proporciona un modelo para otros esfuerzos para combatir los problemas ambientales globales.

e) Contaminación ambiental

La relación entre desarrollo económico y daño ambiental ha sido evidente en el problema de la contaminación y los productos de desecho. El aumento de las actividades económicas, especialmente en los países industrializados, genera contaminación por basura y desperdicios, aguas residuales, emisiones de GEI, contaminantes peligrosos y sustancias químicas.

La Organización para la Cooperación y el Desarrollo Económicos (OCDE), que representa a los 36 países más ricos del mundo, estima que entre 1980 y 2005 hubo un aumento del 35% por persona en los desechos producidos cada año entre sus países miembros, reportando que "la generación de residuos municipales sigue aumentando con la misma rapidez que el PIB en los países miembros". En total, la generación de desechos en los países OCDE en 2016 fue de 570 millones de toneladas de basura al año, que corresponden al 44% de la generación mundial. Por otro lado, la Comisión de las Naciones Unidas sobre el Desarrollo Sostenible declaró que la cantidad de desechos generados por persona es de aproximadamente 1,3 kilos por día y para el 2025 se espera que esta cantidad supere los 1,5 kilos por día.

El comercio internacional agravó este problema en los años ochenta. Algunos países industrializados más estrictos con el medio ambiente, con el fin de evitar el alto costo de eliminar los desechos peligrosos a nivel nacional, comenzaron a enviar los desechos a los países en desarrollo. Chile no escapó de estas prácticas, en el año 1985 más de 20 mil toneladas de desechos tóxicos de origen sueco fueron vertidos ilegalmente en la ciudad de Arica, los graves efectos en la salud de las personas y en el ecosistema terrestre se reportan hasta la actualidad. Han pasado más de 30 años de este lamentable suceso y aún no hay un fallo o solución final para este problema. Un grupo de expertos de la ONU en junio de 2021 instó a los gobiernos de Chile y Suecia a hacer justicia y eliminar los desechos tóxicos vertidos en esa ciudad, señalando que "deben tomarse medidas urgentes para devolver de forma segura los residuos peligrosos a Suecia para su eliminación adecuada".

Como las injustas prácticas anteriores se repetían en diferentes países, en 1989 se redactó el Convenio de Basilea (CB) sobre el Control de Movimientos Transfronterizos de Desechos Peligrosos y su Eliminación, adoptado en respuesta a fuertes protestas públicas en los años 80, tras el descubrimiento de depósitos de desechos tóxicos en países en desarrollo provenientes del extranjero. Las disposiciones del Convenio giran en torno a la disminución de la generación de desechos peligrosos y la promoción de una racional gestión ambiental, la restricción de movimientos transfronterizos de desechos peligrosos y la aplicación de un sistema regulatorio para los movimientos permisibles de desechos peligrosos. El CB requiere informes anuales de cada parte, ofrece asesoramiento legal y técnico y promueve la asistencia financiera a los países en desarrollo. El CB entró en vigor en 1992 y actualmente hay 170 partes en el convenio (incluido Chile); sin embargo, Estados Unidos y Haití lo han firmado pero no ratificado.

De manera similar, el Convenio de Estocolmo sobre Contaminantes Orgánicos Persistentes (COPs) entró en vigor el 2004. El convenio requiere que las partes tomen medidas para eliminar o reducir su producción y establece controles estrictos sobre la utilización, importación, exportación y emisión al medio ambiente de COPs, debido a que estas sustancias tóxicas, principalmente subproductos químicos industriales y plaguicidas, son altamente dañinos, se propagan fácilmente y se vuelven más concentrados, y por lo tanto más peligrosos, a medida que se mueven de un organismo a otro en la cadena alimentaria. La mayoría de los COPs regulados por dicho convenio ya han sido prohibidos en los países desarrollados según la legislación nacional, por lo que el objetivo principal del tratado es proporcionar asistencia financiera y técnica a los países en desarrollo.

Actualmente 184 países han ratificado el convenio, Chile lo ha firmado y ratificado, mientras que Estados Unidos se ha convertido en signatario sin ratificarlo.

¿Por qué los problemas de contaminación se han abordado con más facilidad que el calentamiento global o la pérdida de biodiversidad? Tres factores explican el éxito de las medidas internacionales contra la contaminación:

1   Muchas de las dudas científicas que existen sobre el calentamiento global y la biodiversidad no existen para la contaminación. Aquellos cuyos intereses económicos podrían verse perjudicados por regulaciones más estrictas sobre contaminación no han podido argumentar con éxito que la ciencia es incierta en relación con los efectos de la contaminación en los seres humanos y los ecosistemas.

2   Había un desarrollo avanzado en los países en relación con los productos químicos más peligrosos (sobre todo COPs), los cuales ya habían sido prohibidos a través de regulaciones nacionales antes de los esfuerzos internacionales. Esto facilitó la coordinación de la estrategia internacional.

3   Se desarrolló tecnología para evitar el uso de productos químicos peligrosos, de modo que la adaptación a las regulaciones sobre contaminación se volvió relativamente rentable.

La disponibilidad de tecnologías para controlar la contaminación contiene dos lecciones contradictorias para el debate sobre el último problema ambiental de esta sección: el *calentamiento global*. Por un lado, los partidarios de controles estrictos pueden indicar el desarrollo de dicha tecnología para demostrar que las empresas pueden adaptarse para ser productivas y respetuosas con el medio ambiente. Por otro lado, los que se oponen a los controles estrictos pueden señalar la adaptación tecnológica para demostrar que, cualesquiera que sean los problemas ambientales, la economía de libre mercado puede desarrollar soluciones sin verse obligada a hacerlo por la regulación gubernamental. En cualquiera de los casos pareciera que una "solución tecnológica" pondría fin a los problemas ambientales. No obstante, hasta ahora no existen soluciones tecnológicas que pongan fin a las emisiones de contaminantes actuales como retroactivas, y ninguna considera el principal elemento de la protección del medio ambiente, que es la reducción del consumo a todo nivel, lo que conduciría a la reducción de la producción junto a sus residuos y emisiones.

f) Calentamiento global[22]

El calentamiento global, también llamado cambio climático, consiste en el aumento mundial de la temperatura de la Tierra causado por la emisión de GEI emitidos por la actividad humana. Este aumento de temperatura genera una serie de problemas ambientales, como un aumento del nivel del mar en todo el mundo debido al deshielo de los glaciares, niveles más altos de precipitación y un clima severo más frecuente, entre muchos otros problemas.

Según el Panel Intergubernamental sobre Cambio Climático (IPCC, por su sigla en inglés: Intergovernmental Panel on Climate Change), en su sexto informe de 2021, las emisiones de GEI procedentes de las actividades humanas

---

son responsables de un calentamiento de aproximadamente 1,1 °C desde 1850-1900, y pronostican que la temperatura mundial promediada durante los próximos 20 años alcanzará o superará un calentamiento de 1,5 °C. Según análisis independientes de la NASA y la Administración Nacional Oceánica y Atmosférica (NOAA, por su sigla en inglés: National Oceanic and Atmospheric Administration), las temperaturas globales de la superficie de la Tierra en el año 2019 fueron las segundas más cálidas desde que el registro moderno comenzó en 1880, las cuales fueron superadas solo por las de 2016, reconociendo los últimos cinco años como los más cálidos de los últimos 140 años.

La causa del calentamiento global son las emisiones humanas de GEI, incluyendo la quema de combustibles fósiles asociada con el desarrollo industrial y la producción de energía, las actividades agrícolas/ganaderas y otros usos del suelo, el transporte (terrestre, aéreo y marítimo) y la construcción. Estas actividades producen emisiones de GEI, como CFC e hidroclorofluorocarbonos (HCFC), que contienen CO_2, metano, óxido nitroso, cloro, flúor y bromuro.

Para combatir estos problemas, en 1992 la Convención Marco de las Naciones Unidas sobre el Cambio Climático (CMNUCC) estableció el compromiso de"lograr la estabilización de las concentraciones de GEI a niveles que impidan la peligrosa interferencia antropogénica en el sistema climático". La Convención establece un marco general para los esfuerzos intergubernamentales para hacer frente los desafíos provocados por el cambio climático; actualmente, 197 países se han unido a la CMNUCC (incluido Chile en 1994). Posteriormente, en 1997, los gobiernos acordaron incorporar una adición al convenio, conocida como el Protocolo de Kioto, que contaba con medidas más enérgicas (y jurídicamente vinculantes).

El Protocolo de Kioto, que entró en vigor en 2005, era un procedimiento más estricto y detallado para la ejecución de los objetivos de la CMNUCC. Este protocolo comprometía a las naciones desarrolladas firmantes a lograr una reducción del 5-7% de las emisiones de GEI entre 2008-2012 en comparación con las emisiones de 1990. Las naciones en desarrollo no tienen estas metas específicas, pero están incentivadas a reducir las emisiones de GEI a través de metas voluntarias y transferencia de tecnología, entre otras. No obstante, el período de compromiso del Protocolo se amplió hasta diciembre de 2020.

Tanto el Protocolo de Kioto, como sus enmiendas han tenido países firmantes pero que no lo han ratificado, países que han firmado solo partes del protocolo y otros que han dejado de formar parte de este, argumentando principalmente aspectos científicos y económicos. Más importante aún, a pesar de ser uno de los 84 redactores del protocolo en 1997, Estados Unidos ha sido un crítico abierto del acuerdo, siendo el productor de alrededor de un tercio de las emisiones globales de GEI, con solo alrededor del 5% de la población mundial. Sin embargo, la mayoría de la comunidad internacional ha mantenido su compromiso de seguir adelante con este protocolo y los futuros acuerdos ambientales con la esperanza de que Estados Unidos sienta una mayor presión por parte de su población y de otros para unirse.

Estados Unidos y otros países, como Australia, expresaron varias preocupaciones sobre el Protocolo de Kioto, centrándose en su base científica, costo económico, viabilidad y equidad, argumentando las siguientes críticas:

i) Cuestionaron la gravedad del calentamiento global debido a que no se determinaban los niveles de concentración de GEI considerados como interferencia antropogénica peligrosa en el sistema climático o una concentración aceptable de GEI, recalcando que, en aquel momento, no existía certeza científica sobre qué se debía entender por niveles no peligrosos. Con este tipo de incertidumbre, dicen los críticos del protocolo, los beneficios de reducir las emisiones no pueden compararse adecuadamente con sus desventajas. Los partidarios del protocolo, por otro lado, argumentan que la perspectiva de un mejor conocimiento científico en el futuro no debería impedir la acción en el presente.

ii) La reducción de las emisiones de GEI tendría un costo económico y, como resultado, la economía en su conjunto enfrentaría un crecimiento más lento y la pérdida de empleos, haciendo explícita la división cultural sobre cuán preocupados deberíamos estar por el riesgo ambiental versus el desarrollo económico.

iii) Pusieron en juicio los plazos prescritos para las reducciones de emisiones como no razonables ni realistas. Por ejemplo, las emisiones de CO2 en Estados Unidos aumentaron en 13% en la década de 1990, por lo que cumplir con los objetivos del Protocolo de Kioto para la reducción de los niveles requeriría que redujeran las emisiones alrededor de 30% para alcanzar la meta en 2010, lo que consideraron muy poco factible; para esto propusieron que los esfuerzos de reducción se concentren en la "intensidad de GEI" (emisiones por unidad de Producto Interno Bruto), argumentando que esta medida considera la reducción de emisiones dentro del contexto del crecimiento económico.

iv) Condenaron las restricciones más débiles del protocolo a los países en desarrollo, en particular a India y China, que a los países desarrollados. Si bien la CMNUCC establece un mandato general para que todos los países reduzcan las emisiones de GEI, los compromisos específicos que implica el Protocolo de Kioto se aplican al grupo de países desarrollados sobre la base de que estos están mejor posicionados económicamente para adoptar medidas de protección ambiental.

Frente a esta última crítica, las naciones en desarrollo argumentan que es injusto cargar su actual desarrollo económico con regulaciones ambientales mientras que los países desarrollados disfrutaron de un desarrollo sin restricciones ambientales en décadas pasadas. Sin embargo, las disputas sobre el equilibrio entre desarrollo económico y protección ambiental y entre las responsabilidades de los países desarrollados y en desarrollo deberán resolverse de manera urgente, considerando que la evidencia científica se ha fortalecido en relación con las causas y consecuencias del calentamiento global.

Consecuencias que actualmente, de manera cotidiana, se observan en la prensa: inundaciones y aluviones debidos a las fuertes lluvias en Japón y otros países, las olas de calor en Estados Unidos, Canadá y Europa, las sequías del sur de la Amazonia y el récord de huracanes e inundaciones en Centroamérica durante 2020, las cuales se están convirtiendo en "la nueva normalidad" para nuestro planeta.

Finalmente, el Acuerdo de París, sucesor del expirado protocolo de Kioto, cuya aplicación comenzó a partir de 2021, busca mantener el aumento de la temperatura global promedio por debajo de los 2 °C, y perseguir esfuerzos para limitar el aumento a 1,5 °C, reconociendo que esto reduciría significativamente los riesgos y efectos del cambio climático. El acuerdo establece que esto debería ser logrado mediante la reducción de emisiones de GEI tan pronto como sea posible. También propone aumentar la habilidad para establecer medidas de mitigación, adaptación y resiliencia al cambio climático, y generar flujos financieros para lograr la reducción de emisiones y el desarrollo resistente a los efectos del cambio climático. Este acuerdo ha sido firmado por 96 países (incluido Chile) y la Unión Europea; de esta manera, se cumplió la condición para la entrada en vigor del acuerdo al ser ratificado por más de 55 partes, que suman más del 55% de las emisiones globales de GEI.

A pesar de que, en 2017, el presidente Donald Trump anunció la retirada de Estados Unidos del Acuerdo de París, dadas sus promesas de campaña en favor de los intereses económicos de la nación, todos los demás países del mundo reiteraron su compromiso y comunicaron que no se iban a retirar del acuerdo, aunque Estados Unidos lo hiciese. Oportunamente, el actual presidente de Estados Unidos, Joe Biden, ha firmado órdenes ejecutivas con las que se reincorpora al Acuerdo de París.

La presente década (2020-2030) será decisiva para evitar un punto de no retorno y poder mantener las condiciones de habitabilidad en el planeta para las generaciones presentes y futuras, para lo cual es imperante cumplir, como mínimo, con los objetivos del Acuerdo de París. Esto se logrará si hoy se define e implementan acciones destinadas a alcanzar la carbono neutralidad, al menos, en el año 2050 y las bases para construir modelos de sociedades equitativas y resilientes frente a los impactos y riesgos producidos a escala nacional y local por este fenómeno global, en el contexto de una era marcada por el impacto de la actividad humana sobre el planeta como consecuencia de los altos niveles de consumo, el aumento de la población mundial y el uso intensivo de combustibles fósiles.

Reflexiones finales y desafíos para un planeta ambientalmente sano y sustentable

La globalización ha marcado el comienzo de una era de contrastes, de cambios acelerados y problemas persistentes. Ha estimulado un grado creciente de interdependencia entre economías y sociedades a través de flujos transfronterizos de información, ideas, tecnologías, bienes, servicios, capital y personas. No obstante, esto desafía la capacidad de los gobiernos para regular y controlar los mercados y las actividades económicas. El rápido ritmo de la dimensión económica ha significado mercados y economías mundiales interconectadas, lo que requiere de una sincronización de las políticas nacionales en una serie de aspectos, siendo el medio ambiente un aspecto crucial a considerar, incluyendo todos los recursos y elementos de la naturaleza involucrados, hasta la posibilidad de que la contaminación transfronteriza se propague por la Tierra, el agua y el aire.

Sin una gobernanza eficaz a escala internacional, la globalización puede intensificar los daños ambientales, especialmente donde las estructuras reguladoras nacionales son inadecuadas. Las presiones competitivas amenazan con sobrepasar las capacidades reguladoras de los gobiernos nacionales y, por lo tanto, necesitan la coordinación intergubernamental de las políticas nacionales en favor del medio ambiente. La acción de las instituciones reguladoras en respuesta a los desafíos ambientales globales, generalmente, ha estado por debajo de las necesidades y expectativas públicas como resultado de la debilidad profundamente arraigada de la arquitectura institucional existente. La naturaleza integrada e interdependiente de los desafíos ambientales contrasta marcadamente con la naturaleza de las instituciones en que los ciudadanos confían para encontrar soluciones. Estas instituciones tienden a estar fragmentadas y mal coordinadas, con mandatos limitados (y ocasionalmente con conflictos de interés), y con procesos de toma de decisiones impenetrables.

De todas maneras, las instituciones nacionales encargadas de la protección del medio ambiente tienen importantes funciones que desempeñar, tanto a nivel nacional como mundial de gobernanza. Los gobiernos nacionales siguen siendo los principales actores encargados de los poderes reguladores y de ejecución para resolver los problemas ambientales. Entre sus responsabilidades se encuentran funciones como el establecimiento de normas, la formulación de políticas, la vigilancia de su cumplimiento y su evaluación. Cuando los problemas son de carácter global, los gobiernos nacionales vuelven a ser actores clave, participando en el intercambio de información en el proceso de llegar a un acuerdo sobre los problemas globales que deben abordarse, las políticas necesarias para su resolución y acciones que deben emprenderse a nivel nacional. Por lo cual, es necesario que desempeñen una serie de funciones en los diferentes niveles de gobernanza.

Los principios fundamentales de una buena gobernanza, como la participación, la transparencia y la rendición de cuentas, todavía están en discusión en muchas de las instituciones con responsabilidades ambientales. Al abordar los problemas ambientales de escala global, en especial los que surgen como resultado del proceso de globalización, las instituciones deben poseer varias capacidades, incluida la capacidad de identificar y definir las causas de los problemas ambientales, crear conciencia sobre ellas, redactar reglas y crear normas de comportamiento que conduzcan a la solución de los problemas, formular opciones de políticas, facilitar acciones de cooperación entre gobiernos y otros actores, financiar y apoyar actividades y desarrollar sistemas de gestión, de manera que la política ambiental nacional y global refleje el cuidado del medio ambiente y el desarrollo sostenible.

Existe un principio fundamental para un planeta más saludable y sostenible: la participación ciudadana. Esta última puede promover la calidad ambiental porque proporciona un medio para organizar la acción y motivar a las personas y comunidades; permite a las comunidades dar forma a políticas y proyectos para satisfacer sus prioridades, mejorar su entorno y promover el uso sostenible de recursos, y la participación en la planificación brinda a las comunidades la posibilidad de influir en las decisiones sobre el uso de recursos limitados. Las estructuras políticas participativas son un freno al abuso del medio ambiente, ya que los ciudadanos con derechos y conocimientos claros y acceso a un sistema legal que permita una reparación rápida pueden ejercer una poderosa restricción sobre aquellos que contravengan las regulaciones ambientales y de salud. Las instituciones locales y nacionales encargadas de la protección del medio ambiente podrían utilizar el proceso de globalización de forma constructiva, evaluando el potencial local, junto con las comunidades, e integrándolo en las estrategias de desarrollo de los territorios.

En este sentido, no es posible terminar este capítulo sin mencionar el "Acuerdo Regional sobre el Acceso a la Información, la Participación Pública y el Acceso a la Justicia en Asuntos Ambientales en América Latina y el Caribe": el Acuerdo de Escazú. Este pacto tiene por objetivo "garantizar el derecho de todas las personas a tener acceso a la información de manera oportuna y adecuada, a participar de manera significativa en las decisiones que afectan sus vidas y su entorno y a acceder a la justicia cuando estos derechos hayan sido vulnerados", consagrando el deber de garantizar la participación de las comunidades, de manera significativa y temprana, en las diferentes instancias de los procesos de tomas de decisiones ambientales. Este acuerdo fue firmado en 2018 por 22 países de la región, y a pesar de que, en el año 2020, Chile anunció públicamente su rechazo al acuerdo, una de las primeras acciones del nuevo gobierno que asumió el año 2022 fue firmar el mensaje para la adhesión nacional al Acuerdo de Escazú. Su adopción definitiva requiere de la aprobación del Congreso Nacional, por lo que tendrá que pasar por ambas cámaras antes de que se convierta en ley. Se espera que las voluntades políticas se alineen con esta valiosa oportunidad para posicionar a Chile nuevamente como un actor relevante en el tema medioambiental a nivel internacional, de manera que el acuerdo sea finalmente firmado, permitiendo al país avanzar hacia una mayor protección del medio ambiente, asegurando a las comunidades la implementación plena y efectiva de los derechos de acceso a la información, la participación pública y la justicia.

Finalmente, una economía basada en la expansión continua de las necesidades materiales y el consumismo es ambiental y ecológicamente insostenible, pero, además, es socialmente problemática y económicamente inestable. No se debe olvidar que las consecuencias ambientales descritas en este capítulo son causadas, principalmente, por aquellos factores que promueven la sobreproducción y la sobreexplotación de recursos para satisfacer necesidades de consumo tanto a nivel nacional como global. Las generaciones futuras serán las que sufrirán las consecuencias de los patrones de consumo insostenibles de hoy: esta desconexión entre quienes obtienen los beneficios y quienes sufren las consecuencias es profundamente injusta, por lo cual, redoblar los esfuerzos para llevar a la humanidad a una nueva trayectoria de cuidado y gestión de los sistemas naturales se convierte no solo en una prioridad ambiental urgente, sino que también en un imperativo moral. Esto plantea cambios en el actual paradigma del sistema económico dominante. En ese sentido, se debe limitar el desarrollo económico en favor del cuidado del medio ambiente, y tal vez comenzar a pensar en el desarrollo de una nueva macroeconomía para la sostenibilidad: un motor económico que no dependa para su estabilidad del crecimiento incesante del consumo y la expansión de la producción. Por el momento, a pesar de algunos esfuerzos globales, el progreso hacia la protección del medio ambiente y la sostenibilidad sigue siendo dolorosamente lento y tiende a estancarse en el compromiso global con el crecimiento económico.

REFERENCIAS

Aluko Olufemi, Adewale, Eric Evans Osei Opoku and Muazu Ibrahim (2021). Investigating the Environmental Effect of Globalization: Insights from Selected Industrialized Countries. *Journal of Environmental Management 281*: 1-10. https://doi.org/10.1016/j.jenvman.2020.111892.

Banco Mundial. "Indicadores" https://datos.bancomundial.org/indicator.

Durán, Valentina and Constance Nalegach (2020). ¿Por qué chile debe adherir al Acuerdo de Escazú? *Perspectivas CDA 2*: 1-39.

Esty, Daniel C and Maria H. Ivanova (2004). *Working Paper N° 0402. Globalization and Environmental Protection: A Global Governance Perspective.* Yale Center for Environmental Law and Policy, New Haven, CT.

Filippelli, Gabriel (2018). Exploring the Paradox of Increased Global Health and Degraded Global Environment: How Much Borrowed Time Is Humanity Living On? *GeoHealth*, 226-28. https://doi.org/10.1029/2018gh000155.

Global Footprint Network. "Tools & Resources". https://www.footprintnetwork.org/our- work/our-offerings/.

Globalization 101 (2013). "Environment and Globalization". Estados Unidos. https://www.globalization101.org/uploads/File/Environment/envall.pdf.

Grossman, G. and Krueger, A. (1991). Environmental Impacts of a North American Free Trade Agreement. National Bureau of Economics Research Working Paper, N° 3194. NBER, Cambridge.

KOF Swiss Economic Institute. "KOF Globalisation Index". https://kof.ethz.ch/en/forecasts- and-indicators/indicators/kof-globalisation-index.html.

Ministerio del Medio Ambiente, Gobierno de Chile (2018). *Estrategia Nacional de Biodiversidad 2017-2030.*

——— (2020). *Sexto Informe Nacional de Biodiversidad de Chile.*

Myers, Samuel and Howard Frumkin (2020). Planetary Health: Protecting Nature to Protect Ourselves. Island Press. https://doi.org/https://doi.org/10.5822/978-1- 61091-966-1.

PNUMA. "Programa de las Naciones Unidas para el Medio Ambiente". https://www.unep.org/es/ciencia-y-datos.

Romančíková, Eva and Jana Mikócziová (2011). "Environmental Aspects of the Globalization Process". Review of Applied Socio-Economic Research, N° 2. http://www.reaser.eu.

Sethi, Pradeepta, Debkumar Chakrabarti and Sankalpa Bhattacharjee (2020). Globalization, Financial Development and Economic Growth: Perils on the Environmental Sustainability of an Emerging Economy. *Journal of Policy Modeling 42*: 520-535. https://doi.org/10.1016/j.jpolmod.2020.01.007.

Suki, Norazah Mohd, Arshian Sharif, Sahar Afshan and Norbayah Mohd Suki (2020). Revisiting the Environmental Kuznets Curve in Malaysia: The Role of Globalization in Sustainable Environment. *Journal of Cleaner Production 264*: 1-10. https://doi.org/10.1016/j.jclepro.2020.121669.

Suresh, B. S. (2003) "Globalization and Urban Environmental Issues and Challenges". Proceedings of the Third International Conference on Environment and Health, Chennai, India, 15-17 December, 2003. University of Madras and Faculty of Environmental Studies, York University. Pages 557-561.

UNEP (2006). Permanent Commission for the South Pacific. Humboldt Current, GIWA Regional assessment 64. University of Kalmar, Kalmar, Sweden.

Vivanco Font, Enrique (2021). *Control de especies exóticas invasoras en Chile. Estrategias y planes para limitar ingreso de especies invasoras.* Biblioteca del Congreso Nacional de Chile, Asesoría Técnica Parlamentaria.

WWF (2020). *Informe Planeta Vivo 2020: Revertir la curva de la pérdida de biodiversidad.* Resumen. Almond, R.E.A., Grooten M. y Petersen, T. (Eds). WWF, Gland, Suiza.

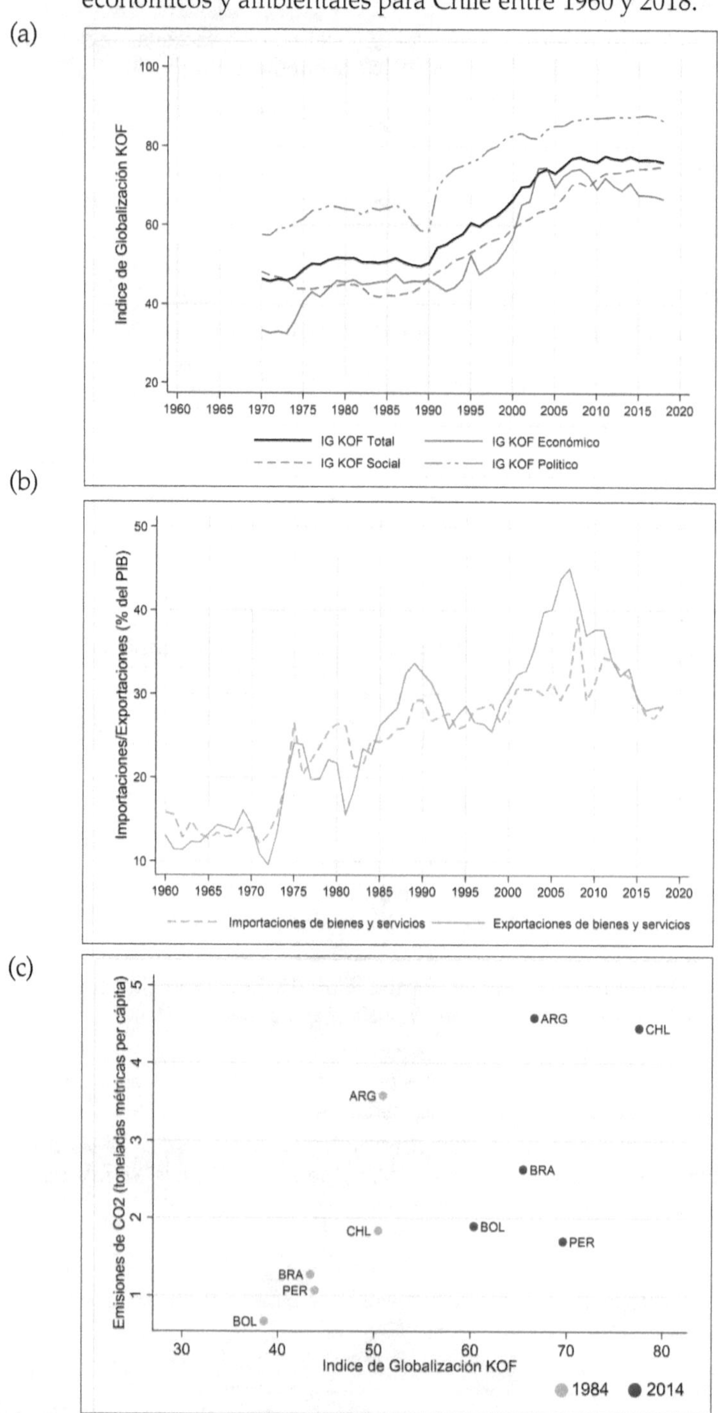

Figura 1. Evolución temporal del Indice de globalización e indicadores económicos y ambientales para Chile entre 1960 y 2018.

(d)

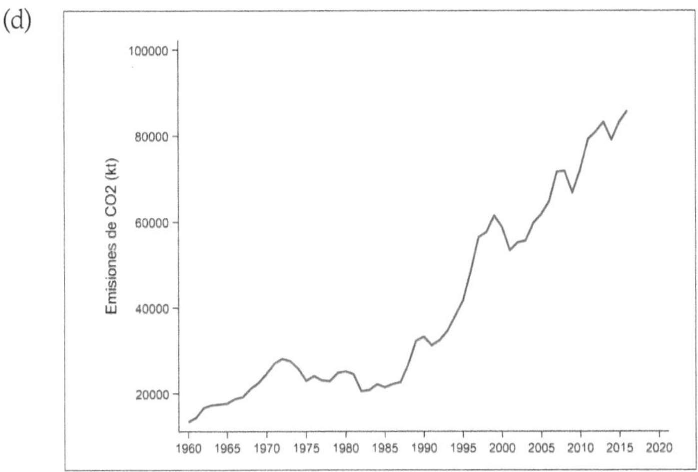

Fuente: Elaboración propia con datos del Banco Mundial y del KOF Globalisation Index

Figura 2. Índice de globalización versus emisiones de CO_2, consumo de energía eléctrica y huella ecológica en cinco países de América del Sur, para los años 1984 y 2014.

(a)

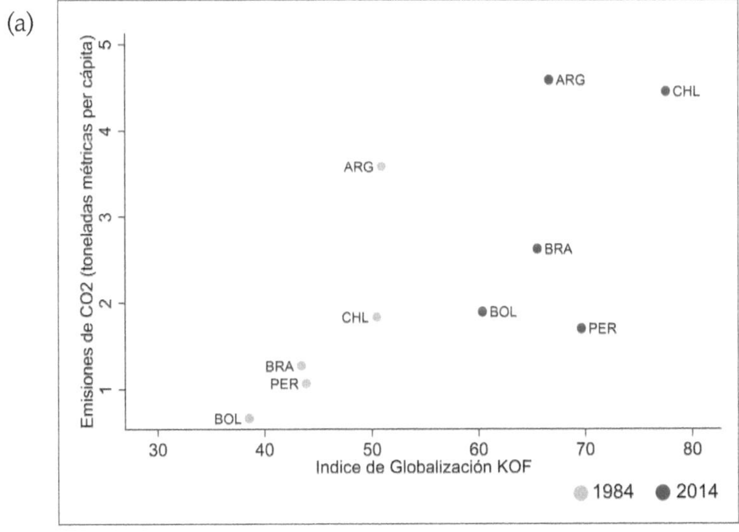

(b)

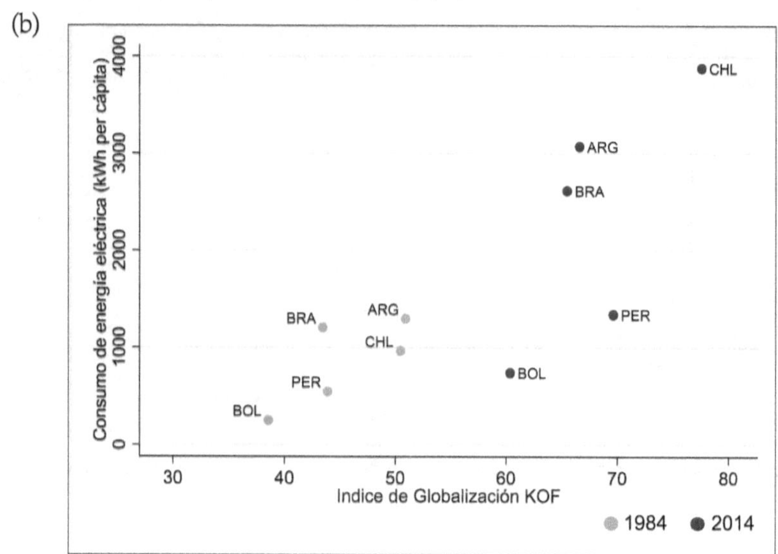

(c)

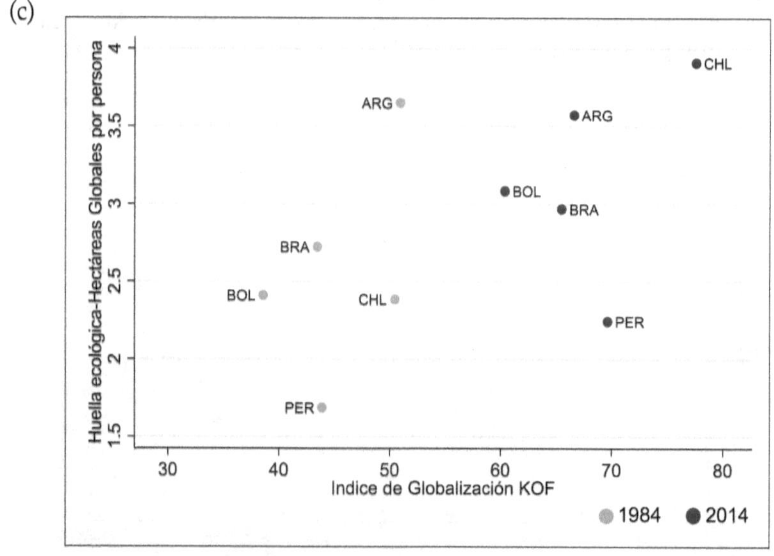

Fuente: Elaboración propia con datos del Banco Mundial y del KOF Globalisation Index.

6. La Biodiversidad y sus beneficios para la salud humana, una interacción indivisible

Alejandra Figueroa Fernández

La biodiversidad se refiere, en palabras simples, a las diversas formas de vida en el planeta, desde los microorganismos (virus y bacterias) hasta los grandes mamíferos, ya sean terrestres o acuáticos, incluidos los seres humanos, y que se expresan en diversos ambientes, bajo diversas condiciones climáticas y geográficas, desde las más inhóspitas para el ser humano, hasta las más abundantes y generosas. Se constituyen así los ecosistemas y es aquí donde se desarrollan la vida y las actividades humanas.

En general, los ecosistemas son resilientes, pero cuando se superan ciertos umbrales estos se enferman y, junto con perder biodiversidad, perdemos los beneficios que nos entregan: agua para consumo humano, para recrearnos y para las especies, suelos nutritivos para el desarrollo de cultivos y regeneración de bosques, regulación climática, entre muchos otros. Océanos, ríos, lagos, humedales disponen de todo lo necesario para la realización de todas las actividades humanas: industriales, turísticas, recreativas, sanitarias, de alimentación, de inspiración. Entendido esto, podemos entonces comprender que la degradación de la biodiversidad genera pobreza, no solo a las comunidades locales que dependen directamente de las contribuciones que entregan los ecosistemas, naturales y artificiales, manejados o silvestres, pues es aquí donde algueros, mariscadores, pescadores artesanales, recolectores de hongos, semillas o hierbas, agricultores, entre otros, han creado con sabiduría selectiva aquello que ha hecho posible el éxito de la humanidad: establecer un hogar, alimentarse y reproducirse, como cualquier especie. Las economías locales y globales dependen de estos bienes y de los procesos físicos, químicos y biológicos que hacen esto posible. Entender esto es especialmente relevante para Latinoamérica, economías que dependen directamente de su biodiversidad y de aquello que esta provee.

Este artículo profundiza en el concepto de biodiversidad y su importancia, así como en la relación de la sociedad con la biodiversidad y de esta con la salud humana en un contexto de incertidumbres.

El momento inicial

La historia del planeta Tierra ha transcurrido en permanente cambio, y esto ha marcado la historia de una diversidad biológica peculiar, pasando de un lugar inhóspito a ser el hogar de millones de seres vivos, con extinciones y evolución. Lo excepcional ocurre con la aparición de los *Homo sapiens* y su despliegue por todo el planeta.

Cuando nos aproximamos al concepto de biodiversidad debemos también comprender que los seres humanos estamos incluidos en esa conceptualización. Las personas son un "accidente" en la evolución del planeta, probablemente como cualquier otra especie. Los ancestros del *Homo sapiens* aparecen recién en el Holoceno, pero antes el planeta se movió intensamente desde su creación; microorganismos consumieron gases e hicieron posible una atmósfera viable para el resto de la vida. Las formas que tienen estos microorganismos son diversas, como tapetes microbianos, *biofilms*, microbialitos, estromatolitos, que se diferencian en la composición química y formas de sus estructuras moleculares (Rasuk et al., 2016). Lo común entre ellos es que representan los registros de vida más antiguos que existen en el planeta Tierra, unos 3.500 millones de años (Pérez et al., 2020, Rasuk et al., 2016), en Chile y Argentina han sido registrados en lagunas relictos de lagos andinos, pequeñas lagunas salinas de salares en la Puna de Sudamérica (Chile y Argentina) (Demergasso y col., 2004, Farías et al., 2014; Pérez et al., 2020). También ocupan otras zonas del planeta, como en México, Australia, Estados Unidos.

Luego se inicia el desarrollo de formas de vida más complejas, los eucariontes, organismos multicelulares que requerían oxígeno y alimento. Así entonces, empieza el dominio de estos organismos multicelulares, que dan paso a los grandes mamíferos y plantas del Jurásico y Cretácico. Lo que hubo, lo que hay y lo que habrá en el planeta es producto de una accidentada interacción entre procesos físicos, químicos y biológicos. Hasta aquí, nuestros antecesores se las arreglaron muy bien sin el *Homo sapiens*.

Citando a Darwin, ocurre que durante millones de años han persistido o evolucionado los individuos más aptos, aquellos que mejor pueden enfrentar las condiciones cambiantes. La teoría de Darwin dio paso a nuevas áreas del conocimiento de las ciencias biológicas y permitió explicar un secreto muy bien guardado. En la obra de Darwin, *El origen de las especies* (1859-1872), publicada por primera vez en 1859, el autor desarrolló las ideas para explicar cómo las especies se han modificado adquiriendo distintas "formas y estructuras", junto con las causas de la variación entre especies y la variabilidad dentro de una misma especie. Darwin refiere y reconstruye la relación entre áreas geográficas, los períodos glaciares, la importancia de la dispersión de semillas, o las singularidades de especies que solo habitan islas oceánicas.

De manera silenciosa las especies activan sus procesos biológicos, una maquinaria perfecta se abre paso, se adaptan o mueren ante nuevos escenarios locales y globales: erupciones volcánicas, glaciaciones, choques de meteoritos contra la superficie de la Tierra, entre otras. Se describen cinco grandes extinciones en el planeta, la más reciente es la que describe la pérdida de los dinosaurios, hace 65 millones de años (finales del Cretácico). De acuerdo a algunos especialistas, estaríamos ante una sexta extinción masiva de especies. Sin embargo, la causa que impulsa esta última extinción tiene un solo responsable: la humanidad, materia que trataremos en lo que sigue. Volvemos a Darwin, quien para sostener su teoría sobre la variabilidad de las especies, y basando sus observaciones en especies domésticas, planteaba que:

> La variabilidad no es producida realmente por el hombre, el hombre tan solo expone (…) y luego la naturaleza obra sobre la organización y la hace variar. Pero el hombre puede seleccionar y selecciona, las variaciones que le presta la naturaleza, y las acumula así, de la manera deseada (Darwin, 2010, p. 626).

Dicho esto, la biodiversidad del planeta fue dominada por los seres humanos, utilizada y explotada al límite, nada nos detiene. Los seres humanos han demostrado la habilidad de dominar al resto de las especies e intervenir en aquello que nos es útil, pero al mismo tiempo hemos establecido una relación material con la naturaleza que nos afecta directamente, que se expresa en una crisis climática global. En lo social, lo hace con crecientes conflictos socioambientales y, en lo económico, con desigualdades que se han profundizado de la mano de la explotación sistemática de la biodiversidad. Estos problemas se agudizan especialmente en Latinoamérica (Gligo et al., 2020).

La diversidad biológica y sus contribuciones

Como se mencionó, la biodiversidad o diversidad biológica comprende la diversidad de todos los organismos incluidas las plantas, animales y microorganismos, la diversidad dentro de una misma especie, entre especies y poblaciones distintas, y hasta la diversidad de ecosistemas y paisajes (MA, 2003). En 1992, la Convención de Diversidad Biológica acordó la siguiente definición sobre biodiversidad: "Es la variabilidad entre los organismos vivos y los complejos ecológicos de los que forman parte. Las fuentes de esta variabilidad incluyen la diversidad intraespecífica (por ejemplo, la variabilidad genética), la diversidad interespecífica (diversidad de especies) y la diversidad en los ecosistemas (desde los biomas hasta los biotopos)" (CBD 1992). Cada uno de estos niveles (ecosistemas, especies y genes) está caracterizado por una composición y función. Así por ejemplo para la diversidad de ecosistemas la composición es los hábitats y una de las funciones, la fijación de nitrógeno.

Entre las contribuciones que aporta la biodiversidad, definidas por la literatura como los servicios ecosistémicos, se reconocen: la captura y almacenamiento de carbono, la generación de alimentos, la purificación de contaminantes, la disponibilidad de oxígeno, o la participación en procesos biogeoquímicos. A nivel de ecosistemas, los atributos van desde reducir impactos de crecidas en cuencas fluviales, hasta infiltrar agua hacia acuíferos y liberarla en momentos de sequía, además de aportar en el control del ciclo del agua y de otros gases. Todo lo anterior se lleva a cabo de manera organizada por microorganismos del suelo, agua y aire, por las especies animales y vegetales, así como por hongos y bacterias, que habitan todas las matrices ambientales; a saber, suelo, agua (marina y continental) y aire. A su vez, el océano contribuye a la regulación planetaria, ya que aporta el 50% del oxígeno disponible (Paulmier, 2017), con la captura y secuestro de CO_2 atmosférico y la redistribución de calor en el planeta (IPCC, 2019). En los ecosistemas marinos ocurren procesos fotosintéticos y metabólicos determinantes en la disponibilidad de carbono y oxígeno para el planeta.

América Latina posee el 20% de biodiversidad a nivel global y el 10% de las reservas de agua dulce del mundo (UICN, 2015). En los sistemas andinos de América Latina, como los salares, lagunas andinas y bofedales, habitan especies silvestres, pues son ambientes extremos cuyo origen es muy anterior al de la especie humana, con alto endemismo (peces, plantas), lo que significa que tienen una distribución muy acotada, son singulares; si desaparecen de ese hábitat, desaparecen por completo, se extinguen.

Asimismo, las costas de América Latina albergan estuarios, manglares, marismas y fiordos que reciben nutrientes desde los ríos, favoreciendo la productividad de las costas, lo que permite la pesca artesanal. Los manglares juegan un rol vital en el secuestro de carbono y en la protección de las costas, en conjunto con los humedales de turberas, ecosistemas que retienen grandes cantidades de agua y son más eficientes que los bosques terrestres como almacenadores de carbono, y están restringidos en pocos puntos del planeta en el hemisferio Sur, en algunas zonas andinas del trópico y solo ocupan el 5% de la superficie total a nivel global (Lappalainen 1996). Son un seguro de vida ante el cambio climático.

Otro tipo de contribuciones de la biodiversidad dice relación con los servicios culturales, que son contribuciones sociales que no suelen valorarse, porque no son bienes intercambiables, ni materiales ni monetizados, pero de vital importancia para las relaciones sociales y otros aspectos del bienestar humano, como la contemplación de la belleza estética, la recreación y el bienestar espiritual, que en su conjunto aportan al bienestar y salud mental (Marselle 2019).

Pero los procesos biológicos y biogeoquímicos se ven limitados y perturbados cuando se pierde la salud de los ecosistemas. Las contribuciones que provee la biodiversidad están declinando producto de las modificaciones y perturbaciones antrópicas sobre los sistemas naturales de manera intensiva y persistente: perdemos los hábitats, las especies, la calidad de suelos, ríos, lagos y humedales. La salud de los ecosistemas es clave para una condición segura a nivel planetario. Así lo dejan en evidencia los diversos informes de la Plataforma Intergubernamental de Biodiversidad y Servicios Ecosistémicos (IPBES 2016, 2018, 2019); sin embargo, ya en 2003 la Evaluación del Milenio (EM) entregaba resultados preocupantes, este era el primer informe global para evaluar la salud de los ecosistemas en el planeta (MA 2003), que también tuvo un informe especial para los ecosistemas de humedales y el bienestar humano (EM 2005). En estos informes ya se anunciaba la pérdida de ecosistemas por la expansión urbana, los cambios en el uso del suelo, la eutrofización, la contaminación, la sobreexplotación de especies silvestres y domesticadas para uso industrial y consumo humano, la introducción de especies exóticas invasoras, así como el incremento en la extracción del agua.

A 15 años de la evidencia expresada por la EM (2005), cada una de las áreas de intervención se ha incrementado y la degradación y pérdida de biodiversidad aumentan. El 75% de la superficie terrestre global ha sido transformada y el 85% de los humedales se ha perdido. A pesar de estas cifras que presagian un mal futuro, tenemos la oportunidad de revertir la situación actual.

Cambio climático, los límites de la biósfera y el riesgo

La magnitud de los cambios en el planeta en los últimos 100 años ha estado marcada por el cambio climático, con aumento de la temperatura, definiéndose una nueva era, el Antropoceno, que corresponde "al intervalo temporal en el que muchos procesos geológicos están profundamente alterados por las actividades humanas" (Moreno et al., 2018, p. 16). Existe consenso entre los científicos en que los cambios ambientales que ha vivido el planeta el último siglo no tienen precedentes.

Los umbrales para sostener la vida, tal como la conocemos actualmente, están fuera de control (Rockström et al. 2009). En 2018 se encendieron las alertas a nivel global, gatilladas por la comunicación del Panel de Expertos de Cambio Climático: la temperatura del planeta no puede aumentar 1,5 °C (IPCC 2018a). Los efectos del calentamiento global se venían reportando desde hace décadas por el IPCC, las evidencias eran irrefutables, como el aumento de mareas, pérdida acelerada de hielo en los polos, aceleramiento del derretimiento de glaciares, cambios de eventos hidrometeorológicos, etc. Sin embargo, no se había logrado relevar con tanta fuerza sino hasta 2018, la vinculación directa de la pérdida de biodiversidad con el cambio climático. La gravedad de los hechos se expresa no solo por la pérdida de ecosistemas y especies, sino que también por el riesgo para la humanidad y sus espacios habitados. El cambio de uso del suelo es la mayor amenaza para la biodiversidad y este cambio ha sido provocado por la agricultura, principalmente. Su expansión incide sobre ecosistemas nativos, terrestres, de aguas continentales y costeras (Foley et al., 2005; Newbold 2018).

Existe consenso entre científicos que la interacción de "los impulsores de cambio", directos e indirectos, influye sobre la naturaleza y la forma en la cual incidimos en esta. Los "impulsores directos" de cambio sobre la naturaleza que afectan a todos los tipos de ecosistemas corresponden al cambio climático, la contaminación y la deforestación, así como las especies exóticas invasoras. A su vez, los indirectos corresponden a las causas subyacentes del cambio del medio ambiente, que pueden ser las políticas públicas con incentivos perversos, sistemas de gobernanza o la inexistencia de esta, las amenazas construidas por la sociedad, las desigualdades económicas, entre otras. Todas las anteriores pueden actuar de forma independiente o sinérgica (IPBES 2019).

El cambio climático ha sido señalado como el factor de mayor impacto sobre la biodiversidad en las próximas décadas. Junto con el aumento de temperatura y cambios en las precipitaciones, se provocan fenómenos químicos y biológicos que actúan de forma sinérgica, creando condiciones inestables y adversas para las especies y ecosistemas, evidenciando cambios en los patrones migratorios y composición de comunidades biológicas (Arneth et al., 2020), así como en la estructura y funcionamiento de diversos ecosistemas terrestres y acuáticos (Walther et al., 2002; Brooker et al., 2007, citado por Koleff et al., 2019). Por otra parte, los modelos climáticos han sido perfeccionados con más y mejores datos, evidenciando la influencia humana sobre los océanos, criósfera y biósfera (Eyring et al., 2021).

Efectos acumulativos dejan cifras desalentadoras: 1 millón de especies están severamente amenazadas o en fase de extinción, correspondiente al 25% de los grupos estudiados, que corresponden a vertebrados, invertebrados y plantas terrestres de ecosistemas acuáticos continentales y marinos (IPBES 2019). La pérdida de humedales ha sido tres veces más acelerada que la de bosques terrestres, tanto es así que al 2000 solo se conservaba el 13% de la superficie que existía en 1700 (IPBES 2019). Junto con el cambio climático, las causas de pérdida son la sobreexplotación de bosques y pesquerías, especies invasoras, aumento de contaminantes en el agua, aire y suelo (Pauly et al., 2005; Farjalla et al., 2018; Koleff et al., 2019).

Lo anterior junto con la acidificación de los océanos y la pérdida de corales son procesos sin precedentes (IPCC 2019). En el caso de Chile, las reducciones de caudales no solo se explican por la megasequía que aqueja al país y en particular la zona central (Garreaud et al., 2017), sino que también por el incremento en la extracción de agua, alteraciones antrópicas en las cuencas, zonas costeras y urbanas (Pauchard & Barbosa, 2013; Habit et al., 2019; Aguayo et al., 2021).

De acuerdo con Koleff et al. (2019), se omiten en ocasiones las singularidades propias de cada región en cuanto a procesos ecológicos y biodiversidad, cuya respuesta varía entre las diversas regiones del mundo, determinada por procesos evolutivos específicos. En la Figura 1 se representa el porcentaje de pérdida de la superficie terrestre, y con esto se perdería más del 20% de especies de vertebrados. Este ejercicio se llevó a cabo bajo cuatro escenarios climáticos a nivel global (RCP 8.5; RCP 6.0; RCP 4.5; RCP 2.6), que estiman clima y cambio de uso de suelo (modelos conservadores). Todos estos escenarios parten de supuestos socioeconómicos diferentes de acuerdo al autor, con mitigación para emisiones de gases de efecto invernadero y sin ella. El escenario menos optimista es el RCP 8.5.

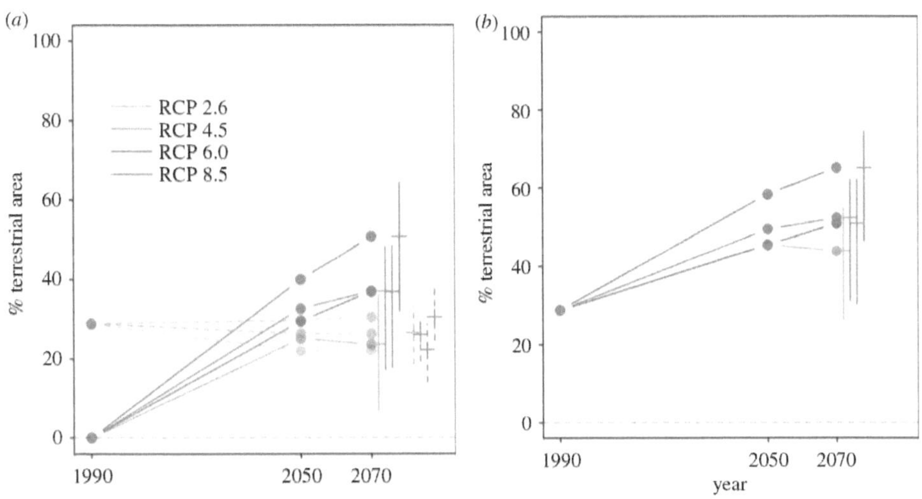

A nivel regional y para el caso de ecosistemas terrestres, un estudio realizado por varios autores, en el marco de la evaluación de la lista roja de los ecosistemas de la Unión Internacional para la Conservación de la Naturaleza (UICN), se constató que el 85 % de las zonas boscosas de América están "potencialmente amenazadas" (Ferrer et al 2018, citado por Lehm et al. 2019, p. 31), especialmente en Sudamérica, bajo las categorías de "en peligro crítico", "en peligro" y "vulnerables". Por su parte, Pliscoff (2015) realizó la misma evaluación de ecosistemas para Chile (basado en la clasificación de ecosistemas, según UICN) y los resultados muestran que los ecosistemas de la Ecorregión Mediterránea (zona central de Chile) presentan una condición crítica, con riesgo de colapso. Las causas, según los autores, son el cambio de cobertura de los ecosistemas.

Hemos sobrepasado los límites de estados aceptables para vivir, la biósfera ha sido alterada y las consecuencias conocidas, los "umbrales planetarios", definidos por Rockström et al. (2009), son procesos en los que la vida puede seguir siendo posible, y en función de la información disponible a nivel planetario se propuso umbrales a siete de los nueve procesos identificados: el cambio climático, la influencia sobre la capa de ozono en la estratósfera, la acidificación de los mares, la influencia sobre los ciclos de nitrógeno y fósforo, la pérdida de la diversidad biológica, el cambio del uso del suelo y el uso de agua dulce. Una revisión en 2015 determinó que ya fueron sobrepasados cuatro de estos límites (Steffen et al., 2015): el cambio climático, la pérdida de integridad de la biósfera, los cambios en el uso de la tierra y la alteración de los ciclos biogeoquímicos (fósforo y nitrógeno). Todos estos tienen implicancias directas en la salud humana, como veremos.

"Determinar una distancia segura implica juicios normativos de cómo las sociedades eligen tratar con el riesgo y la incertidumbre" (Rockström 2009, p. 5), y un elemento de análisis necesario para abordar estos problemas es que las comunidades o grupos sociales usan y perciben la naturaleza de formas diversas y perciben los riesgos de forma diferente, influidos por aspectos culturales, principalmente (Finucane et al., 2014). ¿Las formas de analizar los problemas de los territorios son adecuadas?, ¿con qué información contamos para tomar decisiones? Si en cambio se discuten los riesgos de sobrepasar los límites de la naturaleza en función del bienestar, diseñando en conjunto buenas prácticas, innovación y tecnología, probablemente las personas estén más dispuestas a gatillar cambios y amplificar experiencias exitosas (Koleff et al., 2019) y considerar posibles vías de solución (Foley et al., 2005; Rockström, 2009; Kok et al., 2018).

Historia de uso, cambios y pérdida de biodiversidad

> *The history of human use and abuse of ecosystems tells the story of adaptation the changing conditions that we create (La historia del uso y el abuso de los ecosistemas por parte del ser humano cuenta la historia de las condiciones cambiantes que creamos).*
> (Folke et al., 2005. p. 442)

La conservación de la biodiversidad o diversidad biológica (CBD, 1992) no logra ser vista como un pilar estructural para la disponibilidad segura de los recursos naturales y sigue colisionando con el crecimiento económico. El manejo de los recursos naturales y la conservación de la biodiversidad van por caminos paralelos en el diseño de políticas públicas y la economía hiperglobalizada. Las reglas del mercado instalaron un modo de usar el territorio, que junto con generar riqueza ha fortalecido las desigualdades. Esto ha desgastado al Estado y a los gobiernos, la desconfianza hacia los organismos del Estado en América Latina se agudiza (Gligo et al., 2020), pero se mantienen las políticas y condiciones que no permiten correr la valla.

Las actividades humanas han transformado la naturaleza, sin tregua y de manera peligrosa para nuestra sobrevivencia, lo que ha quedado en evidencia en varios informes de carácter internacional (Alkemade et al., 2009; Vinicius et al., 2018; Eyring et al., 2021). Absolutamente todas las actividades que desarrolla la sociedad dependen de la naturaleza; toda realidad en el Universo está "interconectada y autoorganizada" (Vila et al. 2006, p. 13), cuyo significado está lleno de complejidades —de acuerdo con Castree et al. (2009)—, el que no hemos sabido comprender para dar un uso sostenible. Todos los sistemas modificados donde se realiza agricultura, ganadería o pesca, también constituyen o forman parte de la biodiversidad (Sarukhán et al., 2009).

No solo estamos terminando con la vida de varias especies, sino que además estamos haciendo inhabitables muchas zonas de nuestro planeta, ya que se usan pesticidas para proteger de plagas a los cultivos, agroquímicos para incorporar al suelo aquellos nutrientes que se han perdido producto del uso intensivo del suelo, pero con esto se reduce la diversidad de especies necesarias para los equilibrios biológicos y productivos.

El uso de fertilizantes por la industria agrícola se ha incrementado a tal punto que en 2007 los países subdesarrollados utilizaban 160 millones de toneladas versus 40 millones de toneladas en los países desarrollados (Marquet et al., 2018). El impacto sobre lagos, ríos y zonas costeras reportado a nivel global con datos entre 2008 y 2010 muestra elevados niveles de coliformes fecales (concentración grave que excede los umbrales) en prácticamente toda la zona costera de América Latina y el Caribe (PNUMA 2016, citado por Ramsar 2018). La introducción de ganadería, las plantaciones forestales y el reemplazo del bosque nativo han tenido efectos devastadores sobre la biodiversidad global, en especial para Latinoamérica (Vinicius et al., 2018; González-Andújar et al., 2018), así como sobre la disponibilidad de agua, de acuerdo a estudios realizados para Chile (Lara et al., 2009; Little et al., 2010; Alvarez-Garreton et al., 2019; Marquet et. Al, 2018).

Consecuentemente, la integridad ecológica de ríos y humedales está siendo alterada, todo lo que ocurra en sus entornos tiene efectos sobre estos. Las alteraciones en estos sistemas tienen causas y patrones sinérgicos, y la investigación científica a nivel global ha demostrado los riesgos para nuestra subsistencia (Ramsar 2018). Los ecosistemas acuáticos toleran algunas condiciones de estrés, con ciertos umbrales de tolerancia, al sobrepasarlos dejan de ser resilientes, cambia su configuración en términos de estructura y función, y pueden convertirse en un problema social y sanitario.

Apelando al marco teórico del metabolismo social (Fischer-Kowalski 1998; Toledo 2013), es posible argumentar que en la medida en que la sociedad aumenta sus necesidades, dispone de estos sistemas para satisfacerlas, sin detenerse en su complejidad. El proceso metabólico, social y global es un símil a los procesos a nivel de células y organismos vivos; sin embargo, pareciera ser que la sociedad en su conjunto produce, descarta y consume ansiosamente más allá de los propios límites posibles y mucho más de los límites que la biósfera puede soportar. Así el metabolismo social, con sus diversos niveles, va dejando su huella, tomando lo que requiere (un primer nivel de "apropiación"; Toledo et al., 2013: 47) y descartando lo que no necesita (desde desechos industriales hasta orgánicos). En este proceso acumulamos bienes materiales, como casas, industrias, carreteras, o ampliamos suelos agrícolas, pero nuestra capacidad de desarrollo se reduce. Esto conduce a una crisis ambiental y social, y, como dice Toledo (2013), tenemos un problema creado por la sociedad, "con nuevas dinámicas y sinergias impredecibles" (Toledo 2013, p. 41) y "umbrales planetarios" (Rockström et al., 2009; Steffen et al., 2015) que dejan a muchos por fuera de un espacio de elección, y a unos pocos con un margen muy amplio de decisión.

Pero la variación del uso del suelo también tiene como factor de cambio la ocupación social de espacios y la urbanización, y aunque estas últimas han ocurrido desigualmente a nivel global, sus niveles de impacto van en aumento (Rojas et al., 2019). Tres cuartos de la población de América Latina vive en barrios precarios, concentrados solo en tres países: Brasil, México y Perú (Sandoval y Sarmiento, 2018). Esto no es solo un problema asociado al tipo de viviendas o precariedad socioeconómica; estamos frente a una pobreza multidimensional, respecto de la cual el entorno ambiental, social y económico también lo es. El tejido social vive en riesgo y el tejido ecológico ha sido transformado y habitado sin planificación alguna, y, en este sentido, los ecosistemas dejan de ser vistos como una contribución. La expansión urbana en LAC va de la mano de la exposición al peligro; asimismo, factores políticos y sociales están influyendo sobre la vulnerabilidad de la población, lo que obliga, permite o define la ocupación de las zonas calificadas con peligros de remoción en masa, inundaciones, deslizamientos de tierra, entre otros. Lo anterior reduce la resiliencia y la adaptación al cambio climático, con consecuencias negativas para la biodiversidad y los más vulnerables (Swyngedouw & Kaika, 2014). Estamos claramente ante una falta de gobernabilidad y gobernanza que se ha convertido en una desigualdad normalizada.

Aspiramos a un aire libre de contaminación, agua pura para el consumo humano, alimentos saludables, espacios de esparcimiento, entre otras necesidades básicas. Todos los ámbitos anteriores están relacionados con un adecuado uso de la biodiversidad y ocupación racional del territorio, con responsabilidad colectiva y también individual. El concepto desarrollado por Elinor Ostrom con el que se refiere a la "tragedia de los comunes" (Ostrom 2000: 28) está totalmente vigente; hemos dejado de lado la gobernanza del actor principal: la naturaleza.

Latinoamérica y el Caribe tienen atributos esenciales para cambiar el actual escenario de inequidad social, ambiental y económica, como también para enfrentar los desafíos ambientales y sociales que derivan del uso no sostenible de los territorios, pero debemos atender a los factores subyacentes que mantienen esta situación, por ello tratar los problemas de forma integrada es más efectivo. Así, los temas sociales y económicos deben ser parte de una agenda ambiental.

La biodiversidad y la salud humana

Un entorno natural biodiverso es un recurso que favorece la salud
(Cook et al., 2019, p. 251)

La relación social con la biodiversidad se da de diferentes formas, dependiendo de las culturas, del conocimiento y de las experiencias, personales o heredadas. La interacción que se establece entre la naturaleza y la sociedad se ha descrito como un sistema socio- ecológico (Folke et al., 2005) y todos los niveles de la biodiversidad juegan un rol fundamental para cubrir todas las áreas del bienestar humano; la salud humana es esencialmente la expresión de ese bienestar humano, que a continuación revisamos brevemente.

Una de las contribuciones materiales de la naturaleza a la sociedad es la diversidad de componentes naturales para el desarrollo de medicinas, que a partir de productos naturales han sido sintetizadas para entregar alivio a millones de personas ante enfermedades, como medicamentos para controlar el cáncer, la penicilina, los corticoides, o la aspirina. Todas estas medicinas tienen su origen en plantas u hongos; la botánica y la química unidas para mejorar el bienestar de las personas.

Pero también la alimentación depende de una serie de procesos encadenados de la naturaleza, diversidad de plantas, hongos, polinizadores, calidad de suelos, agua, entre otros; sin embargo, entrampados en políticas públicas y económicas de larga data, estos procesos biológicos han sido desestabilizados, y con ello la salud humana. Un informe global liberado en 2016 detalla la gravedad de los impactos sobre la polinización, polinizadores y la agricultura (IPBES 2016), producto del uso de plaguicidas, como los neonicotinoides (Rundlöf et al., 2015; Baron et al., 2017; Stanley & Raine 2016). Se estima que el valor de pérdida de cultivos a nivel mundial a causa de la creciente pérdida de polinizadores asciende a entre USD$ 235.000 millones y USD$ 577.000 millones a nivel global (Díaz et al., 2019). Sin duda esto tiene un doble impacto: sobre la salud de los ecosistemas y la salud de las personas. La investigación sobre los efectos de estos compuestos sobre la salud humana ha sido reportada desde hace décadas, lo que ha permitido establecer prohibiciones de uso de pesticidas y agroquímicos en varios países europeos (Henríquez-Piskulich et al., 2021). No obstante, en otras partes del mundo como Latinoamérica las decisiones son lentas, omitiéndose la evidencia científica.

Otro aspecto que deja en evidencia la relación entre biodiversidad y salud humana son las enfermedades que transmiten por vectores (Müller et al., 2019), que se movilizan desde sus hábitats naturales a otros, "desplazados" producto de la perturbación de los equilibrios naturales y condiciones desfavorables provocadas por la especie humana, como hemos visto en capítulos anteriores. La liberación de virus, bacterias y otros microorganismos hacia animales domésticos y luego a la especie humana crea enfermedades emergentes que afectan la salud de las personas —las llamadas enfermedades zoonóticas—, lo que exige cada vez mayores esfuerzos de la ciencia y la salud pública para enfrentar dichas enfermedades. Cada año se producen 700 mil muertes por enfermedades zoonóticas y corresponden al 17% de las enfermedades transmisibles a nivel global, de acuerdo a la Organización Mundial de la Salud, destacando entre estas el dengue, la enfermedad de Chagas y la malaria (OMS 2017).

Un ejemplo reciente de lo anterior es el caso del Covid-19, un virus que provocó una de las tantas pandemias en la historia de la humanidad, con resultados catastróficos. Los virus son una entidad biológica que carece de la estructura molecular de la vida, el ADN, y cuya reproducción y éxito depende de un huésped, que le permita usar su maquinaria para reproducirse, propagarse y perpetuarse. Esta estrategia funciona a la perfección, viven en ambientes terrestres y marinos, estimándose que la diversidad viral en la Tierra es de 1×10^{31} (Sompayrac, 2002). Los virus tienen mala fama, pero además de causar enfermedades, algunas graves, cumplen funciones vitales en las relaciones con otros organismos vivos, incluidos los seres humanos (Ryan 2009).

No es muy difícil entender por qué el Covid-19, conocido también como coronavirus, ha sido tan exitoso, ya que no podemos atribuir su despliegue por el planeta solo a su habilidad para conseguir un huésped. Hay suficiente ciencia y conocimiento global y latinoamericano que pone en evidencia las consecuencias de traspasar los límites de la naturaleza (Newbold 2018; Cook et al., 2019; Koleff et al., 2019; Marquet et al., 2018; Marquet et al. 2019), pero las alertas sanitarias y ambientales se han desestimado. El cambio climático, la pérdida de biodiversidad y el Covid-19 son parte de un mismo problema: consecuencia de nuestro sistema productivo y económico insostenible.

Un sistema socio-ecológico con bajos niveles de memoria y capital social es vulnerable a cambios y puede, consecuentemente, deteriorarse hasta llegar a estados no deseados, y esto es lo que estamos percibiendo con la crisis climática y de biodiversidad. Es crucial abordar de forma integrada la prevención del riesgo y el desarrollo de capacidades locales sobre cambios climáticos, biodiversidad y enfermedades. La relación entre la biodiversidad y la calidad de vida de las personas es una vinculación inseparable, de la que depende toda la población humana, sin distinción por género, área geográfica ni nivel económico o cultural.

Johan Rockström y Pavan Sukhdev, investigadores del Centro de Resiliencia de Estocolmo propusieron en 2016 invertir el entendimiento de los Objetivos de Desarrollo Sostenible (ODS 2030 [Naciones Unidas 2015]), un ejercicio académico que nos invita a comprender el andamiaje biológico. Es así que la biósfera entrega los elementos fundamentales para el bienestar humano y consecuentemente para las economías. En la Figura 2 se representa esta forma no antropocéntrica de tratar los elementos de los que depende la vida humana o los que ha construido (industrias, leyes, ciudades, etc.). Los ODS 2030 son vistos de forma integrada, no sectorialmente, pues están interconectados con el bienestar, la salud alimentaria y la salud humana. Por lo tanto, actuar decididamente para mantener una condición segura del clima (13) y recuperar los ecosistemas marinos (ODS 14) y terrestres (ODS 15), así como el acceso al agua en calidad y cantidad (ODS 6) son objetivos basales para la sociedad y la economía.

Figura 2. Propuesta para comprender la interrelación de los ODS 2030 desde la biósfera.

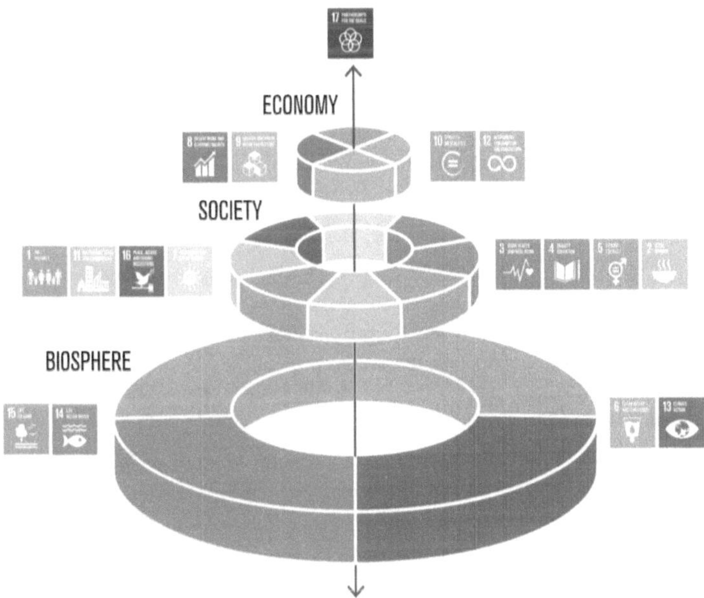

Fuente: https://www.stockholmresilience.org/research/research-news/2016-06-14-how-food-connects-all-the- sdgs.html. credit: Azote Images for Stockholm Resilience Centre, Stockholm University.

La salud humana y planetaria depende de un espacio habitable biodiverso, con pertinencia en su contexto geográfico y social, con oportunidades para poder dar un uso prudente (*wise use*) y sostenible. Junto con lo anterior, no podemos dejar de lado en este análisis a la salud pública, la que —según Acheson— es "el arte y la ciencia de prevenir las enfermedades, prolongar la vida y promover la salud mediante los esfuerzos organizados de la sociedad" (Acheson 1998). Estos esfuerzos deben atender aquellos factores directos e indirectos causantes de las enfermedades de forma colaborativa entre las ciencias naturales y la salud pública. Acheson (1988) y Marmot (2010) situaban como elementos de interés de la salud pública aquellas acciones que implican revertir las diferencias de una mala salud entre personas con más o menos oportunidades. Entonces, necesitamos un bienestar social con equidad ambiental.

Diversos grupos de investigadores, organizaciones y comunidades ponen a prueba una forma diferente y ambientalmente amable de hacer esto posible, en sectores urbanos y rurales (Saavedra et al., 2019; Rojas et al., 2019; Kabish, 2019; Figueroa et al., no publicado), con soluciones junto a las comunidades, mejorando e implementando integralmente las políticas públicas.

La condición global actual impone una transformación en todas las áreas, a una escala y rapidez mayores a las desplegadas hasta ahora. La actual pandemia de Covid-19 permitió demostrar la fragilidad humana, nos reveló los desafíos en salud y medio ambiente. Los sistemas económicos se movilizan nuevamente, las iniciativas para la reactivación económica surgen rápidamente, pero no todas atienden la urgencia de este segundo tiempo en la era del Antropoceno, cual es conservar la biodiversidad y detener su pérdida, basados en ciencia y conocimiento, para recuperar el tejido ecológico y social, reducir el riesgo asociado y mejorar la resiliencia ante el cambio climático y global.

GLOSARIO

Antropoceno: La Era del Ser Humano, un nombre nuevo propuesto para la época geológica actual, definida por nuestra propia influencia masiva sobre los climas y ecosistemas de la Tierra. El concepto fue acuñado en 2000 por el ganador del premio Nobel Paul Crutzen.

Biodiversidad: Diversidad biológica es la variabilidad de organismos vivos de cualquier fuente, incluidos, entre otras cosas, los ecosistemas terrestres y marinos y otros ecosistemas acuáticos y los complejos ecológicos de los que forman parte; comprende la diversidad dentro cada especie, entre las especies y de los ecosistemas. (Artículo 2 del Convenio sobre la Diversidad Biológica).

Biósfera: La esfera de aire, agua y tierra en la que existe toda la vida en el planeta; el sistema ecológico global que comprende todos los seres vivos y sus relaciones.

Cambio climático: Variación del estado del clima, identificable (p. ej., mediante pruebas estadísticas) en las variaciones del valor medio o en la variabilidad de sus propiedades, que persiste durante largos lapsos de tiempo, generalmente decenios o períodos más largos. El cambio climático puede deberse a procesos internos naturales o a forzamientos externos, tales como modulaciones de los ciclos solares, erupciones volcánicas o cambios antropógenos persistentes de la composición de la atmósfera o del uso del suelo. La Convención Marco de las Naciones Unidas sobre el Cambio Climático, en su artículo 1, define el fenómeno en cuestión como "cambio de clima atribuido directa o indirectamente a la actividad humana que altera la composición de la atmósfera global y que se suma a la variabilidad natural del clima observada durante períodos de tiempo comparables". La Cmnucc diferencia, pues, entre el cambio climático atribuible a las actividades humanas que alteran la composición atmosférica y la variabilidad climática atribuible a causas naturales (IPCC, 2018b).

Capital natural: Una prolongación del concepto económico tradicional de "capital", acuñado para representar los recursos naturales que los economistas, gobiernos y empresas tienden a excluir en sus balances. Puede dividirse en recursos no renovables (por ejemplo, combustibles fósiles), recursos renovables (por ejemplo, los peces) y servicios (por ejemplo, la polinización).

Ecosistema: Es un complejo dinámico de comunidades vegetales, animales y de microorganismos y su medio no viviente que interactúan como una unidad funcional. (Artículo 2 del Convenio sobre la Diversidad Biológica).

Resiliencia: Capacidad de un sistema para hacer frente al cambio y volver a su estado o continuar desarrollándose (Holling 1973).

Servicios de los ecosistemas: Beneficios que las personas reciben de los ecosistemas. (OMS, 2005).

Sistemas socio-ecológicos: Sistemas vinculados de personas y naturaleza. La expresión hace hincapié en que los humanos tienen que ser vistos como formando parte, no estando apartados, de la naturaleza; en que la separación entre los sistemas sociales y ecológicos es artificial y arbitraria.

REFERENCIAS

Acheson, D. (1988). Public health in England. The report of the Committee of Inquiry into the future development of the public health function. HMSO, London.

Aguayo, R., León-Muñoz, J., Garreaud, R. and Montecinos, A. (2021). Hydrological droughts in the southern Andes (40-45°S) from an ensemble experiment using CMIP5 and CMIP6 models. *Scientific Reports, 11*(1), 1-16.

Alkemade, R., Van Oorschot, M., Miles, L., Nellemann, C., Bakkenes, M. and Ten Brink, B. (2009). GLOBIO3: A framework to investigate options for reducing global terrestrial biodiversity loss. *Ecosystems, 12*(3), 374-390.

Alvarez-Garreton, C., Lara, A., Boisier, J. P. and Galleguillos, M. (2019). The impacts of native forests and forest plantations on water supply in Chile. *Forests, 10*(6), 18.

Arneth, A., Shin, Y. J., Leadley, P., Rondinini, C., Bukvareva, E., Kolb, M., Midgley, G. F., Oberdorff, T., Palomo, I. and Saito, O. (2020). Post-2020 biodiversity targets need to embrace climate change. *Proceedings of the National Academy of Sciences of the United States of America, 117*(49), 30882-30891.

Baron, G. L., Jansen, V. A. A., Brown, M. J. F., Raine, N. E. (2017). Pesticide reduces bumblebee colony initiation and increases probability of population extinction. *Nature Ecology and Evolution, 1*, 1308-1316.

Brooker, R. W., Travis, J. M., Clark, E. J. and Dytham, C. (2007). Modelling species' range shifts in a changing climate: The impacts of biotic interactions, dispersal distance and the rate of climate change. *Journal of Theoretical Biology, 245*(1), 59-65. doi: https://doi.org/10.1016/j.jtbi.2006.09.033.

Castree, N., Demeritt, D., Liverman, D. and Rhoads, B. (2009). Environmental geography. In Castree, N., Demeritt, D., Liverman, D. and Rhoads, B. (Edited by) (2009). *A Companion to Environmental Geography*. United Kingdom. https://doi.org/10.4324/9780203805909.

CBD (1992). Convention on Biological Diversity. United Nations.

Cook, P., Howarth, M. and Wheater, P. (2019). Chapter 11. Biodiversity and Health in the Face of Climate Change: Implications for Public Helth. In Marselle, M., Stadler,

J., Korn, H., Irvine, K., Bonn, A. (Eds.). *Biodiversity and health in the face of climate change. Biodiversity and Health in the Face of Climate Change.* Springer Open.

Darwin, Charles (2010). *El origen de las especies.* Froufe, A. y Cordón, F. (Eds.) 1.a edición. Editorial EDAF. Madrid, España.

Demergasso, C., Casamayor, E.O., Chong, G., Galleguillos, P., Escudero, L. and Pedros-Alio, C. (2004). Distribution of prokaryotic genetic diversity in athalassohaline lakes of the Atacama Desert, Northern Chile. *FEMS Microbiology Ecology 48*: 57-69.

Díaz, S., Settele, J., Brondízio, E., Ngo, H.T., Guèze, M., Agard, J., Arneth, A., Balvanera, P., Brauman, K., Butchart, S., Chan, K. and Garibaldi, L.A. (2019). Resumen para los encargados de la formulación de políticas del informe de la evaluación mundial de la diversidad biológica y los servicios de los ecosistemas de la Plataforma Intergubernamental Científico-Normativa sobre Diversidad Biológica y Servicios de los Ecosistemas. IPBES/7/10/Add.1.

EM - Evaluación de los Ecosistemas del Milenio (2005). Los Ecosistemas y el Bienestar Humano: Humedales y Agua. Informe de Síntesis. World Resources Institute, Washington, DC.

Eyring, V., N.P. Gillett, K.M. Achuta Rao, R. Barimalala, M. Barreiro Parrillo, N. Bellouin, C. Cassou, P.J. Durack, Y. Kosaka, S. McGregor, S. Min, O. Morgenstern and Y. Sun (2021). Human Influence on the Climate System. In Climate Change (2021): The Physical Science Basis. Contribution of Working Group I to the Sixth Assessment Report of the Intergovernmental Panel on Climate Change (Masson-Delmotte, V., P. Zhai, A. Pirani, S.L. Connors, C. Péan, S. Berger, N. Caud, Y. Chen, L. Goldfarb, M.I. Gomis, M. Huang, K. Leitzell, E. Lonnoy, J.B.R. Matthews, T.K. Maycock, T. Waterfield, O. Yelekçi, R. Yu and B. Zhou [Eds.]). Cambridge University Press, Cambridge, United Kingdom and New York, NY, USA, pp. 423-552.

Farías, M.E., Contreras, M., Rasuk, M., Kurth, D., Flores, M., Poiré, D., Novoa, F. and Visscher, P. (2014). Characterization of bacterial diversity associated with microbial mats, gypsum evaporites and carbonate microbialites in thalassic wetlands: Tebenquiche and La Brava, Salar de Atacama, Chile. *Extremophiles 18.* 301-329.

Farjalla, V., Coutinho, R., Gómez-Aparicio, L., Navarrete, S., Pires, A., Soares, M., Traveset, A. and Vale, M. (2018). Capítulo 5. Pérdida de biodiversidad: Causas y consecuencias para la humanidad. En Marquet, P., Valladares, F., Magro, S., Gaxiola, A. and Enrich-Prast, A. (Eds.). *Cambio Global. Una mirada desde Iberoamérica* 89-110. ACCI. Madrid, España.

Ferrer-Paris, J. R., Zager, I., Keith, D. A., Oliveira-Miranda, M. A., Rodríguez, J. P., Josse, C., González- Gil, M., Miller, R. M., Zambrana-Torrelio, C. and Barrow, E. (2018). An ecosystem risk assessment of temperate and tropical forests of the Americas with an outlook on future conservation strategies. *Conservation Letters* (april), 1-10.

Figueroa, A., Tapia, D., Chiang, G., Urrutia, J. y Rodríguez, T. (no publicado). Diseñando gobernanza para la conservación de humedales en la comuna de Toltén, Región de La Araucanía, Chile.

Figueroa, A., Lictevout, E., Rojas, C., Tapia, D., Daroch, S. y Cáceres, R. (2021). Delimitación y caracterización de usos del humedal Desembocadura del Río Elqui y sus subcuencas aportantes, Región de Coquimbo. Informe Final. Ministerio del Medio Ambiente Programa de Naciones Unidas para el Medio Ambiente.

Finucane, M., Fox, J., Saksena, S. and Spencer, J. (2014). Chapter 5.2 Integrating Social Science Theories Relevant to Development Transitions. En: Manfredo, M., Vaske, J., Rechkemmer, A. and Duke, E. (Eds.). *Understanding Society and Natural Resources. Forging New Strands of Integration Across the Social Sciences*. Springer Open.

Fischer-Kowalski, M. and Hüttler, W. (1998). Society's Metabolism: The Intellectual History of Materials Flow Analysis, Part II, 1970-1998. *Journal of Industrial Ecology, 2*(4), 107-136.

Foley, J. A., Defries, R., Asner, G. P., Barford, C., Bonan, G., Carpenter, S., Chapin, S., Coe, M., Daily, G., Gibbs, H., Helkowski, J., Holloway, T., Howard, E., Kucharik, C., Monfreda, C., Patz, J., Prentice, C., Ramankutty, N. & Snyder, P. (2005). Global consequences of land use. *Science 309*, 570-574.

Folke, C., Hahn, T., Olsson, P. and Norberg, J. (2005). Adaptive governance of social-ecological systems. *Annual Review of Environment and Resources 30*, 441-473.

Garreaud, R. D., Alvarez-Garreton, C., Barichivich, J., Pablo Boisier, J., Christie, D., Galleguillos, M., LeQuesne, C., McPhee, J. and Zambrano-Bigiarini, M. (2017). The 2010-2015 megadrought in central Chile: Impacts on regional hydroclimate and vegetation. *Hydrology and Earth System Sciences, 21*(12), 6307-6327.

Gligo, N., Alonso, G., Barkin, D., Brailovsky, A., Brzovic, F., Carrizosa, J., Durán, H., Fernández, P., Gallopín, G., Leal, J., Marino de Botero, M., Morales, C., Ortiz Monasterio, F., Panario, D., Pengue, W., Rodríguez Becerra, M., Rofman, A., Saa, R., Sejenovich, H., Sunkel, O. & Villamil, J. (2020). *La tragedia ambiental de América Latina y el Caribe*. Libros de la CEPAL, N° 161 (C/PUB.2020/11-P). Santiago, Comisión Económica para América Latina y el Caribe (CEPAL).

González-Andújar, J., Ferrero, R., Lima, M., Marquet, P., Navarrete, S. (2018). Capítulo 2. Población humana y uso de los recursos. En Marquet, P., Valladares, F., Magro, S., Gaxiola, A., Enrich-Prast, A. (Eds.) *Cambio Global, una mirada desde Iberoamérica*. ACCI. Madrid, España.

Habit, E., K. Górski, D. Alò, E. Ascencio, A. Astorga, N. Colin, T. Contador, P. de los Ríos, V. Delgado, C. Dorador, P. Fierro, K. García, Ó. Parra, C. Quezada-Romegialli, B. Ried, P. Rivera, C. Soto-Azat, C. Valdovinos, I. Vera-Escalona, S. Woelfl (2019). Biodiversidad de ecosistemas de agua dulce. En *Biodiversidad y cambio climático: Evidencia científica para la toma de decisiones* (Issue December, p. 51). Ministerio de Ciencia, Tecnología, Conocimiento e Innovación de Chile.

Henríquez-Piskulich, P. A., Schapheer, C., Vereecken, N. J. and Villagra, C. (2021). Agroecological Strategies to Safeguard Insect Pollinators in Biodiversity Hotspots: Chile as a Case Study. *Sustainability, 13*(12), 6728. https://doi.org/10.3390/su13126728.

Holling, C. S. (1973). Resilience and stability of ecological systems. *Annual Review of Ecology and Systematics 4*, 1-23.

IPBES (2016). *The assessment report of the Intergovernmental Science-Policy Platform on Biodiversity and Ecosystem Services on pollinators, pollination and food production.* S.G. Potts, V. L. Imperatriz-Fonseca and H. T. Ngo (Eds.). Secretariat of the Intergovernmental Science-Policy Platform on Biodiversity and Ecosystem Services, Bonn, Germany. 552 pages.

———— (2018). *The IPBES assessment report on land degradation and restoration.* Montanarella, L., Scholes, R. and Brainich, A. (Eds.). Secretariat of the Intergovernmental Science-Policy Platform on Biodiversity and Ecosystem Services, Bonn, Germany. 744 pages.

————— (2019). *Global assessment report on biodiversity and ecosystem services of the Intergovernmental Science-Policy Platform on Biodiversity and Ecosystem Services*. E. S. Brondizio, J. Settele, S. Díaz and H. T. Ngo (Eds.). IPBES secretariat, Bonn, Germany. 1148 pages.

IPCC (2018a). Resumen para responsables de políticas. En: *Calentamiento global de 1,5 °C. Informe especial del IPCC sobre los impactos del calentamiento global de 1,5 °C con respecto a los niveles preindustriales y las trayectorias correspondientes que deberían seguir las emisiones mundiales de gases de efecto invernadero, en el contexto del reforzamiento de la respuesta mundial a la amenaza del cambio climático, el desarrollo sostenible y los esfuerzos por erradicar la pobreza*. Masson- DelmotteV., P. Zhai, H.-O. Pörtner, D. Roberts, J. Skea, P. R. Shukla, A. Pirani, W. Moufouma-Okia, C. Péan, R. Pidcock, S. Connors, J. B. R. Matthews,Y. Chen, X. Zhou, M. I. Gomis, E. Lonnoy,T. Maycock, M.Tignor yT. Waterfield (Eds.).

————— (2018b): Anexo I: Glosario. Matthews J.B.R. (Ed.). En: *Calentamiento global de 1,5 °C. Informe especial del IPCC sobre los impactos del calentamiento global de 1,5 °C con respecto a los niveles preindustriales y las trayectorias correspondientes que deberían seguir las emisiones mundiales de gases de efecto invernadero, en el contexto del reforzamiento de la respuesta mundial a la amenaza del cambio climático, el desarrollo sostenible y los esfuerzos por erradicar la pobreza*. Masson-DelmotteV., P. Zhai, H.-O. Pörtner, D. Roberts, J. Skea, P. R. Shukla, A. Pirani, W. Moufouma-Okia, C. Péan, R. Pidcock, S. Connors, J. B. R. Matthews,Y. Chen, X. Zhou, M. I. Gomis, E. Lonnoy,T. Maycock, M.Tignor yT. Waterfield (eds.).

————— (2019). Summary for Policymakers. In *IPCC Special Report on the Ocean and Cryosphere in a Changing Climate*. H.-O. Pörtner, D. C. Roberts,V. Masson-Delmotte, P. Zhai, M. Tignor, E. Poloczanska, K. Mintenbeck, M. Nicolai, A. Okem, J. Petzold, B. Rama, N.Weyer (Eds.). In press.

Kabish Nadja (2019). Chapter 5 The Influence of Socio-economic and Socio-demographic Factors in the Association Between Urban Green Space and Health. In Marselle, M., Stadler, J., Korn, H., Irvine, K. and Bonn, A. (2019). Biodiversity and health in the face of climate change. In Marselle, M., Stadler, J., Korn, H., Irvine, K. and Bonn, A. (Eds.), *Biodiversity and Health in the Face of Climate Change*. Springer Open.

Kok, M. T. J., Alkemade, R., Bakkenes, M.,Van Eerdt, M., Janse, J., Mandryk, M., Kram,T., Lazarova,T., Meijer, J.,Van Oorschot, M., Westhoek, H.,Van der Zagt, R.,Van der Berg, M.,Van der Esch, S., Prins, A. G. andVanVuuren, D. P. (2018). Pathways for agriculture and forestry to contribute to terrestrial biodiversity conservation: A global scenario-study. *Biological Conservation (221)*, 137-150.

Koleff, P., Figueroa, A., Saavedra, B., Rojas, C., Lehm, Z., Tironi M. et al. (Eds.) (2019). Biodiversidad, género y cambio climático: Propuestas basadas en conocimiento. Iniciativa Latinoamericana y el Caribe. Santiago de Chile.

Lappalainen, E. (1996). *Global Peat Resources*. Jyskä, Finland: Int. Peat Society, 359 pp.

Lara, A., Little, C., Urrutia, R., McPhee, J., Álvarez-Garretón, C., Oyarzún, C., Soto, D., Donoso, P., Nahuelhual, L., Pino, M. and Arismendi, I. (2009). Assessment of ecosystem services as an opportunity for the conservation and management of native forests in Chile, *For. Ecol. Manage.*, *258*(4), 415-424.

Lehm, Z., Pliscoff, P., Bardi, F., Rodríguez, C., Martínez-Salinas, A. (2019). Importancia de los ecosistemas terrestres en América Latina y el Caribe. En: Koleff, P. Figueroa, A., Saavedra, B., Rojas, C., Lehm, Z., Tironi, M. et al. (2019). Biodiversidad, género y cambio climático: Propuestas basadas en conocimiento. Iniciativa Latinoamericana y el Caribe. Santiago de Chile.

Little, C., Lara, A., McPhee, J. and Urrutia, R. (2009). Revealing the impact of forest exotic plantations on water yield in large scale watersheds in South-Central Chile, *J. Hydrol.*, 374(1), 162-170.

Marmot, M. (2010). *Fair society healthy lives.* UCL Institute of Health Equity. http://www.instituteofhealthequity.org/projects/fair-society-healthy-lives-the-marmot-review.

Marquet, P., Valladares, F., Magro, S., Gaxiola, A. y Enrich-Prast, A. (Eds.) (2018). Cambio Global, una mirada desde Iberoamérica. ACCI, Madrid España.

Marquet, P., Lara, A., Altamirano, A., Alaniz, C., Álvarez, C., Castillo, M., Galleguillos, M., Grez, A., Gutiérrez, Á., Hoyos-Santillán, J., Manuschevich, D., Marie Garay, R., Miranda, A., Ostria, E., Peña-Cortez, F., Pérez-Quezada, J., Sepúlveda, A., Simonetti, J. y Smith, C. (2019). Cambio de uso del suelo en Chile: Oportunidades de mitigación ante la emergencia Climática. En P. A. Marquet et al. (editores). *Biodiversidad y cambio climático en Chile: Evidencia científica para la toma de decisiones.* Informe de la mesa de Biodiversidad. Santiago: Comité Científico COP25; Ministerio de Ciencia, Tecnología, Conocimiento e Innovación de Chile.

Marselle, M. (2019). Chapter 7. Theoretical Foundations of Biodiversity and Mental Wellbeing Relationships. In Marselle, M., Stadler, J., Korn, H. Irvine, K. and Bonn, A. (Eds.), *Biodiversity and Health in the Face of Climate Change.* Springer Open.

MA-Millennium Ecosystem Assessment (2003). *Ecosystems and Human Well-being. A Framework for Assessment.* Island Press.

Moreno, A., Valero-Garcés, B. y Latorre, C. (2018). Contextualizando el Antropoceno: El cambio global en el pasado. En Marquet, P. Valladares, F., Magro, S., Gaxiola, A. y Enrich-Prast, A. (Eds.) (2018). *Cambio Global, una mirada desde Iberoamérica.* ACCI, Madrid, España.

Müller, R., Reuss, F., Kendrovski, V. and Montag, D. (2019). Chapter 4 Vector-Borne Disease. In Marselle, M., Stadler, J.; Korn, H.; Irvine, K. and Bonn, A. (Eds.), *Biodiversity and Health in the Face of Climate Change.* Springer Open.

Naciones Unidas (2015). Memoria del Secretario General sobre la labor de la Organización. Asamblea General. Documentos Oficiales. Septuagésimo período de sesiones. Suplemento N° 1. Nueva York. A/70/1.

Newbold, T. (2018). Future effects of climate and land-use change on terrestrial vertebrate community diversity under different scenarios. *Proc. R. Soc.* B285:20180792.

OMS (2005)."Ecosistemas y bienestar humano: Síntesis de salud. Un informe de la Evaluación de los Ecosistemas del Milenio (EM). Equipo de autores principales: Carlos Corvalán, Simon Hales y Anthony McMichael; equipo extendido de autores: Colin Butler [et al.]; revisores: José Sarukhán [et al.]

OMS - Organización Mundial de la Salud (2017). *Respuesta mundial para el control de vectores (2017-2030).* Versión 5.4. Documento de contexto para informar las deliberaciones de la Asamblea Mundial de la Salud en su 70ª reunión.

Ostrom, E. (2000). *El gobierno de los bienes comunes. La evolución de las instituciones de acción colectiva.* Universidad Nacional Autónoma de México. Fondo de Cultura Económica.

Pauchard, A. and Barbosa, O. (2013). Regional Assessment of Latin America: Rapid Urban Development and Social Economic Inequity Threaten Biodiversity Hotspots.

In Elmqvist T. et al. (Eds.). *Urbanization, Biodiversity and Ecosystem Services: Challenges and Opportunities*. Springer, Dordrecht.

Paulmier, A. (2017). Oxygen and the ocean. In The Ocean (p. 64). En *The Ocean revealed* (Euzen, A., Gaill, F., Lacroix, D., Cury, P., Eds.). Paris: CNRS Édition.

Pauly, D., Watson, R. and Alder, J. (2005). Global trends in world fisheries impacts on marine ecosystems and food security. *Philosophical Transactions of the Royal Society B 360*, 5-12.

Peña-Cortés, F., Limpert, C., Andrade, E., Hauenstein, E., Tapia, J., Bertrán, C. and Vargas-Chacoff, L. (2014). Dinámica geomorfológica de la costa de La Araucanía *Rev. Geogr. Norte Gd. (58)*, 241-260.

Pérez, V., Cortés, J., Marchant, F., Dorador, C., Molina, V., Cornejo-D'Ottone, M., Hernández, K., Jeffrey, W., Barahona, S. and Hengst, M. B. (2020). Microorganisms Aquatic Thermal Reservoirs of Microbial Life in a Remote and Extreme High Andean Hydrothermal System. 8. https://doi.org/10.3390/microorganisms8020208.

Pliscoff, P. (2015). Aplicación de los criterios de la Unión Internacional para la Conservación de la Naturaleza (UICN) para la evaluación de riesgo de los ecosistemas terrestres de Chile. Informe Técnico elaborado por Patricio Pliscoff para el Ministerio del Medio Ambiente.

Ramsar - Convención de Ramsar sobre los Humedales (2018). Perspectiva mundial sobre los humedales: Estado de los humedales del mundo y sus servicios a las personas. Gland (Suiza). Secretaría de la Convención de Ramsar.

Rasuk, M. C., Ferrer, G. C., Moreno, J. R., Farías, M. E. and Albarracín, V. H. (2016). Chapter 4. The diversity of microbial extremophiles. In *Molecular diversity of environmental prokaryotes*, 87-126. Taylor & Francis.

Rockström, J., W. Steffen, K. Noone, Å. Persson, F. S. III Chapin, E. Lambin, T. M. Lenton, M. Scheffer, C. Folke, H. Schellnhuber, B. Nykvist, C. A. De Wit, T. Hughes, S. van der Leeuw, H. Rodhe, S. Sörlin, P. K. Snyder, R. Costanza, U. Svedin, M. Falkenmark, L. Karlberg, R. W. Corell, V. J. Fabry, J. Hansen, B. Walker, D. Liverman, K. Richardson, P. Crutzen and J. Foley. (2009). Planetary boundaries: Exploring the safe operating space for humanity. *Ecology & Society 14*(2). Art. 32.

Rojas, C., Podvin, K. y Barbosa, O. (2019). Desafíos y oportunidades para un desarrollo urbano sustentable, equitativo y resiliente. En Koleff, P., Figueroa, A., Saavedra, B., Rojas, C., Lehm, Z., Tironi M., et al. (Eds.) (2019). Biodiversidad, género y cambio climático: Propuestas basadas en conocimiento. Iniciativa Latinoamericana y el Caribe. Santiago de Chile. This work can be shared under the Creative Commons Attribution 4.0 international license.

Rundlöf, M., Andersson, G. K. S., Bommarco, R., Fries, I., Hederström, V., Herbertsson, L., Jonsson, O., Klatt, B. K., Pedersen, T. R., Yourstone, J. and Smith, H. G. (2015). Seed coating with a neonicotinoid insecticide negatively affects wild bees. *Nature, 521*(7550), 77-80. https://doi.org/10.1038/NATURE14420.

Ryan, F. (2009). *Virolution*. Londres, Harper Collins Publishers Ltd.

Saavedra, B., Matus, C., González, J., Ramajo, L., Caso, M., Breu, M., Fernández, M., Núñez, P., Muñoz, V. y Montes, V. (2019). Mujeres y vegetación marino costera de Latinoamérica. En Koleff, P., Figueroa, A., Saavedra, B., Rojas, C., Lehm, Z., Tironi M. et al. (Eds.) (2019). Biodiversidad, género y cambio climático: Propuestas basadas en conocimiento. Iniciativa Latinoamericana y el Caribe. Santiago de

Chile. This work can be shared under the Creative Commons Attribution 4.0 international license.

Sandoval, V. y Sarmiento, J. (2018). Una Mirada sobre la Gobernanza del Riesgo y la Resiliencia Urbana en América Latina y el Caribe: Los Asentamientos Informales en la Nueva Agenda Urbana. *Revista de Estudios Latinoamericanos sobre Reducción del Riesgo de Desastres REDER, 2*(1), 38-52.

Sarukhán, J., Koleff, P., Carabias, J., Soberón, J., Dirzo, R., Llorente-Bousquets, J., ... y Anta, S. (2009). *Capital natural de México, Síntesis: Conocimiento actual, evaluación y perspectivas de sustentabilidad*. Comisión Nacional para el Conocimiento y Uso de la Biodiversidad, México.

Sompayrac, L. (2002). *How pathogenic viruses work*. Sudbury, Jones and Bartlett Publishers.

Stanley, D. A., Raine, N.E. 2016. Chronic exposure to a neonicotinoid pesticide alters the interactions between bumblebees and wild plants. *Functional Ecology 30*, 1132-1139.

Steffen, W., Richardson, K., Rockström, J., Cornell, S. E., Fetzer, I., Bennett, E. M., Biggs, R., Carpenter, S. R., De Vries, W., De Wit, C. A., Folke, C., Gerten, D., Heinke, J., Mace, G. M., Persson, L. M., Ramanathan, V., Reyers, B. and Sörlin, S. (2015). Planetary boundaries: Guiding human development on a changing planet. *Science 347*(6223). https://doi.org/10.1126/science.1259855.

Swyngedouw, E. and Kaika, M. (2014). Urban political ecology. Great promises, deadlock and new beginnings? *Documents d'Analisi Geografica, 60*(3), 459-481.

Toledo, V. (2013). El metabolismo social: Una nueva teoría socioecológica. *Relaciones. Estudios de Historia y Sociedad, XXXIV(136)*, 41-71.

UICN - Unión Internacional para la Conservación de la Naturaleza. (2015). Reporte anual Sudamérica. *Online* https://www.iucn.org/sites/dev/ files/content/documents/2016/reporte_anual_2015_nueva_portada.pdf.

Vila, I., Veloso, A., Schlatter, R., Ramírez, C. (2006). *Macrófitas y vertebrados de los sistemas límnicos de Chile*. Colección: Biodiversidad. Santiago: Editorial Universitaria; Universidad de Chile; Programa Interdisciplinario de Estudios en Biodiversidad (PIEB).

Vinicius F. Farjalla, Ricardo Coutinho, Lorena Gómez-Aparicio, Sergio A. Navarrete, Aliny P. F. Pires, Mário L. G. Soares, Anna Traveset y Mariana M. Vale (2018). Pérdida de biodiversidad: Causas y consecuencias para la humanidad. En Marquet, P. Valladares, F., Magro, S., Gaxiola, A., Enrich-Prast, A. (Eds.) (2018). *Cambio Global, una mirada desde Iberoamérica*. Santiago de Chile.

Walther, G. R., Post, E., Convey, P., Menzel, A., Parmesan, C., Beebee, T. J., ... and Bairlein, F. (2002). Ecological responses to recent climate change. *Nature, 416*(6879), 389. https://www.nature.com/articles/nclimate1887.

7. Cambio Climático y Salud

Ignacio Silva Santa Cruz, Yasna K. Palmeiro-Silva

Introducción

Durante estos últimos años, múltiples eventos meteorológicos y climáticos extremos asociados al cambio climático se han observado alrededor del mundo. Fuertes lluvias en Europa han generado inundaciones sin precedentes en Alemania y Bélgica, donde las autoridades declararon que es "la mayor catástrofe desde la Segunda Guerra Mundial" debido a las consecuencias en infraestructura, personas desaparecidas y fallecimientos (BBC, 2021b). Algo similar ha ocurrido con lluvias torrenciales en China que han causado inundaciones devastadoras, implicando el traslado de miles de personas desde la zona de catástrofe hacia otras zonas más seguras (BBC, 2021a). Adicionalmente, la costa oeste de Canadá y Estados Unidos sufrió una de las peores olas de calor en la historia, alcanzando casi 50°C en junio (BBC, 2021c), similar a lo ocurrido en África, Asia, y Europa en julio de 2022 (NASA, 2022). En Turquía y Grecia se han registrado cientos de focos de incendios, implicando el traslado de miles de personas y consecuencias devastadoras en términos de la biodiversidad (The Guardian, 2021). Todos estos eventos, y muchos otros, han afectado el bienestar y salud de millones de personas y han provocado la muerte a cientos, haciendo patente la estrecha relación entre el cambio climático y el bienestar y salud de la población.

Estos eventos no han ocurrido por azar, sino que debido a que el sistema climático ha estado cambiando a lo largo del tiempo. Según la evidencia científica y el último reporte del Panel Intergubernamental sobre Cambio Climático (IPCC, por su sigla en inglés), es altamente probable que este cambio en el clima sea atribuible a las actividades humanas y el uso de combustibles fósiles asociado a la generación de energía, prácticas de agricultura y deforestación, sistemas de transporte e industriales (IPCC, 2022).

Actualmente la humanidad está en un punto crítico respecto a la acción climática. La evidencia científica muestra que, dado los niveles de emisiones de gases de efecto invernadero, la temperatura de la atmósfera seguirá aumentando y los eventos climáticos extremos seguirán estando presentes en todas las regiones del mundo. Sin embargo, estos efectos podrían atenuarse si los países disminuyesen de manera rápida y urgente las emisiones de GEI (IPCC, 2022). Esto traería beneficios no solo al sistema climático, sino que también a la economía y la sociedad, incluyendo impactos positivos en el bienestar y la salud de las personas.

Con el objetivo de comprender la relación que existe entre cambio climático y salud de la población, primero se expone una breve introducción al sistema climático para entender conceptos básicos relacionados con este fenómeno. Luego, se analiza la relación que existe entre el cambio climático antropogénico y la salud de la población, así como también las principales acciones tomadas a nivel internacional, regional y nacional. Se concluye con algunas estrategias de acción climática y el rol de diferentes actores de la sociedad.

Sistema climático y cambio climático: Conceptos básicos

Para comprender el fenómeno entre el cambio climático y la salud de la población, es necesario conocer algunos conceptos básicos relacionados con el sistema climático. La vida en la Tierra es posible debido a complejas interacciones entre los componentes del sistema climático: la atmósfera, la hidrósfera, la criósfera, la litósfera y la biósfera. Brevemente, la hidrósfera comprende todos los cuerpos de agua de la Tierra, incluyendo océanos, agua fresca en ríos y lagos, agua subterránea y en la atmósfera. La criósfera se limita a la porción de agua sólida o congelada. La litósfera se refiere a las capas sólidas de la Tierra y la biósfera comprende todos los organismos vivientes en la atmósfera, suelo y océanos.

Finalmente, en la atmósfera se encuentran diferentes gases, entre los más abundantes se encuentran el Nitrógeno (N), el Oxígeno (O), Argón (Ar) y Dióxido de Carbono (CO_2). Dentro de estos gases se encuentran los GEI, que captan calor y son responsables de mantener un planeta habitable a una temperatura media global de 15°C.

El efecto invernadero ocurre cuando el Sol emite radiación solar que alcanza la atmósfera, calentando la Tierra. Aproximadamente, dos tercios de esa radiación es reflejada al espacio, pero el tercio restante pasa la atmósfera, donde una parte es absorbida por vapor de agua y otros GEI, y otra parte por la superficie terrestre. Esta energía absorbida calienta la Tierra, pero una parte de esta energía es reemitida desde la Tierra hacia la atmósfera en forma de calor, donde los GEI lo atrapan, manteniendo la atmósfera caliente (Figura 1, diagrama a la izquierda).

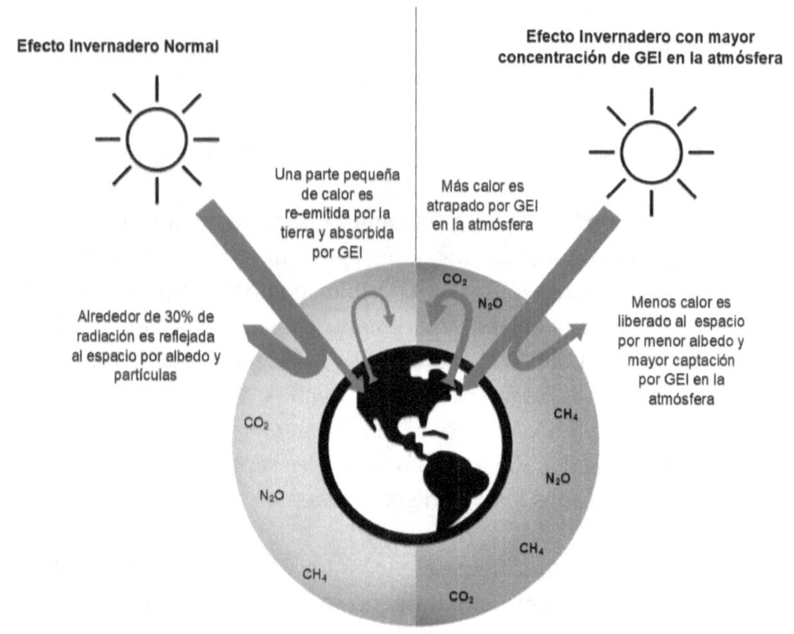

Fuente: Elaboración propia.

Desde hace varias décadas, la concentración de GEI en la atmósfera ha ido aumentando debido al uso excesivo de combustibles fósiles, masificación de prácticas agrícolas y deforestación de bosques que sirven como captadores de CO_2. Con el objetivo de medir lo mejor posible la concentración de ciertos gases, Charles Keeling, en 1958, comenzó a medir la concentración de CO_2 atmosférico en el Observatorio Mauna Loa en Hawaii, demostrando un aumento sostenido de este a lo largo del tiempo (Figura 2) (Tans & Keeling, 2022). Desde 1750 a 2019, el CO_2 ha incrementado aproximadamente 47%, el metano (CH4) 156% y el óxido nitroso (N2O) 23% (IPCC, 2022).

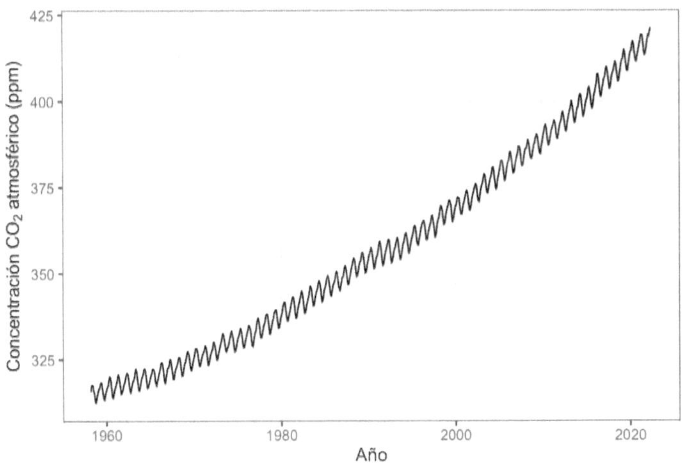

Fuente: Elaboración propia. Fuente de datos (Tans & Keeling, 2022).

Como resultado del incremento de la concentración atmosférica de GEI, mayor cantidad de calor es atrapada en la atmósfera, lo que conlleva a que la temperatura atmosférica aumente y el planeta se caliente (Figura 1, diagrama a la derecha). Este fenómeno es conocido como calentamiento global, el que se ha definido como "un aumento estimado en el promedio de 30 años de la temperatura media de la superficie de la Tierra, relativo a niveles preindustriales a menos que se especifique otra cosa" (IPCC, 2022). Según datos del IPCC, desde 1850-1900 hasta 2010-2019, el incremento de la temperatura global de la Tierra causado por actividades humanas ha sido de 1,07°C (IPCC, 2022).

El incremento de la temperatura en la atmósfera ha promovido alteraciones en el sistema climático, ocasionando cambios en los patrones de lluvia, derretimiento de hielo, aumento del nivel del mar, sequías, entre otros efectos. Estos cambios en el sistema climático son conocidos como cambio climático, el cual ha sido definido también por el IPCC como "un cambio en el estado del clima que puede ser identificado por cambios en la media y/o variabilidad de sus propiedades, y que persiste por un periodo de tiempo prolongado, usualmente décadas o más" (IPCC, 2022). Además, esta alteración se puede originar debido a "procesos internos naturales o forzantes externos como modulaciones de los ciclos solares, erupciones volcánicas y cambios antropogénicos persistentes en la composición de la atmósfera o en el uso de la Tierra" (IPCC, 2022).

Por otro lado, la Convención Marco de las Naciones Unidas sobre el Cambio Climático (Unfccc, por su sigla en inglés) en el artículo 1 de su declaración define al cambio climático como "un cambio del clima que es atribuido directa o indirectamente a actividades humanas que altera la composición global de la atmósfera y que se suma a la variabilidad climática natural observada durante períodos de tiempo comparables" (United Nations, 1992).

Todos estos cambios en el sistema climático producen un efecto dominó sobre otros sistemas naturales, incluyendo también los sistemas humanos. Existe suficiente evidencia en relación con cómo los efectos del cambio climático afectan negativamente la salud de las poblaciones, siendo las más vulnerables, generalmente las más impactadas.

Cambio climático y salud humana: Una estrecha y peligrosa relación

En esta sección se analizan los principales efectos del cambio climático sobre la salud humana, separando de manera ilustrativa efectos directos e indirectos (Figura 3).

Figura 3. Diagrama general de los efectos del cambio climático sobre la salud de la población.

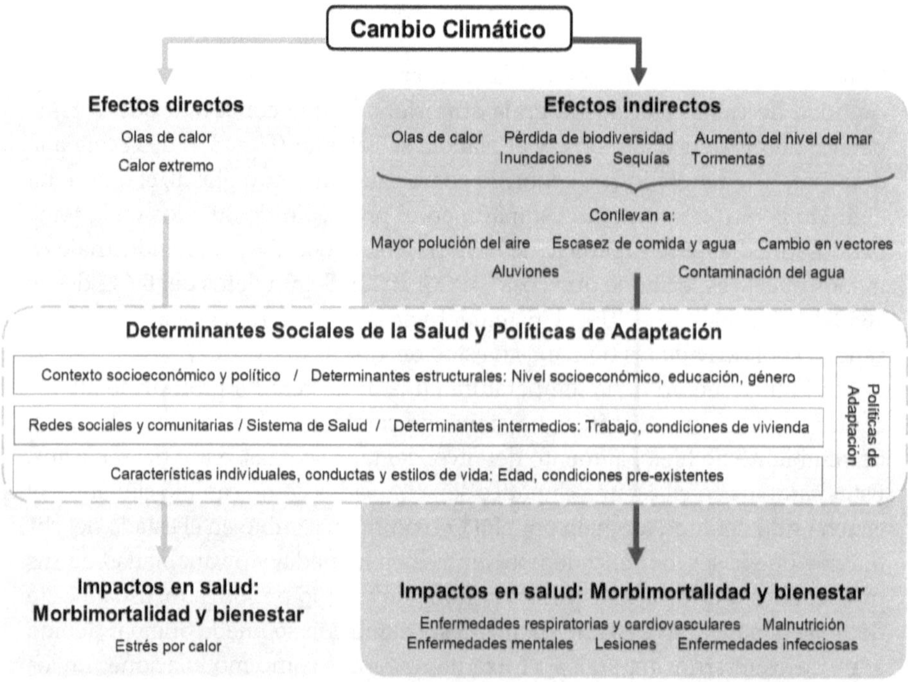

Fuente: Palmeiro-Silva, Cifuentes, Cortés, Olivares & Silva, 2020.

Un efecto directo está relacionado con un aumento de la temperatura ambiente, lo que puede llevar a días de calor extremo y olas de calor. Estos fenómenos afectan el bienestar y salud de las personas, ya sea provocando dolor de cabeza, sudoración excesiva y deshidratación, agotamiento por calor e incluso un golpe de calor, lo que podría derivar en hospitalización o muerte. En general, las personas más vulnerables, como niños y niñas pequeños, adultos mayores, personas con enfermedades subyacentes o bajo ciertos medicamentos, y trabajadores al aire libre bajo el Sol tienden a presentar en mayor medida este tipo de síntomas y afecciones. Las vulnerabilidades ante el calor pueden ser fisiológicas, pero también sociales. La evidencia ha demostrado que las personas de escasos recursos y que viven en zonas con menor cantidad de áreas verdes y mayor inseguridad social tienden a verse más impactadas (Kim et al., 2020).

Al analizar la información histórica de los días de calor extremo y olas de calor, se observa que los días y noches calurosas y eventos de olas de calor han aumentado a nivel mundial (IPCC, 2022). Por otra parte, se ha evidenciado que estos eventos se asocian a mayor mortalidad. Por ejemplo, en Europa en el año 2003 y Rusia en el año 2010, más de 70.000 muertes se produjeron debido a estos eventos (Shaposhnikov et al., 2014; World Health Organization, s. f.). Las proyecciones climáticas plantean un aumento en el número de estos eventos (IPCC, 2022), lo que es un riesgo para la salud de la población y podría poner presión a los sistemas sanitarios de los países para actuar de manera rápida y oportuna.

Los cambios en el clima gatillan otros cambios medioambientales. A continuación, se describe cómo estos cambios pueden afectar a la población:

- Aumento del nivel del mar y erosión costera: Durante el periodo entre 1901 y 2018, el nivel medio del mar ha aumentado en 0,20 metros (IPCC, 2022). Las principales causas de este aumento son por el derretimiento de grandes capas de hielo que cubren las regiones polares y la expansión termal de los océanos. Los efectos de este aumento afectan a las poblaciones de lugares de baja altitud, como lo son islas, áreas cercanas a ríos y lugares costeros. Estos asentamientos se ven perjudicados por: i) intrusión de agua salada a zonas de cultivos y fuentes de agua dulce; ii) daño directo a infraestructura crítica, como viviendas y áreas de cultivo, lo que obliga a las personas dejar sus lugares de vivienda y desplazarse a lugares más seguros; iii) mayor probabilidad de propagación de bacterias marinas, principalmente del género Vibrio.

- Cambios en patrones de precipitación: Los cambios en el sistema climático han provocado cambios en los patrones de precipitación en el mundo, ocasionando déficit de precipitación en ciertos lugares y aumento en otros, produciendo aluviones e inundaciones (IPCC, 2022). Estos cambios en los patrones se relacionan, principalmente, con dos fenómenos de relevancia para la salud humana: inundaciones y aluviones, y sequías. Por una parte, las inundaciones y aluviones afectan directamente los bienes materiales de las personas, como lo son las viviendas y elementos de primera necesidad para vivir, incluyendo disponibilidad de alimentos. Por otra parte, estos fenómenos pueden resultar en enfermedades, principalmente infecciosas, derivadas de la mezcla de agua contaminada y agua para consumo, así como también en lesiones o la muerte. En el caso de las sequías, estas amenazan el bienestar y salud de las personas, ya sea porque no existe disponibilidad de agua dulce para el consumo humano, como tampoco hay agua para riego de cultivos, existiendo un doble riesgo para la población.

• Alimentos y agricultura: Los alimentos son parte esencial de la vida de las personas. Actualmente en el mundo se producen alimentos suficientes para 11 billones de personas; sin embargo, un tercio de estos se desperdician y miles de personas aún sufren de hambre (Wfpusa, s. f.). Una inadecuada gestión de los alimentos y sistemas alimentarios deficientes, sumada al cambio climático producen y seguirán produciendo emisiones de GEI, desperdicios de alimentos e inseguridad alimentaria. En base a la evidencia, el cambio climático podría cambiar la viabilidad de plantaciones en ciertas áreas del planeta, así como también la composición nutricional de ciertos cultivos, tales como el maíz y el arroz (Myers et al., 2014). Estos cambios en la cantidad y calidad de los cultivos pueden traer problemas de malnutrición en ciertas poblaciones, donde las más vulnerables se verán más severamente afectadas.

• Incendios forestales: Se plantea que el cambio climático se asocia a mayor frecuencia e intensidad de los incendios forestales, y estos ocurren por diferentes razones. Los incendios forestales son propios en la naturaleza y deben ocurrir cada cierto tiempo para un crecimiento sano de los bosques; sin embargo, el riesgo a las personas existe cuando se invade territorio con alto riesgo de incendio. Por otra parte, la mayoría de los incendios se producen por acciones humanas y no espontáneamente. Los incendios ocurren porque se reúne una serie de factores que propician la ocurrencia de estos. Fogatas mal apagadas, colillas de cigarro a medio apagar, botellas de vidrio o encendedores son los elementos que las personas dejan en áreas boscosas y los que gatillan el inicio del incendio. Agregado a esto se encuentran las condiciones climáticas, las que pueden favorecer o no la intensidad y magnitud del incendio. Condiciones como viento, altas temperaturas y sequía tienden a agravar la situación con los incendios forestales. Estas condiciones son, en parte, propiciadas por cambios en el clima. Los efectos de los incendios forestales sobre la salud de la población son conocidos: efectos en la salud mental, lesiones directas e incluso la muerte, como también un aumento en la contaminación del aire, lo que propicia enfermedades respiratorias y cardiovasculares (Holm et al., 2021).

• Contaminación del aire: El uso de combustibles fósiles produce efectos globales y locales. A nivel global, ya hemos visto que el aumento de GEI lleva al calentamiento global y al cambio climático. A nivel local, los contaminantes más cercanos al suelo afectan directamente la salud de millones de personas. En particular, la combustión de los motores de vehículos que utilizan gasolina o petróleo genera compuestos volátiles orgánicos los que interactúan con la radiación solar, produciendo ozono troposférico (O3), el cual es altamente irritante para las vías respiratorias de las personas. Por otra parte, el uso de combustibles fósiles genera otros gases, carbón negro y material particulado 2,5, los que también se asocian a ciertas enfermedades respiratorias y cardiovasculares (Karanasiou et al., 2021).

• Expansión, reproducibilidad y sobrevivencia de mosquitos y otros vectores: Tanto los cambios en los patrones de precipitación como temperatura pueden modificar la viabilidad de expansión geográfica, reproducibilidad y sobrevivencia de ciertos vectores, especialmente mosquitos. Varios insectos que cargan ciertos virus o parásitos prosperan en ambientes más cálidos y húmedos. Los cambios en el clima podrían asociarse a una mayor área geográfica que favorezca estos vectores, poniendo en riesgo la salud de millones de personas, no solo en los trópicos, sino que también en latitudes medias. Uno de los principales problemas en salud pública es la malaria, la que se transmite a través del mosquito *Anopheles*, el cual porta el parásito de la especie *Plasmodium*. Este mosquito se desarrolla bajo condiciones óptimas de temperatura entre 15°C-32°C con humedad entre 50-60%. Las proyecciones consideran que este mosquito podría migrar hacia otras zonas geográficas, incrementando el rango geográfico y potencial transmisión de malaria a más población (Caminade et al., 2014).

Desigualdad y cambio climático

Si bien la evidencia es clara al mostrar los efectos del cambio climático sobre los diferentes sistemas naturales y humanos, incluyendo potenciales efectos sobre la salud de la población, también hay otros factores de causa social que pueden magnificar, o no, el impacto de estos efectos sobre la población, los determinantes sociales de la salud (Figura 3). Por ejemplo, inundaciones y posteriores pérdidas de cultivos afectarían directamente los sistemas económicos, sociales, e inclusive potenciando conflictos geopolíticos entre y dentro de países, lo que sin duda repercute en el bienestar y salud de la población, produciendo un círculo vicioso de inequidades, pobreza y mala salud. Esto refuerza la necesidad de políticas claras que disminuyan los impactos climáticos sobre los sistemas naturales y humanos a través de una disminución de desigualdades sociales. En este sentido, el cambio climático no solo es un fenómeno analizado desde un punto de vista físico, sino que también desde un punto de vista social, político, económico y cultural (Malone, 2009).

Por otra parte, el 10% del grupo más rico de la población genera 52% del total de emisiones entre 1990 y 2015 (OXFAM, 2022). Sin embargo, las consecuencias del cambio climático son observadas en todas las regiones, en especial sobre las que menos han aportado a las emisiones globales de GEI. En este sentido, el cambio climático es ante todo un problema ético y de justicia global, el cual desenmascara desigualdades estructurales y de poder que afectan mayormente a los países más vulnerables y a los grupos marginalizados de la sociedad (mujeres, niños y comunidades indígenas) (Markandya, 2011). Estas desigualdades se expresan en un amplio rango de dimensiones, desde las consecuencias a la exposición de riesgo de desastres (80 veces más en países con mercados emergentes) (Malone, 2009) hasta la forma en que los países ricos plantean sus términos en las negociaciones internacionales de cambio climático (Okereke, 2010).

La evidencia científica es robusta respecto a la ocurrencia del cambio climático antropogénico y la magnitud de sus consecuencias; sin embargo, la acción política ha sido cuestionada por su lentitud. En la próxima sección se discute sobre las áreas de acción ante el cambio climático a nivel internacional, regional y nacional.

Acción climática: Caracterizada por lentitud y oportunidades perdidas

Un artículo publicado en *The New York Times* en 2018 argumentaba que los países perdieron una gran oportunidad de desarrollar un marco global de reducción de emisiones de carbono durante la década de 1979-1989 (Rich, 2018). Esta década fue favorable para las políticas de cambio climático dado que existía un amplio consenso científico entre los países y se celebraba la primera Conferencia Mundial sobre el Clima en 1979 (World Meteorological Organization, 1979). Sin embargo, la incapacidad de generar cualquier política global concreta y vinculante durante aquel tiempo favoreció una rápida progresión del cambio climático.

Las acciones sobre el cambio climático a nivel global requieren un importante compromiso político porque el objetivo de reducir las emisiones de CO_2 implica cambios en sistemas económicos, sociales e industriales, tanto en el presente como en el futuro. Además, la responsabilidad de las emisiones debe diferenciarse entre países debido a los patrones históricos de emisiones de GEI. Estas son las principales razones por las que los países negocian sus compromisos sobre la reducción de las emisiones de CO_2 a nivel internacional. Para comprender los avances y el estado actual de las políticas de cambio climático y apreciar lo que se ha hecho en materia de adaptación y mitigación climática, es necesario comprender los hitos políticos más importantes sobre la acción climática.

Hitos relevantes en la acción climática internacional

Como se introdujo anteriormente, debido a la historia de emisiones de GEI, las responsabilidades climáticas son compartidas pero diferenciadas, ya que los países "más desarrollados" son los que tienen una carga de emisiones históricas mayor en comparación a países con economías emergentes, como lo son la mayoría de las naciones de Latinoamérica, África y algunas de Asia. El problema es que actualmente la acción climática es urgente, y si bien es necesario que todos los países del mundo reduzcan sus emisiones ahora ya, existe una discusión respecto a la justicia que existe con los que históricamente han tenido una carga de emisiones bajas y que están fortaleciendo su desarrollo a costa de generar emisiones de GEI.

A pesar de que la evidencia científica en relación con el calentamiento global y cambio climático es robusta desde hace varias décadas, la acción climática política comienza a tomar fuerza en 1977, cuando el comité ejecutivo de expertos sobre cambio climático de la Organización Meteorológica Mundial reafirmó la expectativa científica general del calentamiento por efecto invernadero y la necesidad de hacer un mejor uso del conocimiento climático. Es así como se organizó la primera Conferencia Mundial sobre el Clima en 1979, en la que científicos de diferentes países discutieron sobre el clima y políticas públicas; sistemas globales; influencia de la humanidad sobre el sistema climático y los posibles impactos; y el uso del suelo y bosques. Esta conferencia llamó a la necesidad de liderazgo internacional y cooperación para realizar más investigación sobre el tema y así tener disponible mejor evidencia (Zillman, 2009).

Más adelante, la Comisión Mundial de Medio Ambiente y Desarrollo, más conocida como la Comisión Brundtland, en 1987, remarcó que el calentamiento global, debido a la acumulación de GEI en la atmósfera, podría ser una importante amenaza al desarrollo sostenible de la humanidad (Brundtland Commission, 1987). Derivado de esta comisión, la sesión 43.a de la Asamblea General de las Naciones Unidas establece el Panel Intergubernamental sobre Cambio Climático, para "proporcionar evaluaciones científicas coordinadas internacionalmente sobre la magnitud, el momento y los impactos ambientales y socioeconómicos potenciales del cambio climático y estrategias de respuesta realistas" (United Nations, 1989).

Es así como el IPCC ya ha producido seis reportes de evaluación, comenzando en 1990 y siendo el último publicado en 2021-2022. Estos reportes evalúan y analizan la evidencia científica disponible con el objetivo de informar a la población y con especial énfasis a tomadores de decisión sobre el desarrollo de políticas públicas relacionadas con el clima, así como también las negociaciones asociadas a la Conferencia Climática de las Naciones Unidas.

Otro evento importante en la historia de las negociaciones climáticas ocurrió en 1992 en Rio de Janeiro, Brasil. En esta ocasión se celebró la Cumbre de la Tierra, donde diferentes países firmaron la conformación de la Convención Marco de las Naciones Unidas sobre el Cambio Climático, la que establece una serie de obligaciones básicas para regular las emisiones de GEI y abordar el cambio climático colectivamente. Los miembros de esta Convención, llamadas Partes, ratifican su compromiso con la acción climática con el fin de alcanzar la estabilidad de la concentración de gases de efecto invernadero en la atmósfera a niveles que evitarían la interferencia antropogénica con el sistema climático

(United Nations, 1992). Para hacer efectivo el trabajo de la Convención, esta se operacionaliza en las Conferencias de las Partes (COPs), en las que ocurren las negociaciones y decisiones a nivel global. La primera COP se realizó en 1995 en Berlín, Alemania, donde las Partes acordaron la necesidad de compromisos más fuertes para los países desarrollados más allá de los compromisos de la Convención. Como resultado, se estableció el Grupo Ad Hoc sobre el Mandato de Berlín, que discutió y redactó el Protocolo de Kioto (Unfccc, 1995).

El Protocolo de Kioto es el primer tratado para la reducción de GEI y fue formalmente adoptado en 1997 (COP3), en Kioto, Japón. Este protocolo vincula legalmente a los países desarrollados a los objetivos de reducción de emisiones de GEI dentro de períodos de tiempo específicos (Unfccc, 1997). Algunos de los compromisos más importantes de este Protocolo son: i) se incorporan los GEI de CO_2, CH4, N2O, hidrofluorocarbonos (HFCs), perfluorocarbonos (PFCs) y hexafluoruro de azufre (SF6); ii) se asigna una máxima cantidad de unidades de emisión a los países con un compromiso de reducción de emisiones; iii) proporciona tres mecanismos flexibles basados en el mercado que facilitan el logro de los objetivos de las Partes de manera rentable: Comercio Internacional de Emisiones (IET, por su sigla en inglés), Mecanismo de Desarrollo Limpio (CDM, por su sigla en inglés) e Implementación Conjunta (JI, por su sigla en inglés), y iv) establece áreas claves de mitigación: energía, transporte, industria, agricultura, forestal y manejo de basura (Unfccc, 1997).

Este protocolo entró en vigor en enero de 2005, en la COP11, en Montreal, Canadá, donde más de 55 partes lo ratificaron. La fecha de expiración del protocolo fue 2012 en primera instancia, para luego comenzar con las negociaciones para el siguiente acuerdo, el Acuerdo de París.

En el año 2015, la COP21 realizada en París, Francia, marca la adopción de este nuevo acuerdo, el cual entraría en vigor desde el año 2016. El Acuerdo de París reconoce que el cambio climático y sus impactos afectan a todas las partes y que las acciones climáticas están intrínsecamente relacionadas con el desarrollo sostenible, la erradicación de la pobreza, la conservación de sumideros y la protección de la biodiversidad, entre otros temas; por lo tanto, el propósito de este Acuerdo es "fortalecer la respuesta global a la amenaza del cambio climático, en el contexto del desarrollo sostenible y los esfuerzos para erradicar la pobreza, manteniendo el aumento de la temperatura media global muy por debajo de los 2°C por encima de niveles preindustriales y continuar los esfuerzos para limitar el aumento de temperatura a 1,5°C por encima de los niveles preindustriales" (Unfccc, 2015). Uno de los puntos más importantes del acuerdo es que llama a todos a que preparen, comuniquen y mantengan esfuerzos ambiciosos a través de las Contribuciones Nacionales Determinadas (NDCs, por su sigla en inglés), buscando metas de mitigación y adaptación nacionales. Estas NDCs deben ser enviadas a partir de 2015 y actualizadas cada cinco años. A julio 2022, este acuerdo ha sido firmado por 193 partes de un total de 197 (Unfccc, s. f.).

Hitos relevantes en la acción climática regional:
Latinoamérica y el Caribe

Históricamente, Latinoamérica y el Caribe (LAC) han sido una región con bajas emisiones de GEI, contribuyendo con menos del 10% al total de emisiones globales (Bárcena Ibarra et al., 2018). Entre los principales países contribuyentes se encuentran Brasil y México, y los sectores de energía, agricultura y actividad forestal aportan con el 42%, 28% y 21% al total de emisiones, respectivamente (Economic Commission for Latin America and the Caribbean, 2009). A pesar de la limitada cantidad de emisiones de cada país de la región, los efectos del cambio climático se han observado en cada uno de ellos, con proyecciones climáticas poco auspiciosas.

En términos generales, desde el año 1970 ha emergido en LAC una preocupación transversal acerca de la importancia de las políticas medioambientales y la preservación de los ecosistemas (Tudela, 2014), aunque la cooperación entre países es bastante limitada. Adicionalmente, LAC no actúa como un solo bloque en las negociaciones internacionales de cambio climático: existen diferentes grupos dentro de LAC, como el Grupo Latinoamericano y del Caribe (Grulac), la Alianza Bolivariana para los Pueblos de Nuestra América (ALBA) y la Asociación Independiente de América Latina y el Caribe (AILAC), lo que limita en gran medida un potencial fortalecimiento de la capacidad negociadora de la región. Dado que la responsabilidad histórica de la región con las emisiones de GEI es bastante limitada, pero los efectos del cambio climático afectan y afectarán de manera importante a la población, es fundamental que la participación de LAC sea contundente y coordinada en términos de buscar alternativas robustas respecto a las estrategias de adaptación y mitigación necesarias en la región, considerando las vulnerabilidades particulares presentes en cada país.

En términos de los compromisos internacionales de los países de la región, la mayor parte de los países han actualizado sus NDCs, pero con escasa ambición climática. Por otra parte, al analizar la segunda ronda de envío, estos compromisos son bastante diferentes entre los países (Cárdenas et al. 2021), ya sea por un tema de compromiso político, capacidad técnica, disponibilidad de datos y evidencia para la toma de decisión, entre otros elementos. Esto demuestra en parte, la alta variabilidad y poca colaboración y coordinación existente en la región en términos de compromisos y negociaciones climáticas.

Dadas las características y vulnerabilidades sociales en LAC junto con los bajos niveles de ingresos económicos de los países, es muy común observar diferentes iniciativas globales de apoyo. Una iniciativa importante en la promoción del diálogo y cooperación en la región es la Semana del Clima de América Latina y el Caribe (LACCW, por su sigla en inglés), la cual constituye una plataforma para dialogar sobre los principales desafíos y oportunidades climáticas, así como también promover e impulsar la acción climática entre diferentes actores de la región (Unfccc, 2022).

Existen diversos fondos y programas internacionales que permiten fortalecer las capacidades y medidas de adaptación y mitigación climáticas. Uno de los más relevantes es el Euroclima+, el cual es un programa de sustentabilidad medioambiental y cambio climático entre la Unión Europea y Latinoamérica. Este tiene como objetivo fortalecer la gobernanza y políticas públicas climáticas, como también apoyar proyectos específicos en las áreas forestal, energía, agua, gestión del riesgo, movilidad urbana y producción de alimentos (European Commission, s. f.-c). Actualmente, algunos proyectos activos en la región se relacionan a el manejo sostenible de los recursos no maderables en Perú y Bolivia (European Commission, s. f.-b) mejorar las condiciones de vida de las poblaciones indígenas y criollas en Argentina y Paraguay (European Commission, s. f.-a), entre otros.

Otros fondos importantes provienen del Programa de la Organización Mundial de las Naciones Unidas (ONU), encontrándose los siguientes: i) Plataforma Regional para la Innovación y la Transferencia de Tecnología para el Cambio Climático (Regatta), el cual busca fortalecer las capacidades e intercambio de conocimiento en LAC; ii) MOVE, el cual busca acelerar la transición hacia la movilidad eléctrica en LAC a través del fortalecimiento de capacidades; iii) CityADAPT el cual promueve la resiliencia climática en áreas urbanas; iv) Microfinanzas para la Adaptación Basada en Ecosistemas (MebA), el cual se enfoca a poblaciones rurales y periurbanas, y v) la Iniciativa de colaboración de las Naciones Unidas para la Reducción de las Emisiones por Deforestación y Degradación de los bosques (ONU- REDD), el cual busca reducir las emisiones de la deforestación y degradación de bosques (United Nations, 2017).

Hitos relevantes en la acción climática nacional: Chile

En términos de políticas públicas, la institucionalidad medioambiental y climática en Chile es relativamente nueva y las políticas han sido mayoritariamente establecidas a modo de respuesta frente a la agenda internacional, que por sobre el levantamiento de intereses y prioridades nacionales (Bergamini et al., 2017). A partir de la Cumbre de la Tierra en Río 1992, el Gobierno chileno aprobó la Ley N° 19.300, en 1994, que promovía la creación de la primera institución gubernamental responsable de temas medioambientales, la Comisión Nacional del Medio Ambiente (Conama) (Gobierno de Chile. Ministerio Secretaría General de la Presidencia, 1994). Esta comisión coordinaba las acciones medioambientales; sin embargo, no constituía un organismo ministerial, siendo sus acciones e influencia bastante limitadas.

Ya en 2005, la Organización para la Cooperación y el Desarrollo Económicos (OCDE) reconoció la importancia de la relación entre Chile y otros miembros de la OCDE, destacando el crecimiento económico y social del país, instándolo a la protección del medio ambiente y sus recursos naturales a través de 52 recomendaciones, enfatizando mayor institucionalidad medioambiental; mejores sistemas de información; leyes para proteger la biodiversidad; respuestas climáticas proactivas, entre otras (OECD, 2005). Considerando este análisis y otras preocupaciones políticas, el gobierno chileno trabajó para alcanzar los estándares OCDE, siendo invitado a ser miembro de esta institución en 2009 y firmando el acuerdo en enero 2010 (OECD, 2010).

Desde entonces, el marco institucional ambiental se ha fortalecido, estableciéndose nuevas obligaciones en diferentes áreas, incluyendo protección medioambiental. Así, en 2010 se crearon el Ministerio del Medio Ambiente, el Consejo de Ministros para la Sustentabilidad, el Servicio de Evaluación Medioambiental y la Superintendencia de Medio Ambiente (Gobierno de Chile. Ministerio Secretaría General de la Presidencia, 2010); sin embargo, aún existen serios problemas en términos de fiscalización, normativas, regulaciones, cooperación interinstitucional y jurisdicción institucional.

En términos climáticos, Chile es miembro de la UNFCCC y ha ratificado tanto el Protocolo de Kioto como el Acuerdo de París, además de enviar las dos NDCs, en 2015 y 2020. Sin embargo, aún los compromisos y acción climática son escasos y débiles, en especial en términos de salud y cambio climático: las cifras nacionales de emisiones de GEI se han incrementado continuamente. La última medición, en 2013, reveló un total de emisiones de 70.054 gigatoneladas de CO_2 equivalente, considerando el uso de suelo, el cambio de uso de suelo y deforestación (Gobierno de Chile. Ministerio del Medio Ambiente, 2018b).

Entre las estrategias se encuentra el Plan de Acción Nacional de Cambio Climático 2017-2022, instrumento articulador de la política de cambio climático que integra acciones de diferentes ministerios y servicios. Este plan considera cuatro ejes de acción: 1) adaptación, 2) mitigación, 3) medios de implementación y 4) gestión del cambio climático regional y comunal, además de proporcionar una estructura operativa para la elaboración e implementación de nueve planes sectoriales: silvoagropecuario, biodiversidad, pesca y acuicultura, salud, infraestructura, ciudades, energía, recursos hídricos y turismo (Gobierno de Chile. Ministerio de Salud & Gobierno de Chile. Ministerio del Medio Ambiente, 2017).

En 2018, el Cuarto Reporte del Estado del Medio Ambiente estableció que los principales desafíos están vinculados con la institucionalidad medioambiental, calidad del aire, biodiversidad, economía circular, gestión de desechos y cambio climático. Además, recalcó la importancia de los logros vinculados con políticas y normas sobre estos temas (Gobierno de Chile. Ministerio del Medio Ambiente, 2018a), aun cuando Chile no cuenta con un marco político e institucional que establezca compromisos o actividades en relación con el cambio climático. El Ministerio del Medio Ambiente solamente coordina la política de cambio climático, mientras otros ministerios controlan la implementación y la asignación de recursos. De esta manera, las responsabilidades se diluyen entre los diferentes ministerios, participación y compromiso ciudadano.

Según la última NCD enviada en el año 2020, el país se compromete a una serie de metas, siguiendo la línea de la Agenda 2030. En términos de mitigación, algunas de las medidas a las que el país se compromete son: "Un presupuesto de emisiones de GEI que no superará las 1.100 megatoneladas de CO_2-eq, entre el 2020 y 2030, con un máximo de emisiones de GEI al 2025", además se compromete a una "reducción de al menos 25% de emisiones totales de carbono negro al 2030, con respecto al 2016". Más específicamente en términos de salud, se plantea que, "al 2030, se habrá completado el 100% de las metas de la Agenda 2030 del sector sanitario". Desafortunadamente, no se plantean metas más específicas respecto a la protección de la salud ante los efectos del cambio climático o eventuales co-beneficios de la mitigación (Gobierno de Chile. Ministerio del Medio Ambiente, 2020).

Finalmente, desde el año 2019 se comienza a trabajar en la Ley Marco de Cambio Climático, la cual fortalece la gobernanza climática, otorgando facultades y obligaciones a los organismos del Estado para la acción climática. Se establece una meta de carbono neutralidad al año 2050, lo que obliga a asumir compromisos climáticos (Gobierno de Chile. Ministerio del Medio Ambiente, 2019). Esta ley fue publicada en el Diario Oficial el 13 de junio de 2022 (Gobierno de Chile. Ministerio del Medio Ambiente, 2020).

Oportunidades de acción y potenciales estrategias de abordaje para fortalecer la acción climática y de salud

En esta sección se presentan algunas potenciales acciones y estrategias que permitan fortalecer la acción climática y protección de la salud de la población. Si bien no intentan ser exhaustivas ni únicas, estas podrían favorecer los procesos y roles de ciertos actores claves en distintos niveles de organización.

Las acciones climáticas y de protección de la salud, en general, necesitan de la colaboración intersectorial y en diferentes niveles de organización. En este sentido se plantean estrategias de abordaje a nivel global, regional, nacional, local e individual. En cada nivel existen diferentes actores claves para que las estrategias de acción puedan llevarse a cabo.

Estrategias a nivel global

Las negociaciones climáticas deben enfocarse en reducir las emisiones de GEI fuertemente, de manera urgente y rápida, considerando la necesidad de justicia entre diferentes países. La reducción de emisiones de GEI no puede seguir posponiéndose por los países más industrializados y grandes emisores de GEI, como lo son China, Estados Unidos y de la Unión Europea, los que en conjunto emiten aproximadamente el 45% del total de emisiones (Friedrich et al., 2020).

Instituciones como las Naciones Unidas y la Organización Mundial de la Salud deben fortalecer su rol y liderazgo, tomando la iniciativa fuertemente para favorecer negociaciones ambiciosas, prósperas, justas y vinculantes en términos de acción climática y protección a la salud de la población. Por otra parte, el IPCC juega un rol clave en la provisión de síntesis de evidencia científica para tomadores de decisión, por lo que su rol debería ser central en las negociaciones internacionales.

Las organizaciones no gubernamentales globales y las instituciones académicas de alcance global juegan un rol preponderante en la facilitación de la discusión y diseminación de la información, tanto entre población experta como no experta en la temática. Las ONGs generalmente tienen objetivos específicos de abogacía, los que aportan valiosa información a la discusión sobre la acción climática y protección a la salud. Las instituciones académicas velan por formar futuros profesionales ciudadanos del mundo y comprometidos con la acción climática y de salud, los que serán los encargados de actuar en diferentes instancias, desde negociaciones climáticas hasta la atención de personas afectadas por los efectos del cambio climático en diferentes localidades. En este sentido, las instituciones académicas deben incorporar actividades de formación relacionadas con la acción climática de manera transversal en sus planes de estudio. Por otra parte, la investigación producida en las instituciones académicas debe incorporar fuertemente elementos de acción climática, con el fin de fortalecer el cuerpo de evidencia para una mejor toma de decisión.

Estrategias a nivel regional

La región de Latinoamérica y el Caribe presenta amenazas y vulnerabilidades climáticas y de salud concurrentes. Por una parte, los efectos del cambio climático afectan a cada país de la región, aumentando el riesgo de enfermedades infecciosas y transmitidas por vectores, como también inundaciones y sequías, las que ponen en riesgo el desarrollo, bienestar y salud de la población. Por otra parte, las inequidades sociales y de salud son significativamente altas, las que magnifican los efectos del cambio climático en las poblaciones más vulnerables. A esto se suma la débil gobernanza y la poca colaboración climática que existe entre los países.

En este sentido, se debe fortalecer la colaboración y cooperación entre los países en términos de fortalecimiento de capacidades, tanto técnicas como políticas, de acción climática y de salud, así como también la elaboración de estrategias conjuntas para favorecer la comunicación y traspaso de información con el objetivo de consolidar una capacidad negociadora de la región potente a nivel internacional.

Un elemento importante para considerar por las instituciones académicas es la formación de profesionales de la salud en temáticas climáticas. La evidencia muestra que han incorporado débilmente la temática de cambio climático en los planes de estudio, lo que pone en jaque el importante rol, tanto por atención directa como por abogacía, de los profesionales de la salud en este ámbito (Palmeiro-Silva et al., 2021). En este sentido, se podría evaluar la creación de estándares mínimos regionales para la formación de estos profesionales según los requerimientos climáticos y de salud.

Complementariamente, la investigación producida, tanto por instituciones académicas como de investigación, debe enfocarse en las necesidades actuales de la población y debe impactar las políticas públicas en el tema, así como también informar la toma de decisión. Así, se plantea que la investigación en Latinoamérica debiese ser transnacional y de coproducción en conjunto con las comunidades y tomadores de decisión. El empoderamiento comunitario, acceso y comprensión a la información son claves para comunidades más sanas y resilientes, siendo capaces de tomar decisiones informadas.

Estrategias a nivel nacional

Si bien la institucionalidad y gobernanza climática en Chile se han fortalecido durante los últimos años, aún queda mucho por avanzar. Las políticas climáticas, tanto de mitigación como de adaptación al cambio climático, deben ser más ambiciosas y poner el bienestar y salud de la población al centro de la política, considerando la necesidad de pertinencia territorial. La última Contribución Nacional Determinada enviada a la UNFCCC solo nombra la salud de la población como un aspecto importante, pero no existen medidas explícitas sobre adaptación en salud.

Complementariamente, se debe fortalecer la participación ciudadana en los procesos de formulación de políticas climáticas y de salud, en especial de las comunidades más vulnerables y afectadas por el cambio climático en el país.

Finalmente, la generación de datos y evidencia científica en relación con el cambio climático y la salud es una necesidad urgente en el país. Esto permitiría tomar mejores decisiones, tanto a nivel nacional, regional como local. Se debe fomentar la creación de sistemas integrados de información que permitan monitorear la amenaza del cambio climático, pero también el grado de exposición de la población y de vulnerabilidad, incorporando un enfoque de determinantes sociales de la salud.

Oportunidades de una recuperación verde, sostenible y saludable post-Covid-19

La pandemia por Covid-19 nos muestra una oportunidad de recuperación social y económica verde, sostenible y saludable. Desafortunadamente, algunos obstáculos económicos para alcanzar esta recuperación son los desincentivos del mercado, principalmente asociados a los bajos precios de los combustibles fósiles, imposibilitando la innovación sustentable en esta área. Para abordar estas dificultades es fundamental abolir los subsidios y aumentar los impuestos para el uso de combustibles fósiles y, de esta manera, inhibir el uso de este tipo de fuentes energéticas. La transición hacia combustibles sustentables requiere compromisos a largo plazo por un periodo no menor de 5 a 10 años, implicando inversión pública y reformas de precios e impuestos a la industria. Las prioridades para la inversión pública deben enfocarse en el apoyo económico al sector público y privado para la innovación sustentable en el desarrollo de infraestructura, sistema de transporte y ciudades sustentables. Este tipo de desarrollo no solo trae beneficios económicos, sino que también sociales y medioambientales.

En este sentido, los gobiernos deberían considerar establecer un plan de desarrollo-país sostenible y saludable, favoreciendo políticas públicas que disminuyan las externalidades negativas de ciertas acciones sobre el medio ambiente, la economía y el desarrollo social de la población. Entre algunas líneas para potenciar se encuentran: descarbonización y transición a matriz energética de bajas emisiones de carbono; fortalecimiento de la política de eficiencia energética y disminución de la pobreza energética; promoción de la economía circular; producción y desarrollo sostenible; reducción de riesgo de desastres; fortalecimiento de la gobernanza climática y de sostenibilidad, y promoción de estrategias de colaboración regionales y globales.

La humanidad se encuentra en un momento clave para la acción climática y protección de la salud de la población. La evidencia científica ha sido robusta y clara, ahora es tiempo de que las políticas de reducción de emisiones de GEI se implementen de manera urgente a nivel internacional, lo que requiere de cooperación, entendimiento y justicia entre los países. Las políticas que aboguen por un desarrollo saludable, sostenible y justo serán políticas que permitan el desarrollo próspero de la sociedad y el medio ambiente, disminuyendo las inequidades que hoy en día afectan a millones de personas en el mundo.

REFERENCIAS

Bárcena Ibarra, A., Samaniego, J., Galindo, L. M., Ferrer, J., Alatorre, J. E., Stockins, P., ... Europea, C. (2018). *Economics of climate change in Latin America and the Caribbean: A graphic view*.

BBC. (2021a). China floods: 12 dead in Zhengzhou train and thousands evacuated in Henan. *BBC News*.

——— (2021b). Germany floods: Government rejects criticism over flood warnings. *BBC News*.

——— (2021c). US-Canada heatwave "virtually impossible" without warming. *BBC News*.

Bergamini, K., Irarrázabal, R., Monckeberg, J. C. & Pérez, C. (2017). Principales problemas ambientales en Chile: Desafíos y propuestas. *Temas de la Agenda Pública, 12*(95), 18.

Brundtland Commission. (1987). *Report of the World Commission on Environment and Development: Our Common Future*. Oslo:OMS. Disponible en : https://digitallibrary.un.org/record/139811

Caminade, C., Kovats, S., Rocklov, J., Tompkins, A. M., Morse, A. P., Colón-González, F. J., ... Lloyd, S. J. (2014). Impact of climate change on global malaria distribution. *Proceedings of the National Academy of Sciences of the United States of America, 111*(9), 3286-3291. https://doi.org/10.1073/pnas.1302089111.

Cárdenas, M., Bonilla, J. P. & Brusa, F. (2021). *Change Climate Policies in Latin America and the Caribbean: Success Stories and Challenges in the Fight against Climate Change*. (R. Funaro, Ed.). Inter-American Development Bank. https://doi.org/10.18235/0003239.

Economic Commission for Latin America and the Caribbean. (2009). *Cambio climático y desarrollo en América Latina y el Caribe. Reseña 2009*. CEPAL.

European Commission. (s. f.-a). *Acción Climática Participativa*.

——— (s. f.-b). Bosques Amazónicos y Cambio Climático.

——— (s. f.-c). *Euroclima+*.

Friedrich, J., Ge, M. & Pickens, A. (2020*). This Interactive Chart Shows Changes in the World's Top 10 Emitters*.

Gobierno de Chile. Ministerio de Salud y Gobierno de Chile. Ministerio del Medio Ambiente. (2017). *Plan de Adaptación al Cambio Climático sector Salud*.

Gobierno de Chile. Ministerio del Medio Ambiente. (2018a). *Cuarto Reporte del Estado del Medio Ambiente*. Santiago, Chile.

——— (2018b). *Tercer Informe Bienal de Actualización de Chile sobre el Cambio Climático*. Santiago, Chile.

——— (2019). *Anteproyecto Ley Marco de Cambio Climático*.

——— (2020). *Contribución Determinada a Nivel Nacional (NDC)*. Santiago, Chile.

Gobierno de Chile. Ministerio Secretaría General de la Presidencia. (1994). *Ley 19.300 Aprueba Ley sobre Bases Generales del Medio Ambiente*. BCN.

——— (2010). *Ley 20.417 Crea el Ministerio, el Servicio de Evaluación Ambiental y la Superintendencia del Medio Ambiente*. BCN.

Holm, S. M., Miller, M. D. & Balmes, J. R. (2021). Health effects of wildfire smoke in children and public health tools: *A narrative review. Journal of Exposure Science & Environmental Epidemiology, 31*(1), 1-20. https://doi.org/10.1038/s41370-020-00267-4.

IPCC. (2022). *Climate Change 2022: Impacts, Adaptation, and Vulnerability. Contribution of Working Group II to the Sixth Assessment Report of the Intergovernmental Panel on Climate Change* (H.-O. Pörtner, D. C. Roberts, M. M. Tignor, E. S. Poloczanska, K. Mintenbeck, ... B. Rama (Eds.)). Cambridge University Press.

Karanasiou, A., Alastuey, A., Amato, F., Renzi, M., Stafoggia, M., Tobias, A., ... Querol, X. (2021). Short-term health effects from outdoor exposure to biomass burning emissions: A review. *Science of The Total Environment, 781*, 146739. https://doi.org/10.1016/j.scitotenv.2021.146739.

Kim, Y.-O., Lee, W., Kim, H. & Cho, Y. (2020). Social isolation and vulnerability to heatwave-related mortality in the urban elderly population: A time-series multi-community study in Korea. *Environment International, 142*, 105868. https://doi.org/10.1016/j.envint.2020.105868.

Malone, E. L. (2009). *Debating Climate Change: Pathways through Argument to Agreement.* London: Routledge. https://doi.org/10.4324/9781849774420.

Markandya, A. (2011). Equity and Distributional Implications of Climate Change. *World Development, 39*(6), 1051-1060.

Myers, S. S., Zanobetti, A., Kloog, I., Huybers, P., Leakey, A. D. B., Bloom, A. J., ... Usui, Y. (2014). Increasing CO_2 threatens human nutrition. *Nature, 510*(7503), 139-142. https://doi.org/10.1038/nature13179.

NASA. (2022, julio). *Heatwaves and Fires Scorch Europe, Africa, and Asia.*

OECD. (2005). *OECD Environmental Performance Reviews: Chile 2005.* Paris: Organisation for Economic Cooperation and Development.

——— (2010). *Chile signs up as first OECD member in South America.*

Okereke, C. (2010). Climate justice and the international regime. *WIREs Climate Change, 1*(3), 462-474. https://doi.org/10.1002/wcc.52.

OXFAM. (2022, mayo). Confronting carbon inequality. *Oxfam International.*

Palmeiro-Silva, Y. K., Cifuentes, L. A., Cortés, S., Olivares, M. & Silva, I. (2020). The threat of climate change on population health and the urgent need to act. *Revista médica de Chile, 148*(11), 1652-1658. https://doi.org/10.4067/S0034-98872020001101652.

Palmeiro-Silva, Y. K., Ferrada, M. T., Ramírez, J. & Silva, I. (2021). Cambio climático y salud ambiental en carreras de salud de grado en Latinoamérica. *Revista de Saúde Pública, 55*, 17. https://doi.org/10.11606/s1518-8787.2021055002891.

Rich, N. (2018). Losing Earth: The Decade We Almost Stopped Climate Change. *The New York Times.*

Shaposhnikov, D., Revich, B., Bellander, T., Bedada, G. B., Bottai, M., Kharkova, T., ... Pershagen, G. (2014). Mortality Related to Air Pollution with the Moscow Heat Wave and Wildfire of 2010. *Epidemiology (Cambridge, Mass.), 25*(3), 359-364. https://doi.org/10.1097/EDE.0000000000000090.

Tans, P. & Keeling, R. (2022, julio). Mauna Loa CO_2 monthly mean data. *Trends in Atmospheric Carbon Dioxide.*

The Guardian. (2021, agosto). Wildfires burn out of control in Greece and Turkey as thousands flee. *The Guardian.*

Tudela, F. (2014). *Negociaciones internacionales sobre cambio climático*. Unfccc. (s. f.). Paris Agreement - Status of Ratification.

Unfccc. (1995). Report of the Conference of the Parties on its first session, held at Berlin from 28 March to 7 April 1995. Part one: Proceedings.

———— (1997). Kyoto Protocol to the United Nations Framework Convention on Climate Change. UN.

———— (2015). *Paris Agreement*. UN.

———— (2022). *La Semana del Clima de América Latina y el Caribe 2021 impulsará la acción climática regional*.

United Nations. (1989). Protection of global climate for present and future generations of mankind. *General Assembly*.

———— (1992). *United Nations Framework Convention on Climate Change*. UN.

———— (2017, octubre). Respondiendo al cambio climático. *UNEP - UN Environment Programme*.

Wfpusa. (s. f.). 8 Facts About How Food Waste and Global Hunger Are Connected. *World Food Program USA*.

World Health Organization. (s. f.). *Heatwaves*.

World Meteorological Organization. (1979). World Climate Conference - extended summaries of papers presented at the conference: A conference of experts on climate and Mankind. *World Meteorological Conference-1 (WCC-1)*.

Zillman, J. (2009). A History of Climate Activities. *WMO Bulletin, 58*.

Parte III
PROBLEMAS DE SALUD PREVALENTES EN UN MUNDO GLOBALIZADO

8. Enfermedades emergentes y reemergentes en el contexto de la actual crisis sociosanitaria

Valeria Stuardo Ávila

Una nueva transición epidemiológica

En 1971, el epidemiólogo Abdel Omran estableció por primera vez el concepto de transición epidemiológica; es decir, el cambio en los patrones de salud-enfermedad desde las causas de morbilidad y mortalidad dominadas por enfermedades infecciosas hacia enfermedades degenerativas, vinculando directamente este cambio con la estructura poblacional (Omran, 1971). Durante aproximadamente medio siglo, las enfermedades crónicas no transmisibles han tenido gran relevancia por su gran impacto en la morbilidad y mortalidad a nivel mundial; sin embargo, la epidemia de Covid-19 nos demuestra que ciertamente es posible que estemos siendo testigos de la nueva transición epidemiológica. Esta gran crisis humanitaria y de salud nos obliga a mirar los efectos que la globalización ha provocado en los patrones actuales de salud-enfermedad y cómo las enfermedades transmisibles vuelven a ser protagonistas.

La emergencia sanitaria provocada por el virus SARS-CoV-2, que se inició en la ciudad de Wuhan, China (Hui et al., 2020), a finales del 2019, supone un reto para las sociedades y la salud global, tanto en lo que hoy entendemos como transición epidemiológica, como en la ruptura del concepto positivista de epidemiología del siglo XIX. Las enfermedades transmisibles vuelven a emerger como un problema real que no solo afecta a las sociedades más desfavorecidas, sino que también a los países económicamente desarrollados.

Las enfermedades emergentes y reemergentes han sido un tema de gran interés en la salud pública en las últimas décadas, impulsadas por la investigación comunitaria que se desarrolló a partir de la pandemia del VIH/SIDA a principios de la década de 1980, un foco de investigación y estudio de diferentes disciplinas (Valdés García, s. f.). Actualmente, la salud pública está interesada en la investigación de su determinación social y las causas de su reactivación. Algunos autores consideran a las enfermedades emergentes y reemergentes como"un tema controversial que sin duda alude a un gran problema en la salud humana y rompe los esquemas de linealidad en el proceso de salud basados en el desarrollismo y la transición epidemiológica, tan de moda en algún sector de la literatura" (Franco, s. f.). Detrás de los nuevos paradigmas, la mirada sociocultural será fundamental, y parece absolutamente necesario estudiar los fenómenos de salud lejos del reduccionismo, teniendo en cuenta la complejidad social como una prioridad.

Por sus características dinámicas, las causas de la emergencia y reemergencia de las enfermedades transmisibles deben ser estudiadas en un contexto global, ya que están sujetas a diversos determinantes sociales. La literatura sugiere que se necesita más de un enfoque para abordar el estudio de las enfermedades emergentes y reemergentes (Barreto et al., 2011; Braveman, 2011; Comisión OMS sobre Determinantes Sociales de la Salud, 2008; Heymann, 2005; Semenza et al., 2010). Se deben considerar también, para su control y eliminación, enfoques integrales y multisectoriales, garantizando respuestas rápidas, intervenciones preventivas a nivel comunitario, acceso a los sistemas de salud, incluyendo diagnósticos oportunos y tratamientos adecuados que consideren los determinantes sociales responsables de la mayoría de las desigualdades en salud. (Ehrenberg & Ault, 2005; Schneider et al., 2011).

Algunos autores incluso plantean la transformación de categorías epidemiológicas para comprender los procesos sociales de algunas enfermedades. Así, el proceso de transmisión podría pasar de ser una simple movilización de un agente infeccioso a ser descrito como un proceso dinámico que surge de la interacción de diversos factores o, dicho de otra manera, el proceso de contagio como producto del contexto histórico y social (Piñeros, 2010).

De esta forma, no solo podríamos analizar la etiopatogenia de las enfermedades (causas y mecanismos de una enfermedad), sino que también, bajo una perspectiva sociocultural, las condiciones en las que las personas viven, trabajan y se interrelacionan, que son las "causas detrás de las causas" de la enfermedad.

Impacto social de las enfermedades emergentes y reemergentes

Es muy probable que actualmente estemos observando —siendo testigos— de la nueva transición epidemiológica, iniciada por una de las peores pandemias del último siglo, expresada en sus consecuencias por el gran impacto social que ha provocado, afectando a los diversos territorios de manera diferencial. Aunque la actual crisis sociosanitaria afecta a todos los países del mundo, no lo hace con todas las poblaciones por igual.

Esta crisis ha vuelto a poner de manifiesto que las desigualdades sociales afectan de forma injusta a las personas más vulnerables. La pandemia del SARS-CoV-2 se ha extendido dentro de los países, siendo las poblaciones marginadas, como las minorías étnicas y las personas con un nivel socioeconómico bajo, las que se han visto afectadas de manera desproporcionada (Greenaway et al., 2020). Los migrantes, por ejemplo, pueden ser particularmente vulnerables a los impactos directos e indirectos del Covid-19 o de algunas infecciones de transmisión sexual.

Población migrante

La posibilidad de que las poblaciones migrantes reciban atención médica adecuada y hagan frente a los impactos económicos, sociales y psicológicos de la pandemia puede verse afectada por una variedad de factores que a menudo están relacionados con su estatus migratorio, tales como sus condiciones de vida y trabajo, la falta de consideración de su diversidad cultural y lingüística, xenofobia, sus limitados conocimientos y redes locales o, su nivel de inclusión en las comunidades de acogida (*The Lancet*, 2006) (Guadago, 2020).

En muchos países, los migrantes no se benefician de un acceso igualitario a la atención médica como los ciudadanos de los países receptores, especialmente cuando se encuentran en situación irregular o con visas de corto plazo. Las respuestas de los sistemas de salud y de inmigración mal gestionadas, inadecuadas o discriminatorias pueden tener múltiples consecuencias negativas para la salud de los migrantes y las comunidades con las que interactúan (Vearey et al., 2020) (Van Durme, s. f.). Las lecciones de epidemias anteriores muestran que las desigualdades en salud y las condiciones de salud subyacentes podrían afectar específicamente y de manera desproporcionada la morbilidad y la mortalidad entre las poblaciones desfavorecidas (Quinn & Kumar, 2014; Shaaban et al., 2020).

Diversas revisiones de literatura han identificado barreras potenciales para el uso de los servicios de salud por parte de la población migrante. Entre los hallazgos destaca la influencia del contexto del sistema de salud como un elemento importante que determina las diferencias en el uso de los servicios de atención primaria y especializada (Pitkin Derose, et al., 2009; Rivers & Patino, 2006). También se han identificado barreras de acceso vinculadas al lugar de nacimiento, idioma, religión, etnia, raza y otros factores culturales. La exclusión social y la discriminación no solo están relacionadas con el acceso a la salud, sino que además permean todas las etapas del proceso migratorio (Abubakar et al., 2018; Scheppers et al., 2006). Los inmigrantes irregulares, que no tienen acceso a los servicios de salud ni la capacidad de pagar por su atención de salud encuentran innumerables barreras para acceder a un trabajo seguro y legal. El miedo a la deportación tiene múltiples efectos sobre el bienestar emocional y la salud mental, e impacta en la disposición y capacidad a buscar servicios de salud (Foad et al., s. f.; Hacker et al., 2015).

La pandemia Covid-19 y las medidas adoptadas por algunos gobiernos, incluidos los bloqueos económicos, han dado como resultado la reducción de las prestaciones de atención primaria de salud en algunos lugares, dificultando el acceso a programas básicos de salud pública, como vacunas, tratamiento para la tuberculosis y/o VIH/SIDA, salud sexual y reproductiva, incluida la planificación familiar, entre otros (Regional Inter-Agency Coordination Platform (R4V), 2021; Guadago, 2020).

Salud sexual

El reconocimiento de los derechos sexuales es inherente a la salud sexual, lo que implica que las personas tienen derecho a la libertad sexual, la privacidad, la equidad, el placer y a elegir libre y responsablemente (WHO, 2002). Los derechos sexuales incluyen el derecho de todas las personas, libres de coacción, discriminación y violencia al más alto nivel posible de salud sexual, incluido el acceso a servicios de salud sexual y reproductiva, buscar, recibir e impartir información relacionada con la sexualidad; educación sexual, entre otros (WHO, 2017). Los Objetivos de Desarrollo Sostenible buscan garantizar como prioridad el acceso a los servicios de salud sexual y reproductiva, incluida la planificación familiar, la información y la educación, y la integración de la salud reproductiva en las estrategias y programas nacionales; además, buscan eliminar todas las formas de violencia contra todas las mujeres y niñas en los ámbitos público y privado.

Si bien existen estudios que muestran la emergencia de algunos tipos de enfermedades transmisibles en poblaciones migrantes, se sabe que la contribución de los migrantes al aumento de la incidencia de enfermedades endémicas está relacionada con las condiciones de vida y de trabajo en las que las personas llegan a los países y a las debilidades de los sistemas para incluir estas poblaciones (Monge-Maillo et al., 2009; Valerio et al., 2009). Se ha visto, por ejemplo, que el bajo acceso a servicios preventivos, exámenes y vacunación, u otros factores determinantes como el tipo de trabajo, la precariedad social y económica y el desarraigo cultural y emocional pueden ser factores de riesgo para el VIH y otras infecciones de transmisión sexual (ITS) (Folch et al., 2009; Leyva-Flores et al., 2013; Caro-Murillo et al., 2010; "Cortez et al., s. f.).

En las políticas de salud han predominado las soluciones enfocadas al tratamiento de enfermedades, sin incorporar adecuadamente intervenciones sobre las causas detrás de las causas, como acciones en el entorno social. Estudios realizados en países con antecedentes de procesos migratorios muestran que existe una distribución desigual en la prevalencia de la violencia de género según el país de origen, afectando en mayor medida a las mujeres migrantes; además, el patrón de fecundidad es superior al de las mujeres nativas (Luque Fernández & Bueno-Cavanillas, 2009; Vives-Cases et al., 2009).

Los servicios de salud de fácil acceso, tanto preventivos como curativos, permiten atender las necesidades de salud de los migrantes antes de que se enfermen gravemente, lo que reduce los costos generales para los sistemas de salud en los países receptores. Esto se hace patente en el caso de los movimientos a través de las fronteras internacionales, donde los retrasos en la búsqueda de atención o tratamiento para enfermedades infecciosas como el VIH se asocian con múltiples factores, incluido el miedo a vincularse con los servicios públicos para personas sin estatus legal definido (Foad et al., s. f.). Algunos grupos de migrantes —incluyendo los refugiados, los solicitantes de asilo y los migrantes en situación irregular— pueden ser particularmente vulnerables a las enfermedades infecciosas y experimentar peores resultados de salud que la población de acogida (Hui et al., 2018).

Desafíos para la vigilancia epidemiológica global

La pandemia de Covid-19 también ha impactado los sistemas de vigilancia de salud pública a nivel mundial, mostrando sus fortalezas, pero sobre todo sus debilidades y desafíos urgentes. Se requiere una respuesta global a los brotes epidémicos, así como una mejoría de los sistemas de vigilancia local a nivel país.

La respuesta global a emergencias de Salud Pública y el sistema de monitoreo y evaluación del Reglamento Sanitario Internacional (RSI) (WHO, 2005) se integra a través de la Red Global de Alerta y Respuesta a Brotes Epidémicos (GOARN, por su sigla en inglés). GOARN es un mecanismo de colaboración técnica de instituciones y redes que unen sus recursos humanos y técnicos para dar respuesta a alertas de salud y desastres a nivel mundial, conformado por más de 250 instituciones técnicas y redes de trabajo en más de 90 países a nivel mundial. Entre los socios se encuentran varias organizaciones de las Naciones Unidas, ONGs de ayuda humanitaria, representaciones de los ministerios de salud de los países adscritos al RSI, entre otros.

El RSI —aprobado en el año 2005 y puesto en marcha el año 2007— es un consenso internacional cuyos objetivos son prevenir, proteger, controlar y restringir los riesgos a la Salud Pública vinculados a brotes epidémicos, a través de una serie de recomendaciones para la movilidad internacional en emergencias de salud (personas, equipaje, carga, contenedores, transporte, paquetes postales, etc.). En él, se establecen las reglas básicas para el control de los distintos puntos de entrada a los países (aeropuertos, puertos, pasos fronterizos terrestres), las medidas de salud pública para los viajeros y diversos documentos sanitarios.

Es el director general de la Organización Mundial de la Salud y su Comité Asesor y de Supervisión Independiente para el Programa de Emergencias Sanitarias de la OMS los que determinan si la emergencia sanitaria es una Emergencia de Salud Pública de Importancia Internacional (ESPII). Esto es "un evento extraordinario que, de acuerdo con el RSI, se determina que constituye un riesgo para la salud pública de otros Estados debido a la propagación internacional de una enfermedad, y que podría requerir una respuesta internacional coordinada". Cuando se declara una ESPII a nivel mundial, el objetivo principal es garantizar la seguridad sanitaria mediante la aplicación del RSI. Así, todo el sistema global de alerta y respuesta de la OMS garantiza la vigilancia del evento y la rápida evaluación del riesgo, la comunicación de la información necesaria para la toma de decisiones y la coordinación eficaz de las actividades de respuesta.

Desde la entrada en vigor del RSI (2007), se han declarado seis ESPII en el mundo: Influenza pandémica A (H1N1), en abril del 2009; la propagación internacional del polio virus salvaje, en mayo del 2014; la epidemia de enfermedad por el virus del Ébola en África occidental, en agosto del 2014; el grupo de casos de malformaciones congénitas y otros trastornos neurológicos relacionados con el virus del Zika, en febrero del 2016; la epidemia de enfermedad por el virus del Ébola en la República del Congo, en octubre del 2019, y la enfermedad Covid-19 causada por el virus SARS-CoV-2 en Wuhan, China, en enero del 2020.

Ya desde una perspectiva histórica, si bien podríamos decir que la vigilancia en salud pública data de hace miles de años, el concepto moderno de vigilancia proviene de la época del epidemiólogo John Snow (1813-1858), quien vinculó datos epidemiológicos relacionados con brotes de cólera en Londres con intervenciones comunitarias (Choi, 2012). La vigilancia de la salud pública se define como "la recopilación sistemática, el análisis y la interpretación de datos con fines de salud pública y la consecuente difusión de la información para la generación de una respuesta oportuna y de evaluaciones, en el caso de que sea necesario" (WHO, 2005). Los principios de la vigilancia de la salud pública son abordar un problema o cuestión de salud pública definido y utilizar los datos para guiar los esfuerzos que protegerán y promoverán la salud de la población (Hall et al., s. f.). La información proveniente de diversas fuentes de datos se puede incorporar en las actividades de vigilancia de la salud pública, por ejemplo leyes y reglamentos o determinantes sociales de la salud.

Uno de los principales componentes de la vigilancia de la salud pública es el desarrollo sistemático de indicadores (Choi, 1998). Los otros componentes de la vigilancia de la salud pública incluyen la recopilación, el análisis y la interpretación de datos y la difusión oportuna de los hallazgos. Además, el sistema de vigilancia debe ser capaz de evaluar las acciones de salud pública, incluido el propio sistema de vigilancia (Choi, 2012). Los usos de los datos de la vigilancia en salud pública pueden ser múltiples; entre ellos, alerta temprana, evaluación de impacto, desarrollo e implementación de intervenciones, evaluación de intervenciones, evaluación de riesgos y apoyo a la investigación en salud pública, entre otros (Choi, 2012; The World Bank, s. f.).

La terminología de vigilancia epidemiológica fue incorporada en 1965 por la OMS y su definición es "el estudio epidemiológico de una enfermedad como un proceso dinámico que involucra la ecología del agente infeccioso, el huésped, los reservorios y los vectores, así como los complejos mecanismos involucrados en la propagación de la infección".

Algunos autores la diferencian de la vigilancia en salud pública, argumentando que la epidemiología es una disciplina amplia que incorpora la investigación y la formación (Thacker et al. & Centers for Disease Control, 2012). Otros argumentan que la vigilancia de salud pública se destaca por brindar información a quienes establecen políticas e implementan programas; si esto no es así, la consideran solo información de salud y no información de vigilancia (Lee et al., s. f.).

El concepto vigilancia epidemiológica se vincula especialmente al estudio de enfermedades transmisibles, término que también se empezó a utilizar con la epidemia de VIH que se inició en la década de los ochenta. En 1989, la Organización Mundial de la Salud elaboró los primeros estándares para la vigilancia de la infección por VIH. En sus primeros años, los sistemas de monitoreo se limitaban principalmente a la notificación de casos de VIH/SIDA (vigilancia de primera generación / vigilancia pasiva). Con este tipo de vigilancia, la información de otras fuentes no estaban disponibles, los grupos más vulnerables o expuestos no podían ser identificados, ni tampoco podían ser explicados los cambios en las tendencias de la epidemia. Así surge la vigilancia del VIH de segunda generación (VSG/vigilancia activa), que permite analizar los diferentes factores que inciden en el comportamiento de la epidemia, los aspectos sociales, económicos y culturales de la transmisión del VIH y otras ITS. El principal objetivo de la VSG es monitorear la epidemia y las tendencias de comportamiento de alto riesgo, con el fin de proporcionar información vital para diseñar programas de prevención y evaluar su impacto (Grupo de Trabajo Onusida/ OMS para la vigilancia mundial del VIH/SIDA e ITS, 2005; Onusida-OMS, 2005; Organización Panamericana de la Salud, 2009). En general, la VSG del VIH/ITS se basa en la realización de vigilancia biológica (vigilancia serológica centinela de poblaciones vulnerables, exámenes de rutina en donantes de sangre, etc.); vigilancia del comportamiento (estudios transversales repetidos de la población general y subgrupos específicos de la población), y otras fuentes de información (vigilancia de casos de VIH/SIDA, registros de defunciones, etc.).

Diferentes autores han discutido el futuro y los desafíos de la vigilancia en salud pública. Los temas principales incluyen mejorar la vigilancia hacia un sistema más integral para recolectar datos sobre factores de riesgo, estrategias de intervención y prevención, buscando nuevas soluciones que incluyan indagar en las interacciones entre factores biológicos, sociales, psicológicos y ambientales; desarrollar sistemas de recolección de datos a gran escala, basados en la población y a favor del sistema de vigilancia universal y activa, así como múltiples metodologías y procesos sistemáticos de selección de indicadores; vincular el sistema de vigilancia con un sistema de análisis de datos eficiente que pueda producir señales de alerta temprana para las tendencias de salud y factores de riesgo; proporcionar mecanismos directos y efectivos para proveer información en el proceso de toma de decisiones de salud pública; desarrollar mejores formas de difundir la información incluyendo la comunicación de riesgos, y lograr la salud para todos, independientemente de la edad, la raza o el nivel socioeconómico, incluida la oportunidad de contribuir en el proceso de toma de decisiones (Choi, 1998, 2012; Choi & Pak, 2001; Hall et al., s. f.).

Así, la evidencia muestra que la vigilancia en salud pública convencional se basa principalmente en la notificación de casos de enfermedad a través de los circuitos de atención de salud de los países, lo que permite generar estadísticas y una rápida respuesta a eventos y emergencias sanitarias. Sin embargo, no indaga en los múltiples determinantes de la enfermedad, tampoco permite caracterizar o profundizar en aspectos relevantes de la salud en las poblaciones más vulnerables. Podríamos decir que la excepción es la vigilancia activa que se realiza especialmente en estudios bioconductuales en VIH/ITS. Por lo tanto, para expandir los alcances de la vigilancia actual, durante algunos años se ha discutido la necesidad de otro enfoque, un enfoque amplio que involucre a los miembros de la comunidad en la identificación y notificación de los eventos de salud que ocurren en los territorios (Guerra et al., 2019).

La Vigilancia de Base Comunitaria (VBC) es un proceso participativo activo destinado a detectar, informar, responder y monitorizar eventos de salud en la comunidad. Sobre este tema, la literatura muestra que, a pesar de ser una estrategia innovadora desarrollada formalmente hace no más de 20 años, la VBC también presenta una serie de limitaciones y desafíos relacionados principalmente con sus aplicaciones al estudio de brotes epidémicos en países de bajos ingresos. Otras áreas que necesitan mejoras incluyen el abordaje de las poblaciones de difícil acceso, la selección de miembros de la comunidad adecuados para la recopilación y reporte de datos, la integración de la VBC dentro del sistema de vigilancia general, la expansión de la vigilancia más allá de los países de bajos ingresos, considerando su implementación allí donde las poblaciones vulnerables la necesiten, enfocándose de forma prioritaria en los determinantes de la enfermedad (no solo en la enfermedad) y vinculándose con las organizaciones de base comunitaria en un sistema de recolección de datos permanente y vinculada a los sistemas sanitarios formales, entre otros (Guerra, Acharya, et al., 2019; Guerra, Bayugo, et al., 2019).

Así, la pandemia del Covid-19 nos muestra que tanto la respuesta de los sistemas de vigilancia a nivel global como local (en el marco del concepto amplio de vigilancia en salud pública) tendrá que asumir los desafíos relacionados con la rápida propagación de las enfermedades emergentes y reemergentes y el gran impacto social que generan estas crisis de salud a nivel mundial, especialmente en las poblaciones más desfavorecidas. Será necesario que el único consenso internacional actualmente disponible, el RSI, adapte su contenido y alcance, para asegurar que las medidas de prevención y control de los brotes epidémicos sean equitativas en su implementación y puedan llegar a todos por igual, respetando los derechos humanos en todo el mundo. También será necesario que los países aborden el impacto social de la epidemia desde una mirada sistémica e integradora, además de articular iniciativas país que permitan mejorar la orgánica institucional vinculante, no solo para dar respuestas rápidas a las emergencias sanitarias, sino que también para tener referentes técnicos que permitan la toma de decisiones pertinentes y con perspectiva real de salud poblacional.

REFERENCIAS

Abubakar, I., Aldridge, R. W., Devakumar, D., Orcutt, M., Burns, R., Barreto, M. L., ... Zhou, S. (2018). The UCL–Lancet Commission on Migration and Health: The health of a world on the move. *The Lancet, 392*(10164), 2606-2654. https://doi.org/10.1016/S0140-6736(18)32114-7.

Barreto, M. L., Teixeira, M. G., Bastos, F. I., Ximenes, R. A., Barata, R. B. & Rodrigues, L. C. (2011). Successes and failures in the control of infectious diseases in Brazil: Social and environmental context, policies, interventions, and research needs. *The Lancet, 377*(9780), 1877-1889. https://doi.org/10.1016/S0140-6736(11)60202-X.

Braveman, P. (2011). Accumulating knowledge on the social determinants of health and infectious disease. *Public Health Reports, 126*(SUPPL. 3), 28-30. https://doi.org/10.1177/00333549111260s306.

Caro-Murillo, A. M., Castilla Catalán, J. & Amo Valero, J. del. (2010). Epidemiología de la infección por VIH en inmigrantes en España: Fuentes de información, características, magnitud y tendencias. *Gaceta Sanitaria, 24*(1), 81-88. https://doi.org/10.1016/j.gaceta.2009.06.009.

Choi, B. (1998). Perspectives on epidemiologic surveillance in the 21st century. *Chronic Dis Can, 19*(4), 145-151.

———— (2012). The Past, Present, and Future of Public Health Surveillance. *Scientifica, 2012* (Table 1), 1-26. https://doi.org/10.6064/2012/875253.

Choi, B. & Pak, A. (2001). Lessons for surveillance in the 21st century: A historical perspective from the past five millennia. *Sozial- und Praventivmedizin, 46*(6), 361- 368. https://doi.org/10.1007/BF01321662.

Comisión OMS sobre Determinantes Sociales de la Salud. (2008). Informe final de la Comisión OMS sobre Determinantes Sociales de la Salud. *Subsanar las desigualdades en una generación: Alcanzar la equidad sanitaria actuando sobre los determinantes sociales de la salud,* 31.

Cortez A., Loredo P., Donoso C. Diagnóstico de riesgo y vulnerabilidad frente al VIH/SIDA en jóvenes inmigrantes peruanos. Santiago de Chile: Ed. Sin Fronteras; 2007. (s. f.).

Ehrenberg, J. P. & Ault, S. K. (2005). Neglected diseases of neglected populations: Thinking to reshape the determinants of health in Latin America and the Caribbean. *BMC Public Health, 5,* 1-13. https://doi.org/10.1186/1471-2458-5-119.

Foad, H. S., Katz, R. & Migration, I. O. for. (s. f.). *World Migration Report 2020 (full report). European Journal of Political Research Political Data Yearbook* (Vol. 54).

Folch, C., Sanclemente, C., Esteve, A., Martró, E., Molinos, S. & Casabona, J. (2009). Diferencias en las características sociales, conductas de riesgo y prevalencia de infección por el virus de la inmunodeficiencia humana e infecciones de transmisión sexual entre trabajadoras del sexo españolas e inmigrantes en Cataluña. *Medicina Clínica, 132*(10), 385-388. https://doi.org/10.1016/j.medcli.2008.05.019.

Franco, A. (s. f.). *Salud Global. Política Pública, derechos sociales y globalidad. Medellín.* Editorial Universidad de Antioquia; agosto de 2010. Pp. 113-115.

Greenaway, C., Hargreaves, S., Barkati, S., Coyle, C. M., Gobbi, F., Veizis, A. & Douglas, P. (2020). Covid-19: Exposing and addressing health disparities among ethnic minorities and migrants. *Journal of travel medicine, 27*(7), 1-3. https://doi.org/10.1093/jtm/taaa113.

Grupo de trabajo Onusida/OMS para la vigilancia mundial del VIH/SIDA e ITS. (2005). Guías sobre la Vigilancia del VIH de Segunda Generación.

Guadago, L. (2020). Migrants and the Covid-19 pandemic: An initial analysis. *Migration Research Series*, (60), 1-28.

Guerra, J., Acharya, P. & Barnadas, C. (2019). Community-based surveillance: A scoping review. *PLoS ONE, 14*(4), 1-25. https://doi.org/10.1371/journal.pone.0215278.

Guerra, J., Bayugo, Y., Acharya, P., Adjabeng, M., Barnadas, C., Bellizzi, S., … Cognat, S. (2019). A definition for community-based surveillance and a way forward: Results of the who global technical meeting, France, 26 to 28 june 2018. *Eurosurveillance, 24*(2), 26-29. https://doi.org/10.2807/1560-7917.ES.2019.24.2.1800681.

Hacker, K., Anies, M., Folb, B. L. & Zallman, L. (2015). Barriers to health care for undocumented immigrants: A literature review. *Risk Management and Healthcare Policy, 8*, 175-183. https://doi.org/10.2147/RMHP.S70173.

Hall, H. I., Correa, A., Yoon, P. W., Braden, C. R. (s. f.). Centers for Disease Control and Prevention. Lexicon, definitions, and conceptual framework for public health surveillance. MMWR Suppl. 2012 Jul 27; 61(3), 10-4. PMID: 22832991.

Heymann, D. L. (2005). Social, behavioural and environmental factors and their impact on infectious disease outbreaks. *Journal of public health policy, 26*(1), 133-139. https://doi.org/10.1057/palgrave.jphp.3200004.

Hui, C., Dunn, J., Morton, R., Staub, L. P., Tran, A., Hargreaves, S., … Pottie, K. (2018). Interventions to improve vaccination uptake and cost effectiveness of vaccination strategies in newly arrived migrants in the EU/EEA: A systematic review. *International Journal of Environmental Research and Public Health, 15*(10). https://doi.org/10.3390/ijerph15102065.

Hui, D. S., Azhar, E. I., Madani, T. A., Ntoumi, F., Kock, R., Dar, O., … Petersen, E. (2020). The continuing 2019-nCoV epidemic threat of novel coronaviruses to global health — The latest 2019 novel coronavirus outbreak in Wuhan, China. *International Journal of Infectious Diseases, 91*, 264-266. https://doi.org/10.1016/j.ijid.2020.01.009.

Leyva-Flores, R., Quintino-Pérez, F., En, M. C., Figueroa-Lara, A., Cuadra, M., Smith, D. & García, C. (2013). Acceso a servicios de prevención de ITS y VIH en trabajadoras sexuales en zonas fronterizas de Centroamérica, *55*(1).

Lisa M. Lee, Steven M. Teutsch, Stephen B. Thacker and M. E. S. L. (s. f.). *Principles & Practice of Public Health Surveillance* (3rd Ed.). Published to Oxford Scholarship Online: September 2010. https://doi.org/10.1093/acprof:oso/9780195372922.001.0001.

Luque Fernández, M. Á. & Bueno-Cavanillas, A. (2009). La fecundidad en España, 1996-2006: Mujeres de nacionalidad extranjera frente a españolas. *Gaceta Sanitaria, 23*(SUPPL. 1), 67-71. https://doi.org/10.1016/j.gaceta.2009.03.004.

Monge-Maillo, B., Jiménez, B. C., Pérez-Molina, J. A., Norman, F., Navarro, M., Pérez-Ayala, A., … López-Vélez, R. (2009). Imported Infectious Diseases in Mobile Populations, Spain. *Emerging Infectious Diseases, 15*(11), 1745-1752. https://doi.org/10.3201/eid1511.090718.

Omran, A. (1971). La transición epidemiológica: Una teoría de la epidemiología del cambio poblacional. 1971. *The Milbank Memorial Fund Quarterly, 49*(1), 509-538.

Onusida-OMS. (2005). Guías Prácticas para poner en marcha la vigilancia del VIH de segunda generación.

Organización Panamericana de la Salud. (2009). *Definición de la OMS de caso de infección por el VIH a efectos de vigilancia y revisión de la estadificación clínica y de la clasificación inmunológica de la enfermedad relacionada con el VIH en adultos y niños.* Organización Mundial de la Salud.

Piñeros, J. G. (2010). Malaria and social health determinants: A new heuristic framework from the perspective of Latin American social medicine. *Biomedica, 30*(2), 178-187. https://doi.org/10.7705/biomedica.v30i2.181.

Pitkin Derose, K., Bahney, B. W., Lurie, N. & Escarce, J. J. (2009). Immigrants and health care access, quality, and cost. *Medical Care Research and Review* (Vol. 66). https://doi.org/10.1177/1077558708330425.

Quinn, S. C. & Kumar, S. (2014). Health inequalities and infectious disease epidemics: A challenge for global health security. *Biosecurity and Bioterrorism, 12*(5), 263-273. https://doi.org/10.1089/bsp.2014.0032.

Regional Inter-Agency Coordination Platform (R4V). (2021). Regional Refugee and Migrant Response Plan January - December 2021, (December), 1-252.

Rivers, P. A. & Patino, F. G. (2006). Barriers to health care access for Latino immigrants in the USA. *International Journal of Social Economics, 33*(3), 207-220. https://doi.org/10.1108/03068290610646234.

Scheppers, E., Van Dongen, E., Dekker, J., Geertzen, J. & Dekker, J. (2006). Potential barriers to the use of health services among ethnic minorities: A review. *Family practice, 23*(3), 325-348. https://doi.org/10.1093/fampra/cmi113.

Schneider, M. C., Aguilera, X. P., Da Silva Junior, J. B., Ault, S. K., Najera, P., Martinez, J., ... Periago, M. R. (2011). Elimination of neglected diseases in Latin America and the Caribbean: A mapping of selected diseases. *PLoS Neglected Tropical Diseases, 5*(2). https://doi.org/10.1371/journal.pntd.0000964.

Semenza, J. C., Suk, J. E. & Tsolova, S. (2010). Social determinants of infectious diseases: A public health priority. *Euro surveillance: Bulletin européen sur les maladies transmissibles = European communicable disease bulletin, 15*(27), 2-4. https://doi.org/10.2807/ese.15.27.19608-en.

Shaaban, A. N., Peleteiro, B. & Martins, M. R. O. (2020). The Writing's on the Wall: On Health Inequalities, Migrants, and Coronavirus. *Frontiers in Public Health, 8*(September), 1-4. https://doi.org/10.3389/fpubh.2020.00505.

Thacker, S. B., Qualters, J. R., Lee, L. M. & Centers for Disease Control. (2012). Public health surveillance in the United States: Evolution and challenges. *Morbidity and mortality weekly report. Surveillance summaries (Washington, D.C.: 2002), 61 Suppl,* 3-9.

The Lancet. (2006). Migration and health: A complex relation. *Lancet, 368*(9541), 1039. https://doi.org/10.1016/S0140-6736(06)69423-3.

The World Bank. (s. f.). Public Health Surveillance Toolkit.

Valdés García, L. (s. f.). Pobreza y enfermedades emergentes y reemergentes. *Medisan 2000; 4*(1): 39-50.

Valerio, L., Roure, S., Rubiales, A., Dolors Tenas, M., Fernández-Rivas, G., Martínez-Cuevas, O. & Moreno, N. (2009). Enfermedades infecciosas importadas asociadas a los desplazamientos internacionales de inmigrantes adultos en visita a familiares y amigos. *Gaceta Sanitaria, 23*(SUPPL. 1), 86-89. https://doi.org/10.1016/j.gaceta.2009.09.006.

Van Durme, C. (s. f.). "Firewall": A tool for safeguarding fundamental rights of undocumented migrants. Platform for International Cooperation on Undocumented Migrants, 19 December 2017.

Vearey, J., Hui, C. & Wickramage, K. (2020). 7 Migration and health: Current issues, governance and knowledge gaps. *World Migration Report, 2020*(1), 212-249. https://doi.org/10.1002/wom3.17.

Vives-Cases, C., Gil-González, D., Plazaola-Castaño, J., Montero-Piñar, M. I., Ruiz-Pérez, I., Escribà-Agüir, V., … Torrubiano-Domínguez, J. (2009). Violencia de género en mujeres inmigrantes y españolas: Magnitud, respuestas ante el problema y políticas existentes. *Gaceta Sanitaria, 23*(SUPPL. 1), 100-106. https://doi.org/10.1016/j.gaceta.2009.07.008.

WHO. (2002). Defining sexual health Sexual health document series. *WHO publications*, (January), 1-35.

——— (2005). *International Health Regulations*.

——— (2017). Sexual health, human rights and the law. *Share-Net International*.

9. Enfermedades no transmisibles vinculadas a la dieta: Una mirada desde la Salud Global

Lorena Rodríguez Osiac, Deborah Navarro Rosenblatt, Marcela Araya Bannout

Introducción

Las enfermedades no transmisibles (ENT) se refieren a un grupo de condiciones no infecciosas con consecuencias para la salud a largo plazo entre las que se describen los cánceres, las enfermedades cardiovasculares, diabetes, enfermedades pulmonares crónicas y enfermedades de salud mental, como las más significativas. Muchas de estas enfermedades se pueden prevenir mediante la reducción de sus factores de riesgo comunes, tales como el consumo de tabaco, el consumo nocivo de alcohol, la inactividad física y las dietas poco saludables.

Las ENT son la principal causa de muerte y discapacidad en el mundo, matando a más de 40 millones de personas cada año, lo que equivale al 71% de las muertes que se producen en el mundo. 15 millones de estas son muertes prematuras, situación que además se concentra en países de bajos y medianos ingresos, determinando desigualdades injustas y evitables.

Los Objetivos de Desarrollo Sostenible plantean la salud y el bienestar como una meta, y el mundo no lo está logrando; reducir muertes prematuras por ENT sin abordar los problemas de fondo no parece posible.

La alimentación poco saludable y su impacto en nuestra salud y en nuestro planeta es un problema global. A pesar de que se habían logrado ciertos progresos en materia de desnutrición, la alimentación no es más saludable y las exigencias son cada vez mayores para el medio ambiente, mientras además persisten niveles inaceptables de hambre. Los costos humanos, ambientales y económicos de continuar con esta trayectoria nos harán pagar un precio mucho más alto si no actuamos. El enfoque actual de sindemia global refleja los 3 grandes problemas que nos aquejan hoy: la desnutrición, la obesidad y el cambio climático.

La pandemia por Covid-19 puso en evidencia que estas enfermedades constituyen también un factor de riesgo de gravedad y muerte por enfermedades transmisibles, lo que eleva aún más la relevancia de este problema de salud global y el gran desafío que constituye su abordaje.

El objetivo de este artículo es revisar la situación epidemiológica actual de las ENT vinculadas a la dieta, sus condicionantes y posibles estrategias de intervención basadas en la evidencia disponible.

Epidemiología

Para revisar la epidemiología detallaremos la información en base a las patologías más prevalentes que caen en este rubro de enfermedades, especialmente aquellas vinculadas a la dieta y los estilos de vida. Excluiremos las patologías ligadas a la salud mental por tener condicionantes específicos, y ser abordadas en otro capítulo de este libro.

Obesidad

La obesidad es una patología de base inflamatoria que puede dar origen al desarrollo de patologías tales como diabetes tipo II, dislipidemias, enfermedades cardiovasculares y cáncer, entre otras (Pischon & Nimptsch, 2016). Se relaciona directamente con dietas altas en energía y diversos estudios demuestran que el consumo de alimentos ultraprocesados está asociado a su desarrollo (Nardocci et al., 2019; OPS & OMS, 2015; Rauber et al., 2020; Sandoval-Insausti et al., 2020).

Sin considerar la pandemia por SARS-CoV-2, la malnutrición por exceso representa el principal problema de salud pública en Chile, con 74,2% de la población adulta afectada (Ministerio de Salud de Chile, 2017), 64% de las gestantes atendidas en el Sistema Nacional de Servicios de Salud (Minsal, 2018) y 54% de los escolares (Junaeb et al., 2020). En los adultos, la malnutrición por exceso se divide en 39,8% de sobrepeso y 34,4% de obesidad; en las embarazadas la prevalencia de obesidad (32,37%) superó por primera vez al sobrepeso (31,84%) y en niños/as estas cifras muestran 29% para el sobrepeso y 25% para la obesidad (Ministerio de Salud de Chile, 2017).

Las encuestas de salud en Chile muestran que la obesidad es mayor en mujeres que en hombres (38,4% versus 30,3%) y en personas de menor nivel educacional (46,6% en personas con menos de 8 años de educación versus 29,5% en personas con más de 12 años de educación) (Junaeb et al., 2020).

A nivel mundial, según la Organización Mundial de la Salud, en 2016 la malnutrición por exceso en población adulta alcanzó cifras de 52%, con 39% de sobrepeso y 13% de obesidad (OMS, 2021b). En América Latina, las prevalencias son mucho más altas con 83,6% de malnutrición por exceso, destacando México con 75%, seguido por Chile con 74% y en tercer lugar EE.UU. con 71% (FAO et al., 2019).

Diabetes

Existen dos tipos de diabetes: por falla en la producción de insulina y por resistencia a la insulina (Care & Suppl, 2018), esta última íntimamente ligada a la obesidad (Leto & Saltiel, 2012). En Chile, la última encuesta nacional de salud mostró una prevalencia de diabetes de 12,3%, mayor en personas con menos de 8 años de estudio (25,3% versus 7,7% en aquellas con más de 12 años de estudio) (Ministerio de Salud de Chile, 2017).

A nivel mundial, en 2014 la OMS estimó una prevalencia de diabetes de 8,5% (OMS, 2016) y en 2019 la Federación Internacional de la Diabetes la estimó en 9,3%; la mayor parte de estas personas (79,4%) viven en países de ingresos bajos y medios. En la región de las Américas la prevalencia se estima en 9,5% en América Central y del Sur y en 13,3% en América del Norte y el Caribe (International Diabetes Federation (IDF), 2021).

Enfermedades cardiovasculares

Las enfermedades cardiovasculares son un conjunto de patologías que representan la primera causa de mortalidad en Chile. Entre ellas podemos mencionar las enfermedades isquémicas del corazón, enfermedades cerebrovasculares y la enfermedad hipertensiva. Esta última se relaciona estrechamente con el consumo excesivo de sodio (Rust & Ekmekcioglu, 2017). En Chile, la Encuesta Nacional de Salud 2016-17 mostró que el promedio de ingesta diaria de sal por persona fue de 9,4 gramos, cifra que corresponde al doble de lo recomendado por la OMS. La prevalencia de hipertensión arterial fue 27,6%, encontrándose una mayor prevalencia en personas de menor nivel educacional (51% en personas con menos de 8 años versus 15%, en aquellas con más de 12 años de estudios) (Ministerio de Salud de Chile, 2018).

La enfermedad hipertensiva constituye es en sí misma un factor de riesgo para las enfermedades isquémicas del corazón y para la enfermedad cerebrovascular (American Medical Association, 2001; Cecchini et al., 2010). La OMS estima que 1.130 millones de personas en el mundo sufren de hipertensión arterial, 1 de cada 4 hombres y 1 de cada 5 mujeres (OMS, 2021a). Por otro lado, en un estudio realizado en el 2014 con datos provenientes de 135 países, se estimó una prevalencia de 31,6% en hombres y 25,3% en mujeres en países con altos ingresos, y en aquellos de ingresos medios y bajos las prevalencias fueron 31,7% y 31,2% en hombres y mujeres, respectivamente. En América Latina y el Caribe la prevalencia fue de 30,4% para hombres y 32,7% en mujeres (Mills et al., 2016).

Las enfermedades cerebrovasculares e infarto agudo al miocardio se asocian además a niveles de colesterol elevado como resultado de una dieta alta en grasas trans y saturadas, y a la condición de sobrepeso u obesidad (Cecchini et al., 2010). Por otro lado, se han descrito como factores protectores de este grupo de enfermedades el consumo de frutas, vegetales, fibra dietaria y alimentos lácteos (Tong et al., 2020). En Chile, la prevalencia de colesterol elevado en la última encuesta nacional de salud fue de 27,6% (Ministerio de Salud de Chile, 2017). La misma encuesta muestra que el autorreporte de infarto agudo al miocardio fue de 3,3% (3,8% para los hombres y 2,8% para mujeres), alcanzando 10% entre la población de 65 y más años. Para la enfermedad cerebrovascular (accidente cerebrovascular o trombosis) se reportó una prevalencia de 2,6% entre población de 15 y más años, llegando a 8,2% en la población de 65 y más años (Ministerio de Salud de Chile, 2017).

Cáncer

El cáncer ya era la principal causa de muerte en el país hasta antes de la pandemia por SARS-CoV-2 (INE, 2019). Según el American Institute for Cancer Research (AICR), la incidencia mundial de cáncer el año 2018 fue, en orden decreciente, de 11,6% para el cáncer de pulmón, seguida del cáncer de mama (11,57%) y en tercer lugar para el cáncer colorrectal (10,2%) (World Cancer Research Fund & American Institute for Cancer Research, 2018).

En Chile la mayor incidencia es para el cáncer de próstata (12,3%), seguido por el colorrectal (11,1%) y el de mama en tercer lugar (10,1%). Según sexo, en los hombres, encontramos en primer lugar el cáncer de próstata (23,9%), seguido del de estómago (12,5%) y en tercer lugar el cáncer colorrectal (10,9%). En mujeres, la mayor incidencia está dada por el cáncer de mama (20,8%), seguida del colorrectal (11,3%) y en tercer lugar el cáncer de vesícula (7,1%) (Parra-Soto et al., 2020).

Diversos estudios han intentado determinar la relación entre el consumo de alimentos, la obesidad y el cáncer. Esta relación ha sido clasificada en 5 categorías (World Cancer Research Fund & American Institute for Cancer Research, 2018): 1. evidencia convincente de disminución del riesgo; 2. probable disminución del riesgo; 3. probable aumento del riesgo; 4. convincente aumento del riesgo, y 5. efecto substancial sobre riesgo improbable. De acuerdo con esto se encuentra que:

- Para el cáncer de próstata existe un probable aumento del riesgo en hombres con obesidad abdominal y dietas con exceso de energía.
- Para el cáncer de estómago existe un probable aumento del riesgo asociado a alimentos conservados o preservados en sal, en personas obesas con aumento de la grasa abdominal y con el consumo de bebidas alcohólicas.
- Para el cáncer colorrectal existe convincente aumento del riesgo con el consumo de carnes procesadas, en personas con obesidad abdominal y con el consumo de bebidas alcohólicas, y probable aumento del riesgo con el consumo de carnes rojas. Por otro lado, existe una probable disminución del riesgo con el consumo de granos enteros, alimentos ricos en fibra dietaria y productos lácteos.
- Para el cáncer de mama no se ha encontrado relación directa con alimentos específicos, pero existe probable disminución del riesgo en mujeres con mayor grasa corporal entre los 18 y 30 años y con el amamantamiento. Para el cáncer de mama en etapa posmenopáusica existe evidencia convincente de riesgo en mujeres con obesidad abdominal, con el incremento de peso en la adultez y con el consumo de bebidas

alcohólicas. Mientras que en mujeres premenopáusicas el nivel de asociación entre alcohol y cáncer de mama se encuentra en el nivel de probabilidad.

Determinantes

El 80% de las enfermedades cardiovasculares y más del 30% de los cánceres podrían prevenirse eliminando el tabaquismo, el sedentarismo, el uso nocivo de alcohol y dietas insanas. Por otra parte, la obesidad, la hipertensión y la diabetes como consecuencia de estos factores también se constituyen en causas y factores de riesgo para el infarto agudo al miocardio, el ataque cerebrovascular y distintos tipos de cáncer. Todos estos factores y patologías además se superponen, y no es extraño encontrar individuos en los que se presentan 2 o 3 de ellos (Chimeddamba et al., 2015).

Estudios en Chile muestran que las prevalencias de factores de riesgo para ENT se asocian directamente con la edad e inversamente con el nivel socioeconómico, y que las mujeres están en una situación de desmedro frente a los hombres, pese a que en prácticamente todas las sociedades humanas las mujeres tienen expectativas de vida más elevadas que los hombres, aunque no necesariamente de buena calidad (Jadue et al., 1999).

La relación entre dieta insana, sedentarismo, sobrepeso, obesidad y ENT ha sido objeto de múltiples revisiones sistemáticas que demuestran el mayor riesgo de cáncer, enfermedad coronaria, accidente cerebrovascular, diabetes mellitus, resistencia a la insulina, hipertensión arterial y demencia en las personas que se alimentan mal y no practican actividad física periódica. A la inversa, tanto el patrón dietético saludable como la actividad física se asociaron consistentemente con un riesgo reducido en todas las categorías de ENT. A nivel mundial, las calorías obtenidas de la carne, los azúcares y los aceites y grasas han aumentado durante las últimas décadas, y las de alimentos ricos en fibra como los cereales integrales, las legumbres y las raíces han ido disminuyendo. El consumo de alimentos ultraprocesados sigue aumentando con rapidez, especialmente en los países de ingresos bajos y medianos.

Comer carne roja y procesada aumenta el riesgo de desarrollar cáncer colorrectal. Las grasas saturadas y las grasas trans aumentan el colesterol en la sangre y el riesgo cardiovascular. Una mayor ingesta de sodio/sal es un factor de riesgo importante de hipertensión arterial y enfermedades cardiovasculares, y probablemente cáncer de estómago. Las dietas ricas en carne y lácteos también aumentan la presión arterial. El sobrepeso y la obesidad por su parte se asocian con un aumento de la mortalidad total y un mayor riesgo de enfermedad o muerte por enfermedades cardiovasculares, diabetes y varios tipos de cáncer, en parte a través del aumento de la presión arterial alta, el colesterol en la sangre, la resistencia a la insulina y la inflamación. Las dietas ricas en energía, alimentos ultraprocesados, almidones refinados y bebidas azucaradas contribuyen al sobrepeso y la obesidad. Por último, el tabaquismo y la contaminación del aire también se asocian con un mayor riesgo de incidentes de ENT (Peters et al., 2019).

¿Qué hay detrás de todos estos factores de riesgo? Diversos estudios han demostrado que los determinantes sociales de la salud condicionan fuertemente la presencia de factores de riesgo, factores causales y de las ENT. La pobreza, el bajo nivel educacional, la rápida urbanización, la infraestructura inadecuada y el subdesarrollo constituyen elementos comunes a los países, las comunidades y las personas que sufren ENT. Las situaciones de desastre, como la pandemia por Covid-19 afectan aún más a estas poblaciones vulnerables y con altas cifras de ENT (Ngaruiya et al., 2022).

Un determinante social intermedio, es decir que refleja en la práctica cómo influye la posición social en el nivel de salud, de alta relevancia para los factores de riesgo descritos es el entorno alimentario. La noción de entorno alimentario ha ganado valor en la literatura que estudia la conducta alimentaria al constituir un factor fundamental de la facilitación, la obstaculización, la elección y el consumo de alimentos. Los entornos se definen como aquellos ambientes que los individuos y colectivos utilizan para producir, comprar, almacenar, preparar, comer y desechar alimentos. Los entornos alimentarios están influenciados además por las políticas macroeconómicas y los acuerdos de intercambio comercial entre países. La alimentación actualmente es un proceso globalizado. La conducta de un individuo solo puede orientarse a realizar elecciones alimentarias saludables si cuenta con un entorno con disponibilidad y acceso a alimentos de alta calidad. El modelo planteado por Gálvez y colaboradores en Chile plantea que las personas circulamos básicamente en 5 espacios alimentarios, ambiente doméstico, ambiente vía pública, ambiente institucional y organizacional, ambiente de restauración y ambiente de abastecimiento, los que están atravesados por dimensiones culturales y sociales y están relacionados entre sí a través de rutinas derivadas del estilo de vida de los individuos y colectivos que viven en un territorio geográfico común (Espinoza et al., 2017).

El entorno alimentario entonces se constituye en el espacio donde los/las consumidores/as interactúan con el sistema alimentario para tomar sus decisiones alimentarias; por ende, la calidad de estos espacios influye fuertemente en el estado nutricional de la población. Por ejemplo, los alimentos ultraprocesados, que suelen ser hipercalóricos, altos en azúcares, sodio y grasas saturadas o trans, y con bajo contenido de vitaminas, minerales y fibra, comúnmente están más disponibles y tienen un precio menor que el de los alimentos saludables, debido probablemente a los avances tecnológicos y a la liberalización del mercado y la publicidad (HLPE, 2017; Monteiro et al., 2013; Popkin et al., 2012).

Por lo tanto, la conducta alimentaria y la situación nutricional de la población no son independientes de los sistemas alimentarios. El concepto de "sindemia global" reúne las 3 epidemias ya descritas de obesidad, desnutrición y cambio climático. Estas se presentan simultáneamente, interaccionan entre sí sinérgicamente y comparten determinantes sociales como la pobreza y entornos alimentarios poco saludables en contextos de sistemas alimentarios poco sostenibles. Esta es una tríada que impide el desarrollo de los países, comunidades e individuos y que agrava otras situaciones de salud global como la pandemia por Covid-19. El concepto de sindemia global pone de manifiesto que uno de los desafíos más importante al que se enfrentan los seres humanos, el medio ambiente y nuestro planeta es el abordaje integral e integrado de este problema por parte de los Estados, reconociendo que deben realizarse todos los esfuerzos necesarios para superar los factores comunes subyacentes, incluyendo el transporte, el diseño urbano, el uso del suelo, el modelo económico y la producción extractivista, entre otros. Por ejemplo, los sistemas alimentarios no solo impulsan las pandemias de obesidad y desnutrición, sino que también generan entre el 25% y 30% de las emisiones de gases de efecto invernadero (Horton, 2020; Martorell et al., 2020; Swinburn et al., 2019).

La conclusión de esta sección es que sin considerar a los determinantes de las ENT no será posible combatirlas efectivamente, y la solución no es simple.

Estrategias de intervención

Para lograr intervenciones exitosas para el control de las enfermedades crónicas no transmisibles relacionadas con la dieta, es necesario implementar un enfoque y políticas públicas que incorporen estrategias individuales a través del ciclo vital, pero más importante aún es considerar una perspectiva global de sistema alimentario y de determinantes sociales, incorporando medidas estructurales que permitan el acceso y disponibilidad a una dieta saludable y al ejercicio físico y normativas que velen por una producción y comercialización sostenible (Fuster et al., 2020; Hawkes et al., 2015; Sisnowski et al., 2017).

Partiendo desde la primera infancia, las medidas que fomenten y promuevan la lactancia materna exclusiva hasta los seis meses, complementada después de esa edad con la introducción de sólidos de forma de favorecer los hábitos saludables. Entre las medidas más recomendadas y efectivas, la OMS indica que debe regularse el *marketing* de fórmulas lácteas y alimentos para lactantes y debe legislarse el descanso posnatal pagado, así también la capacitación continua de los equipos de salud (Banos et al., 2019; Demirtas, 2012; Navarro-Rosenblatt & Garmendia, 2018; Rollins et al., 2016). Cuando se inicia la etapa preescolar y escolar es necesario involucrar, además de los equipos de salud, a educadores/as y a la comunidad del jardín infantil y escuela, ya que está descrito el rol fundamental de estos modelos en las preferencias alimentarias de niñas, niños y adolescentes (NNA) (Findholt et al., 2011; Leng et al., 2017).

Cuando los NNA comienzan a tomar decisiones es cuando empiezan a estar influenciados por los entornos alimentarios a los que están expuestos, ya sea en el hogar, en sus instituciones educacionales y en sus barrios, por lo que no basta con intervenciones individuales. Toman relevancia las políticas estructurales que mejoren esos ambientes.

Dada la relevancia de mejorar los entornos alimentarios, en el año 2020 el Fondo Mundial para la Investigación en Cáncer (World Cancer Research Fund, WCRF) publicó un reporte con recomendaciones para regular la publicidad de los alimentos procesados y ultraprocesados altos en calorías, grasas, azúcares y sodio (World Cancer Research Fund International, 2020). Este documento sintetiza la vasta cantidad de publicaciones y consenso internacional sobre la efectividad de estrategias de control del *marketing* de alimentos dirigidas a NNA. En este reporte se señala que la protección de NNA de la excesiva exposición a la publicidad es un derecho humano y que es imperativa la implementación de políticas públicas estrictas y exhaustivas. Un ejemplo del impacto de este tipo de políticas en Chile se describe en el artículo de Correa et al. (2020), que mostró una caída de 44% en la exposición a publicidad de alimentos altos en energía, grasas saturadas, azúcares o sodio, después de la implementación de la Ley 20.606, que prohíbe la publicidad dirigida a menores de 14 años de estos alimentos. La exposición a publicidad de alimentos no saludables es mayor en grupos más vulnerables, incluyendo minorías étnicas y menor nivel socioeconómico, según demostró un estudio de Backholer (Backholer et al., 2021).

Este análisis también sugiere que algunas compañías de alimentos y bebidas podrían incluso focalizar su publicidad especialmente en estos grupos.

Para motivar el cambio de conducta en las personas es relevante cautivar su atención, por lo que se han probado nuevas estrategias tecnológicas —internet, redes sociales, plataformas de telefonía móvil y juegos computacionales— para promover cambios en los hábitos de vida. Entre estas estrategias se describe la gamificación o ludificación en la que se usa el juego en situaciones no habituales para inducir el cambio de forma implícita, sin darse cuenta (Chau et al., 2018; Mendoza & Fernández, 2016; Peña et al., 2019). En Chile se implementó esta estrategia en escuelas de una comuna de la Región Metropolitana como parte del programa municipal "Juntos Santiago" (Peña et al., 2019); sus resultados mostraron que esta técnica consiguió disminuir el índice de masa corporal (IMC) en el grupo intervenido en comparación con el grupo de control a los 8 meses. Resultados similares fueron observados en la revisión sistemática de Hamel y Robbins (2013), en la que se determinó el efecto de intervenciones interactivas en sitios web y juegos computacionales para aumentar el consumo de frutas y verduras, disminuir el consumo de grasas, disminuir el IMC y aumentar la actividad física en NNA. Los estudios que incluyeron seguimiento posterior mostraron que estos cambios no se mantuvieron luego de finalizadas las intervenciones.

Otro tipo de estrategias que han mostrado ser exitosas en la inducción de cambios de comportamiento son las llamadas "*nudge*", estrategias de motivación no forzada o sutil, que aprovechan el conocimiento de que las preferencias alimentarias son influenciadas por experiencias previas, factores ambientales, emociones y factores psicológicos (Leng et al., 2017; Marcano-Olivier et al., 2020; Walker et al., 2019). Se han descrito diversos tipos de intervenciones del tipo *nudge* (Bauer & Reisch, 2019), entre los que se encuentran la entrega de información relevante, la imposición de normas sociales, la concientización, la modificación de los ambientes alimentarios y el uso de incentivos dirigidos para modificar las decisiones alimentarias. Intervenciones que incluyen la entrega y aumento de disponibilidad de frutas, verduras y agua en cafeterías, máquinas de ventas de alimentos y quiscos de colegios también han mostrado un aumento en el consumo y preferencias por estos alimentos (Micha et al., 2016). Las intervenciones de educación nutricional a padres, madres y educadores han demostrado poco o nulo efecto en el aumento de productos saludables (Adam & Jensen, 2016; Hodder et al., 2019).

En atención a que actualmente las comidas fuera del hogar son cada vez más frecuentes, se han probado distintas estrategias para controlar el consumo de alimentos menos saludables en esos espacios, tales como la disminución de las porciones, pero no se han visto buenos resultados. Cuando se combinan con etiquetado del menú en forma de semáforo o equivalente se han conseguido algunos pequeños éxitos (Sacco et al., 2017; Sisnowski et al., 2017; Wright & Bragge, 2018). Los mensajes nutricionales positivos en restaurantes y tiendas de ventas de alimentos aumentan el conocimiento de los consumidores respecto a lo saludable, hacen que esos alimentos se perciban como menos sabrosos y también hacen subestimar su contenido calórico, disminuyendo la sensación de culpa al comer, induciendo un mayor consumo (Oostenbach et al., 2019).

El etiquetado nutricional frontal de los alimentos ha sido recomendado por diversas organizaciones internacionales, entre ellas el WCRF (World Cancer Research Fund, 2018), ya que se ha observado que mejora el conocimiento respecto a la calidad nutricional de los alimentos, y también contribuye a la selección de alimentos saludables, especialmente usando el modelo interpretativo de etiquetado (uso de figuras o imágenes). En el caso de Chile, se ha observado que el etiquetado frontal de advertencia obligatorio en los alimentos ha impulsado mayor conocimiento, cambios en la selección de los alimentos y reformulación de los productos por parte de la industria, lo que hace proyectar una disminución de la ingesta de nutrientes críticos (Corvalán et al., 2021; Kanter et al., 2019).

El precio de los alimentos es una variable muy importante dentro de los determinantes de la conducta, constituyéndose en una barrera o un facilitador de acceso, selección y consumo de alimentos saludables o, en su defecto, de alimentos procesados y ultraprocesados (Bukambu et al., 2020). Sobre este mismo tema, una revisión sistemática de 160 estudios sobre elasticidad de precio-demanda mostró que las salidas a comer fuera del hogar a restaurantes y similares son extremadamente sensibles a los precios, así también el consumo de bebidas azucaradas y carnes; por ejemplo, un aumento del precio de las bebidas en 10% disminuye en esa misma proporción su consumo (Andreyeva et al., 2010).

En esa línea, los impuestos a alimentos altos en nutrientes críticos son una estrategia estructural y fiscal muy importante para regular el precio de los alimentos, y ha demostrado tener efectos positivos en la disminución de ingesta de nutrientes críticos y de compra de alimentos procesados y ultraprocesados (Lhachimi et al., 2020; Pfinder et al., 2020). Asimismo, y al igual que con el etiquetado frontal, el WCRF (World Cancer Research Fund, 2018) publicó un informe que resume la evidencia disponible, en relación con impuestos a alimentos no saludables, lo que se suma a las recomendaciones de la OMS (PAHO, 2015) de aplicar impuestos a las bebidas azucaradas como una estrategia efectiva para disminuir el consumo de azúcares y prevención de la obesidad y otras enfermedades asociadas a la dieta. Latinoamérica cuenta con dos países líderes en políticas públicas de alimentación y nutrición relacionadas con impuestos a alimentos no saludables: México y Chile. Los resultados del impuesto implementado a bebidas azucaradas en México (Sánchez-Romero et al., 2020) mostraron que después de la implementación de impuestos el porcentaje de personas que consumían estos líquidos de forma moderada a alta bajó desde 50% al 43%, mientras que el porcentaje de no consumidores subió de 10% a 14%. Chile también muestra una disminución en el consumo de bebidas azucaradas, luego de la implementación de impuestos (Caro et al., 2018; Caro et al., 2020; Nakamura et al., 2018).

Por otra parte, los subsidios a alimentos saludables como otra medida fiscal estructural también han mostrado ser efectivos para aumentar el consumo de frutas y verduras en la población (An, 2013; Sisnowski et al., 2017). La recomendación de la OMS es subsidiar el precio de frutas y verduras frescas en a lo menos 10% e idealmente 30% del precio base (WHO, 2016). La recomendación para obtener un mayor impacto es complementar ambas políticas fiscales: impuestos a los alimentos no saludables y subsidios a los alimentos saludables.

Es importante mencionar que también existe evidencia suficiente que muestra que hay intervenciones que no tienen impacto en el aumento de consumo de frutas y verduras, ni en la disminución del consumo de alimentos altos en nutrientes críticos, ni en la mantención de un peso saludable. Entre estas se encuentra la implementación de guías alimentarias poblacionales (GABA) (FAO, 1996), las que son seguidas por menos del 1% de la población en países de Latinoamérica (FAO, 2014). Asimismo han fracasado las intervenciones que incluyen exclusivamente programas de educación alimentaria, sin tomar en consideración la influencia de los determinantes sociales y el entorno alimentario en los hábitos y conducta de consumo (Contento, 2010).

Gestión de las políticas públicas

En las secciones anteriores concluimos que el abordaje de este problema debe ser integral, intersectorial y con participación ciudadana. Debería desarrollarse un potente relato con contenido argumentativo basado en la epidemiología, en la evidencia causal y en las estrategias efectivas, para realizar un cabildeo bien fundamentado. Es necesario un amplio mapeo de actores que permita vislumbrar el ambiente a favor y en contra de las potenciales políticas y estrategias necesarias de implementar. Esta mirada debe ser de amplitud global. Muchas empresas que se oponen a los cambios son internacionales y ejercen presión a través de sus asociaciones mundiales, de la Organización Mundial de Comercio (OMC) y de los ministerios de Relaciones Exteriores y a un alto nivel político.

Una forma de organización efectiva debe incluir un plan de acción que incluya mecanismos para fomentar y coordinar la participación social y teniendo en consideración que la salud poblacional es el objetivo primordial. Las personas y comunidades deben beneficiarse equitativamente de las intervenciones planteadas, lo que puede obligar a tomar medidas que privilegien a grupos en situación de vulnerabilidad o más desfavorecidos.

Un buen plan de acción también debería ser intersectorial con indicadores y metas para los distintos sectores, observando no solo la reducción de la mortalidad, morbilidad y la exposición a factores de riesgo, sino que también el aumento de la exposición a factores protectores, promoviendo el bienestar y reduciendo las inequidades.

Las intervenciones, ya sean estructurales o individuales, deben estar basadas en evidencia para evitar la inversión de tiempo y dinero que desde el diseño ya sabemos serán un fracaso. Por ejemplo, grandes campañas comunicacionales que promueven los estilos de vida saludables, en tanto los entornos alimentarios y comunitarios no facilitan, e incluso constituyen una barrera, para tomar las opciones promovidas. Este tipo de acciones deberían ser complementarias y simultáneas.

La Organización Mundial de la Salud propone 4 líneas estratégicas que se resumen a continuación (OPS & OMS, 2013):

1   Fortalecer y promover las alianzas multisectoriales con todos los actores pertinentes e incluir en sus agendas económicas, académicas y de desarrollo la relevancia del tema.
2   Reducir la prevalencia de los principales factores de riesgo de las ENT y fortalecer los factores protectores, empleando estrategias basadas en la evidencia e instrumentos de política, tales como la regulación y la vigilancia, y abordar los determinantes sociales, económicos y ambientales de la salud.
3   Mejorar la cobertura, el acceso y la calidad de la atención de las ENT, con énfasis en la atención primaria de la salud incluyendo medidas de prevención y autocuidado.
4   Fortalecer la capacidad de los países para la vigilancia y la investigación sobre las ENT y utilizar los resultados como sustento para la elaboración y ejecución de políticas, programas y estrategias.

Por su parte, la Alianza contra las ENT propone 4 pilares estratégicos (NCD Alliance, 2016):

- Abogacía global para cumplir compromisos políticos sobre la prevención y el control de las ENT.
- Promover la rendición de cuentas por los compromisos, recursos y resultados en la prevención y el control de las ENT.
- Fortalecer la capacidad de las organizaciones y alianzas de la sociedad civil a nivel nacional, regional y global.
- Acercar el conocimiento basado en evidencia a las políticas y prácticas sobre ENT, entre los actores que generan el conocimiento y aquellos que deben llevarlo a la práctica.

La conclusión de esta sección es que es necesario conformar fuerzas técnicas y políticas sólidas, que van más allá de lo nacional a lo regional o incluso mundial, para llevar adelante las estrategias que muchas veces apuntan al corazón del modelo socioeconómico de los países y que requieren avanzar en agendas globales de equidad, basadas en los determinantes sociales.

Conclusiones y desafíos

Las ENT son la causa más importante de muerte y discapacidad en el mundo. Los principales determinantes del problema son las condiciones ambientales adversas ligadas a los fenómenos de globalización, urbanización e industrialización que han tensionado a la sociedad hacia el consumo, cambiando los patrones de dieta, actividad física y estilos de vida en general, afectando especialmente a los países de bajos y medianos ingresos. La evidencia ha demostrado que es posible reducir la incidencia de las ENT y controlar su prevalencia, disminuyendo los factores de riesgo y aumentando los factores protectores a través de intervenciones individuales y poblacionales, destinadas a modificar los determinantes sociales y los entornos alimentarios que dificultan/impiden las elecciones saludables.

Los resultados de la evidencia de políticas públicas que se han implementado para el control y prevención de obesidad y enfermedades crónicas no transmisibles sugieren que las estrategias más exitosas son las que incorporan cambios en todas las etapas del ciclo vital y en el sistema alimentario completo.

La implementación de estrategias a nivel estructural, como lo son impuestos a alimentos altos en nutrientes críticos y subsidios a alimentos saludables son parte de las estrategias más costo-efectivas para promover una alimentación sana.

En síntesis, se requiere compromiso político y alianzas estratégicas sólidas y globales para combatir las fuerzas en oposición al cambio y poder alcanzar las metas planteadas en los Objetivos de Desarrollo Sostenible.

REFERENCIAS

Adam, A. & Jensen, J. D. (2016). What is the effectiveness of obesity related interventions at retail grocery stores and supermarkets? —a systematic review. *BMC Public Health, 16*(1), 1247. https://doi.org/10.1186/s12889-016-3985-x.

American Medical Association. (2001). Executive Summary of the Third Report (NCEP) Expert Panel on Detection, Evaluation, and Treatment of High Blood Cholesterol in Adults (Adult Treatment Panel III). Special communication. *JAMA - Journal of the American Medical Association, 285*(19), 2486-2497.

An, R. (2013). Effectiveness of subsidies in promoting healthy food purchases and consumption: A review of field experiments. *Public Health Nutr, 16*(7), 1215-1228. https://doi.org/10.1017/S1368980012004715.

Andreyeva, T., Long, M. W. & Brownell, K. D. (2010). The impact of food prices on consumption: A systematic review of research on the price elasticity of demand for food. [{Review}] [50 refs]. *Journal of Public Health, 100*(2), 216-222. https://doi.org/10.2105/AJPH.2008.151415.

Backholer, K., Gupta, A., Zorbas, C., Bennett, R., Huse, O., Chung, A., … Peeters, A. (2021). Differential exposure to, and potential impact of unhealthy advertising to children by socio-economic and ethnic groups: A systematic review of the evidence. *Obesity Reviews, 22*(3). https://doi.org/10.1111/obr.13144.

Banos, R. M., Oliver, E., Navarro, J., Vara, M. D., Cebolla, A., Lurbe, E., … Botella, C. (2019). Efficacy of a cognitive and behavioral treatment for childhood obesity supported by the ETIOBE web platform. *Psychol Health Med, 24*(6), 703-713. https://doi.org/10.1080/13548506.2019.1566622.

Bauer, J. M. & Reisch, L. A. (2019). Behavioural Insights and (Un)healthy Dietary Choices: A Review of Current Evidence. *J Consum Polic, 42*, 3-45.

Bukambu, E., Lieffers, J. R. L., Ekwaru, J. P., Veugelers, P. J. & Ohinmaa, A. (2020). The association between the cost and quality of diets of children in Canada. *Can J Public Health, 111*(2), 269 277. https://doi.org/10.17269/s41997-019-00264-7.

Care, D. & Suppl, S. S. (2018). Classification and diagnosis of diabetes: Standards of medical care in Diabetes—2018. *Diabetes Care, 41*(January), S13-S27. https://doi.org/10.2337/dc18-S002.

Caro, J. C., Corvalán, C., Reyes, M., Silva, A., Popkin, B. & Taillie, L. S. (2018). Chile's 2014 sugar-sweetened beverage tax and changes in prices and purchases of sugar-sweetened beverages: An observational study in an urban environment. *PLoS Medicine, 15*(7), e1002597. https://doi.org/10.1371/journal.pmed.1002597.

Caro, J. C., Valizadeh, P., Correa, A., Silva, A. & Ng, S. W. (2020). Combined fiscal policies to promote healthier diets: Effects on purchases and consumer welfare. *PLOS ONE, 15*(1), e0226731. https://doi.org/10.1371/journal.pone.0226731.

Cecchini, M., Sassi, F., Lauer, J. A., Lee, Y. Y., Guajardo-Barron, V. & Chisholm, D. (2010). Tackling of unhealthy diets, physical inactivity, and obesity: Health effects and cost- effectiveness. *The Lancet, 376*(9754), 1775-1784. https://doi.org/10.1016/S0140-6736(10)61514-0.

Chau, M. M., Burgermaster, M. & Mamykina, L. (2018). The use of social media in nutrition interventions for adolescents and young adults-A systematic review. *Int J Med Inform, 120*, 77-91. https://doi.org/10.1016/j.ijmedinf.2018.10.001.

Chimeddamba, O., Peeters, A., Walls, H. & Joyce, C. (2015). Noncommunicable disease prevention and control in Mongolia: A policy analysis. *Value in Health, 18*(3), A274.

Contento, I. R. (2010). *Nutrition Education: Linking Research, Theory, and Practice*. Part I, Chapter 2. Jones & Bartlett Learning.

Correa, T., Reyes, M., Taillie, L. S., Corvalán, C. & Dillman Carpentier, F. R. (2020). Food Advertising on Television Before and After a National Unhealthy Food Marketing Regulation in Chile, 2016-2017. *American Journal of Public Health, 110*(7), 1054-1059. https://doi.org/10.2105/AJPH.2020.305658.

Corvalán, C., Correa, T., Reyes, M. & Paraje, G. (2021). *Impacto de la Ley chilena de etiquetado en el sector productivo alimentario*. FAO e INTA. https://doi.org/10.4060/cb3298es.

Demirtas, B. (2012). Strategies to support breastfeeding: A review. *Int Nurs Rev, 59*(4), 474-481. https://doi.org/10.1111/j.1466-7657.2012.01017.x.

Espinoza, P. G., Egaña, D., Masferrer, D. & Cerda, R. (2017). Propuesta de un modelo conceptual para el estudio de los ambientes alimentarios en Chile. *Revista Panamericana de Salud Pública, 41*, 1-9. https://doi.org/10.26633/RPSP.2017.169.

FAO. (1996). Preparation and use of food-based dietary guidelines: Report of a joint FAO/WHO consultation. *Geneva: WHO and FAO*.

——— (2014). El estado de las guías alimentarias basadas en alimentos en América Latina y el Caribe.

FAO, OMS, WFP & Unicef. (2019). *Indicadores relacionados con la malnutrición que no pertenece a ODS: Sobrepeso y obesidad a lo largo del ciclo de vida. Panorama de la seguridad alimentaria y nutricional en América Latina y el Caribe 2019*.

Findholt, N. E., Michael, Y. L., Jerofke, L. J. & Brogoitti, V. W. (2011). Environmental influences on children's physical activity and eating habits in a rural Oregon County. *Am J Health Promot, 26*(2), e74-85. https://doi.org/10.4278/ajhp.100622-QUAL-210.

Fuster, M., Burrowes, S., Cuadrado, C., Velasco Bernal, A., Lewis, S., McCarthy, B. & Shen, G. C. (2020). Understanding policy change for obesity prevention: Learning from sugar-sweetened beverages taxes in Mexico and Chile. *Health Promotion International*, daaa045. https://doi.org/10.1093/heapro/daaa045.

Hamel, L. M., & Robbins, L. B. (2013). Computer- and web-based interventions to promote healthy eating among children and adolescents: A systematic review. *J Adv Nurs, 69*(1), 16-30. https://doi.org/10.1111/j.1365-2648.2012.06086.x.

Hawkes, C., Smith, T. G., Jewell, J., Wardle, J., Hammond, R. A., Friel, S., … Kain, J. (2015). Smart food policies for obesity prevention. *Lancet, 385*(9985), 2410-2421. https://doi.org/10.1016/S0140-6736(14)61745-1.

HLPE. (2017). *La nutrición y los sistemas alimentarios. Un informe del grupo de alto nivel de expertos en seguridad alimentaria y nutrición*. Roma.

Hodder, R. K., O'Brien, K. M., Stacey, F. G., Tzelepis, F., Wyse, R. J., Bartlem, K. M., … Wolfenden, L. (2019). Interventions for increasing fruit and vegetable consumption in children aged five years and under. *Cochrane Database Syst Rev, 2019*(11). https://doi.org/10.1002/14651858.CD008552.pub6.

Horton, R. (2020). Offline: Covid-19 is not a pandemic. *Lancet (London, England), 396*(10255), 874. https://doi.org/10.1016/S0140-6736(20)32000-6.

INE. (2019). *Síntesis de resultados de estadísticas vitales. Subdepartamento de Demografía Departamento de Estadísticas Demográficas y Sociales.*

International Diabetes Federation (IDF). (2021). *Diabetes Atlas* (10th Ed.).

Jadue, L., Vega, J., Escobar, M. C., Delgado, I., Garrido, C., Lastra, P., … Peruga, A. (1999). Factores de riesgo para las enfermedades no transmisibles: Metodología y resultados globales de la encuesta de base del programa Carmen (Conjunto de Acciones para la Reducción Multifactorial de las Enfermedades No Transmisibles). *Revista médica de Chile, 127*(8), 1004-1013. https://doi.org/10.4067/S0034-98871999000800017.

Junaeb, Mineduc, Elige Vivir Sano & Contrapeso. (2020). *Mapa nutricional 2020.*

Kanter, R., Reyes, M., Vandevijvere, S., Swinburn, B. & Corvalán, C. (2019). Anticipatory effects of the implementation of the Chilean Law of Food Labeling and Advertising on food and beverage product reformulation. *Obesity Reviews, 20*(S2), 129-140. https://doi.org/10.1111/obr.12870.

Leng, G., Adan, R. A. H., Belot, M., Brunstrom, J. M., De Graaf, K., Dickson, S. L., … Smeets, P. A. M. (2017). The determinants of food choice. *Proc Nutr Soc, 76*(3), 316-327. https://doi.org/10.1017/S002966511600286X.

Leto, D. & Saltiel, A. R. (2012). Regulation of glucose transport by insulin: Traffic control of GLUT4. *Nature Reviews Molecular Cell Biology, 13*(6), 383-396. https://doi.org/10.1038/nrm3351.

Lhachimi, S. K., Pega, F., Heise, T. L., Fenton, C., Gartlehner, G., Griebler, U., … Katikireddi, S. V. (2020). Taxation of the fat content of foods for reducing their consumption and preventing obesity or other adverse health outcomes. *The Cochrane Database of Systematic Reviews, 9*, CD012415. https://doi.org/10.1002/14651858.CD012415.pub2.

Marcano-Olivier, M. I., Horne, P. J., Viktor, S. & Erjavec, M. (2020). Using Nudges to Promote Healthy Food Choices in the School Dining Room: A Systematic Review of Previous Investigations. *J Sch Health, 90*(2), 143-157. https://doi.org/10.1111/josh.12861.

Martorell, M., Ulloa, N., González, M. E., Martínez-Sanguinetti, M. A. y Celis-Morales, C. (2020). Obesidad, desnutrición y cambio climático: Una sindemia que Chile deberá enfrentar. *Revista Médica de Chile, 148*(6), 882-884. https://doi.org/10.4067/S0034-98872020000600882.

Mendoza, J. & Fernández, C. (2016). La gamificación como herramienta de modificación de la conducta (pp. 1-9).

Micha, R., Bakogianni, I., Karageorgou, D., Trichia, E., Shulkin, M., Shangguan, S., … Mozaffarian, D. (2016). Effectiveness of school procurement policies for improving dietary behaviors: A systematic review and meta-analysis. *Circulation, 13*(3), e0194555.

Mills, K. T., Bundy, J. D., Kelly, T. N., Reed, J. E., Kearney, P. M., Reynolds, K., … He, J. (2016). Global disparities of hypertension prevalence and control. *Circulation, 134*(6), 441-450. https://doi.org/10.1161/CIRCULATIONAHA.115.018912.

Ministerio de Salud de Chile. (2017). Encuesta Nacional de Salud 2016-2017. Primeros resultados. Recuperado el 7 de junio de 2022, de https://www.minsal.cl/wp-content/uploads/2017/11/ENS-2016-17_PRIMEROS-RESULTADOS.pdf.

———— (2018). Encuesta Nacional de Salud 2016-2017: Segunda entrega de resultados. Recuperado el 7 de junio de 2022, de http://epi.minsal.cl/wp-content/

uploads/2018/02/Presentación-Segunda-entrega-de-Resultados-ENS_DEPTO. EPIDEMIOLOGIA.MINSAL.31012018.pdf.

Minsal. (2018). Vigilancia del Estado Nutricional de la población bajo control y de la lactancia materna en el sistema público de salud de Chile. Ministerio de Salud Subsecretaria de Salud Pública División Políticas Públicas Saludables y Promoción Depto. de Nutrición y Alimentos. *Ministerio de Salud*, 128.

Monteiro, C. A., Moubarac, J. C., Cannon, G., Ng, S. W. & Popkin, B. (2013). Ultra-processed products are becoming dominant in the global food system. *Obesity reviews: An official journal of the International Association for the Study of Obesity, 14 Suppl 2*(S2), 21-28. https://doi.org/10.1111/OBR.12107.

Nakamura, R., Mirelman, A. J., Cuadrado, C., Silva-Illanes, N., Dunstan, J. & Suhrcke, M. (2018). Evaluating the 2014 sugar-sweetened beverage tax in Chile: An observational study in urban areas. *PLoS Medicine, 15*(7), e1002596. https://doi.org/10.1371/journal.pmed.1002596.

Nardocci, M., Leclerc, B. S., Louzada, M. L., Monteiro, C. A., Batal, M. & Moubarac, J. C. (2019). Consumption of ultra-processed foods and obesity in Canada. *Canadian Journal of Public Health, 110*(1), 4-14. https://doi.org/10.17269/s41997-018-0130-x.

Navarro-Rosenblatt, D. & Garmendia, M. L. (2018). Maternity Leave and Its Impact on Breastfeeding: A Review of the Literature. *Breastfeed Med.* https://doi.org/10.1089/bfm.2018.0132.

NCD Alliance. (2016). *NCD Alliance Strategic Plan 2016-2020.*

Ngaruiya, C., Bernstein, R., Leff, R., Wallace, L., Agrawal, P., Selvam, A., … Hayward, A. (2022). Systematic review on chronic non-communicable disease in disaster settings. *BMC public health, 22*(1). https://doi.org/10.1186/S12889-022-13399-Z.

OMS. (2016). *Informe mundial sobre la diabetes.* https://doi.org/1.

————— (2021a). Hipertensión. Recuperado de https://www.who.int/es/news-room/fact- sheets/detail/hypertension.

————— (2021b). Obesidad y sobrepeso. Recuperado de https://www.who.int/es/news- room/fact-sheets/detail/obesity-and-overweight.

Oostenbach, L. H., Slits, E., Robinson, E. & Sacks, G. (2019). Systematic review of the impact of nutrition claims related to fat, sugar and energy content on food choices and energy intake. *BMC Public Health, 19*(1), 1296. https://doi.org/10.1186/s12889- 019-7622-3.

OPS & OMS. (2013). *Plan de acción para la prevención y el control de las enfermedades no transmisibles.*

————— (2015). *Alimentos y bebidas ultraprocesados en América Latina.*

PAHO. (2015). *Taxes on Sugar-sweetened Beverages as a Public Health Strategy: The Experience of Mexico.*

Parra-Soto, S., Petermann-Rocha, F., Martínez-Sanguinetti, M. A., Leiva-Ordeñez, A. M., Troncoso-Pantoja, C., Ulloa, N., … Celis-Morales, C. (2020). Cáncer en Chile y en el mundo: Una mirada actual y su futuro escenario epidemiológico. *Revista Médica de Chile, 148*(10), 1489-1495. https://doi.org/10.4067/s0034-98872020001001489.

Peña, S., Carranza, M., Cuadrado, C., Parra, D., Villalobos, P., Castillo, C., … Zitko, P. (2019). Using a gamification strategy to reduce childhood obesity: Results of a cluster- randomized controlled trial. American Public Health Association.

Peters, R., Ee, N., Peters, J., Beckett, N., Booth, A., Rockwood, K. & Anstey, K. J. (2019). Common risk factors for major noncommunicable disease, a systematic overview of reviews and commentary: The implied potential for targeted risk reduction. *Therapeutic Advances in Chronic Disease, 10.* https://doi.org/10.1177/2040622319880392.

Pfinder, M., Heise, T. L., Hilton Boon, M., Pega, F., Fenton, C., Griebler, U., … Lhachimi, S. K. (2020). Taxation of unprocessed sugar or sugar-added foods for reducing their consumption and preventing obesity or other adverse health outcomes. *The Cochrane Database of Systematic Reviews, 4,* CD012333. https://doi.org/10.1002/14651858.CD012333.pub2.

Pischon, T. & Nimptsch, K. (2016). Obesity and risk of cancer: An introductory overview. En *Recent Results in Cancer Research* (Vol. 208, pp. 1-15). https://doi.org/10.1007/978-3-319-42542-9_1.

Popkin, B. M., Adair, L. S. & Ng, S. W. (2012). Global nutrition transition and the pandemic of obesity in developing countries. *Nutrition reviews, 70*(1), 3-21. https://doi.org/10.1111/J.1753-4887.2011.00456.X.

Rauber, F., Steele, E. M., Da Costa Louzada, M. L., Millett, C., Monteiro, C. A. & Levy, R. B. (2020). Ultra-processed food consumption and indicators of obesity in the United Kingdom population (2008-2016). *PLoS ONE, 15*(5). https://doi.org/10.1371/journal.pone.0232676.

Rollins, N. C., Bhandari, N., Hajeebhoy, N., Horton, S., Lutter, C. K., Martines, J. C., … Group, L. B. S. (2016). Why invest, and what it will take to improve breastfeeding practices? *Lancet, 387*(10017), 491-504. https://doi.org/10.1016/S0140-6736(15)01044-2.

Rust, P. & Ekmekcioglu, C. (2017). Impact of salt intake on the pathogenesis and treatment of hypertension. *Advances in Experimental Medicine and Biology, 956,* 61-84. https://doi.org/10.1007/5584_2016_147.

Sacco, J., Lillico, H. G., Chen, E. & Hobin, E. (2017). The influence of menu labelling on food choices among children and adolescents: A systematic review of the literature. *Perspect Public Health, 137*(3), 173-181. https://doi.org/10.1177/1757913916658498.

Sánchez-Romero, L. M., Canto-Osorio, F., González-Morales, R., Colchero, M. A., Ng, S.-W., Ramírez-Palacios, P., … Barrientos-Gutiérrez, T. (2020). Association between tax on sugar sweetened beverages and soft drink consumption in adults in Mexico: Open cohort longitudinal analysis of Health Workers Cohort Study. *BMJ, 369,* m1311. https://doi.org/10.1136/bmj.m1311.

Sandoval-Insausti, H., Jiménez-Onsurbe, M., Donat-Vargas, C., Rey-García, J., Banegas, J. R., Rodríguez-Artalejo, F. & Guallar-Castillón, P. (2020). Ultra-processed food consumption is associated with abdominal obesity: A prospective cohort study in older adults. *Nutrients, 12*(8), 1-11. https://doi.org/10.3390/nu12082368.

Sisnowski, J., Street, J. M. & Merlin, T. (2017). Improving food environments and tackling obesity: A realist systematic review of the policy success of regulatory interventions targeting population nutrition. *PLoS One, 12*(8), e0182581. https://doi.org/10.1371/journal.pone.0182581.

Swinburn, B. A., Kraak, V. I., Allender, S., Atkins, V. J., Baker, P. I., Bogard, J. R., … Dietz, W. H. (2019). The Global Syndemic of Obesity, Undernutrition, and Climate Change: The Lancet Commission Report. *Lancet (London, England), 393*(10173), 791-846. https://doi.org/10.1016/S0140-6736(18)32822-8.

Tong, T. Y. N., Appleby, P. N., Key, T. J., Dahm, C. C., Overvad, K., Olsen, A., … Perez-Cornago, A. (2020). The associations of major foods and fibre with risks of ischaemic and haemorrhagic stroke: A prospective study of 418 329 participants in the EPIC cohort across nine European countries. *European Heart Journal, 41*(28), 2632-2640. https://doi.org/10.1093/eurheartj/ehaa007.

Walker, L. A., Chambers, C. D., Veling, H. & Lawrence, N. S. (2019). Cognitive and environmental interventions to encourage healthy eating: Evidence-based recommendations for public health policy. *R Soc Open Sci, 6*(10), 190624. https://doi.org/10.1098/rsos.190624.

WHO. (2016). *Fiscal policies for diet and prevention of noncommunicable diseases: Technical meeting report*. 5-6 May 2015, Geneva, Switzerland.

World Cancer Research Fund. (2018). *Building momentum: Lessons on implementing a robust sugar sweetened beverage tax* (Building Momentum).

World Cancer Research Fund & American Institute for Cancer Research. (2018). *Diet, Nutrition, Physical Activity and Cancer: A Global Perspective. Continuous Update Project Expert Report*.

World Cancer Research Fund International. (2020). Building Momentum: Lessons on implementing robust restrictions of food and non-alcoholic beverage marketing to children.

Wright, B. & Bragge, P. (2018). Interventions to promote healthy eating choices when dining out: A systematic review of reviews. *Br J Health Psychol, 23*(2), 278-295. https://doi.org/10.1111/bjhp.12285.

10. Una aproximación actualizada al concepto de Salud Mental Global

Jorge Ramírez Flores, Rubén Alvarado Muñoz

Introducción

Dentro de la Salud Pública, es poco probable encontrar un concepto más subjetivo que el de la Salud Mental. La sola mención de ella despierta en quien la escucha o lee una serie de ideas y expectativas al respecto muy diversa, que hacen complejos los intentos de definición o clasificación. Cuando llevamos el análisis de esta problemática al campo de la Salud Global, en que se hacen patentes las diferencias históricas, culturales y sistémicas de las distintas poblaciones alrededor del planeta, estamos agregando un elemento más a la dificultad descrita.

El nombre de Salud Mental Global ha sido usado como una especie de paraguas para diferentes áreas de trabajo, tales como la investigación epidemiológica, la formación académica, el financiamiento de programas y el desarrollo de políticas o de acción comunitaria (Rajabzadeh et al., 2021). Esto tiene implicaciones muy relevantes para el campo de la Salud Global: la variabilidad en las definiciones se presenta como uno de los mayores problemas a la hora de intentar integrar la Salud Mental en diferentes tipos de proyectos de salud (Patel et al., 2013).

Este problema resulta válido si aceptamos que existe un solo paradigma de la Salud Mental. Sin embargo, desde una perspectiva epistemológica constructivista, y en oposición si se quiere al paradigma más tradicional positivista, la Salud Mental puede tener variadas concepciones, en distintos lugares, culturas y momentos históricos (Restrepo & Jaramillo, 2012). Visto así, la coexistencia de definiciones no es en sí misma un problema para la investigación o la acción social.

La intersección, entonces, de dos áreas complejas y en expansión del conocimiento científico resulta muy interesante. Por un lado, la Salud Mental se ha venido desarrollando conceptualmente hace más de medio siglo, a partir de distintas disciplinas y corrientes de pensamiento que se han ido imbricando de distintas maneras y con variados alcances. Por otro lado, y más recientemente, la Salud Global ha experimentado un exponencial desarrollo en las últimas dos décadas, incluyendo el escenario que se ha configurado con la reciente pandemia Covid-19. En el presente artículo intentaremos otorgar una visión didáctica de la Salud Mental Global, presentando algunos elementos de su estado actual en el mundo con énfasis en nuestra región de Latinoamérica, y esbozando los principales desafíos que, creemos, enfrentará en las próximas décadas.

Una aproximación conceptual

Para empezar, mencionaremos algunas formas de categorización de los grandes paradigmas sobre los que se funda la Salud Mental, que en las últimas décadas han ido empezando a ganar reconocimiento. Utilizando un marco conocido, que es característico de la Salud Pública, podemos enfrentar el análisis de esta intersección desde los dos pilares que conformarían la "Salud Mental Global". Por un lado, el conocimiento epidemiológico y conceptual desarrollado, y, por otro, el estudio de la respuesta organizada de las sociedades. Y todo esto, integrando una perspectiva global.

El campo del conocimiento

Existen en la actualidad algunas formas de agrupar los diversos paradigmas relativos a la Salud Mental. Una clasificación relativamente simple es aquella que divide a los posibles marcos en que se define la Salud Mental en aquellos ligados a la esfera biomédica, los referidos a los tipos de comportamiento, y aquellos que provienen de una vertiente socioeconómica (Restrepo & Jaramillo, 2012). Esto sirve para una primera aproximación, y se emparenta de cierta manera con las áreas derivadas de la definición clásica de Salud de la OMS de mediados del siglo pasado respecto del "completo bienestar físico, psicológico y social" (OMS, 2014).

A comienzos de este siglo, la OMS avanzó y propuso una definición específica de la Salud Mental como un "estado de bienestar en el cual el individuo es consciente de sus propias capacidades, puede afrontar las tensiones normales de la vida, puede trabajar de forma productiva y fructífera y es capaz de hacer una contribución a su comunidad" (OMS, 2004). Aquí, se avanza claramente en un sentido más integral del concepto. Sin embargo, su mayor complejidad dificulta su aplicación más práctica, a la vez que la hace poco operativa para su estudio.

Se han propuesto nuevas iniciativas internacionales que buscan llegar a ciertos consensos respecto a las definiciones relativas a la Salud Mental (Manwell et al., 2015). Una de ellas es la que expone variados modelos de conceptualización de la Salud Mental, y que ha sido bastante aceptada en la última década (Vaillant, 2012). Basado en ella, podemos enunciar ocho grandes marcos que darían sustento a la Salud Mental.

LA SALUD MENTAL COMO AUSENCIA DE TRASTORNO MENTAL. Esta concepción tiene una larga tradición en la práctica clínica de los profesionales de la salud mental, puesto que ellos han aprendido fundamentalmente a reconocer la psicopatología. Hoy en día, en la práctica de la mayoría de los centros clínicos y de los profesionales que laboran en ellos, este es el paradigma ampliamente predominante: prueba de ello es el extendido uso de clasificaciones consensuadas globalmente como el Manual Diagnóstico y Estadístico de los Trastornos Mentales (DSM, por su sigla en inglés) o la Clasificación Internacional de Enfermedades (CIE) (American Psychiatric Association, 2018; WHO, 2019). Su mayor debilidad es que no integra el reconocimiento del potencial humano y de los elementos del bienestar. Sin embargo, no se pueden obviar los importantes avances para la atención clínica que ha significado el mayor énfasis en la patología.

LA SALUD MENTAL COMO "NORMALIDAD" PSICOMÉTRICA. Este paradigma tiene una base empírica y se basa en diferenciar la salud de la enfermedad a partir del uso de instrumentos psicométricos. Esta es la lógica que hay detrás de la utilización en las entrevistas psiquiátricas estandarizadas para la identificación de casos en estudios epidemiológicos o clínicos (como son el CIDI o el SCAN) (Robins et al., 1988; Wing et al., 1990), o bien en el uso de la amplia variedad de instrumentos para medir diferentes fenómenos psicopatológicos, la personalidad, la inteligencia, etc. El énfasis en el estudio de la validez, de la confiabilidad, de la adecuación y de las capacidades de tamizaje de los instrumentos han permitido aplicar el método científico al estudio de estos problemas y proveer diferentes grados de evidencia empírica a la práctica clínica.

EL CONCEPTO DE SALUD MENTAL POSITIVA. Su mejor exponente ha sido Marie Jahoda (Jahoda, 1958), quien a mediados de la década de los 50 sintetizó los conocimientos en el área que existían entonces y desarrolló un conjunto de características del concepto de Salud Mental, así como una serie de criterios para valorar el estado de salud mental. A pesar del gran valor de su obra, ya que realizó clarificaciones conceptuales aún vigentes hoy día y entregó criterios operativos para el estudio de la salud mental, no se han producido desarrollos posteriores sustanciales, ni se ha fortalecido la investigación empírica bajo este paradigma.

EL MODELO DE LA PSICOLOGÍA POSITIVA. Este paradigma pertenece a una larga tradición dentro de la psicología, donde existen destacados exponentes, tales como Abraham Maslow y Gordon Allport (Allport, 1961; Maslow, 1987a, 1987b), quienes avanzaron en el reconocimiento de las necesidades y motivaciones humanas, así como en el concepto de "personalidad madura". En las últimas décadas, uno de los grandes psicólogos contemporáneos, Martín Seligman (Seligman, 1991; Seligman & Csikszentmihalyi, 2000), ha desarrollado el concepto de "optimismo aprendido", bajo el cual recoge diversos avances hechos por la psicología cognitiva. Este paradigma ha evolucionado desde una concepción más idealista y utópica, hacia una concepción más empírica, permitiendo un mejor desarrollo de su estudio.

LA SALUD MENTAL COMO BIENESTAR SUBJETIVO. Este paradigma se basa en una tradición de investigación que se ha consolidado en las últimas décadas, en especial desde los años 90, cuyo principal exponente es

Ed Diener (Diener, 2000). El bienestar subjetivo está compuesto por tres elementos: la afectividad positiva, la afectividad negativa y la satisfacción vital. Los dos primeros son componentes que pertenecen al plano de la vida emocional y tienen un sentido parcialmente inverso, mientras que el tercero corresponde al ámbito cognitivo y es una evaluación del estado actual de la vida. Este paradigma ha recibido una creciente atención en el campo de la investigación en salud mental en las últimas dos décadas y ha sido la base para el desarrollo del indicador de bienestar que utiliza la OCDE.

LA SALUD MENTAL COMO INTELIGENCIA SOCIO-EMOCIONAL. Este paradigma nace como crítica al estudio de la inteligencia como una función puramente cognitiva y busca ampliar el concepto de inteligencia como la capacidad para actuar apropiadamente frente a las otras personas y al medio donde vive. Bajo esta idea, se pone el énfasis en los procesos emocionales como base para el logro de buenas relaciones consigo mismo, con otras personas y con las organizaciones e instituciones sociales. Estos desarrollos pertenecen a las últimas décadas y han incorporado el conocimiento proveniente de las neurociencias. Dos autores destacados en el desarrollo de este paradigma son H. Gardner y D. Goleman (Gardner, 1983; Goleman, 1995).

LA SALUD MENTAL COMO PROCESO DE MADURACIÓN. Este paradigma plantea la necesidad de ver la vida como un proceso con diferentes estadios, crisis y cambios. Su gran aporte es destacar que los criterios que se utilicen para definir la salud o la enfermedad mental deben adecuarse a cada etapa del ciclo vital. Autores destacados en esta perspectiva son Jean Piaget, considerado el padre de la epistemología genética y quien desarrolló importantes conceptualizaciones respecto a las fases de pensamiento infantil (Piaget & Inhelder, 1969), y Erik Erikson, quien ha realizado una sistematización comprehensiva que incluye toda la vida a través de diferentes culturas (Erikson, 1950).

LA SALUD MENTAL COMO DESARROLLO DE LA RESILIENCIA. El concepto de resiliencia surgió como crítica al de "factores de riesgo" y se refiere a la capacidad para salir airoso y fortalecido desde las experiencias y situaciones adversas (Kotliarenco et al., 1997). Se trata de uno de los paradigmas recientes en este campo, que busca lograr una perspectiva dialéctica, integral y multidimensional de la persona en su contexto, a lo largo de su ciclo de vida (Grotberg, 2001). Aunque el concepto es muy atractivo y prometedor, aún se encuentra en desarrollo y su aplicación requiere más estudios empíricos (Davydov et al., 2010).

Como se esbozó, existen corrientes críticas, principalmente a la psiquiatría de corte más asilar, que desautorizan la noción de Salud Mental o la utilizan para subrayar su vínculo con los aspectos sociales de la salud, llevando el concepto a su vertiente más sociopolítica. Entre estas corrientes destacan la Antipsiquiatría, la Medicina Social, la Psicología Comunitaria y de la Liberación latinoamericanas (Miranda Hiriart, 2018).

Existe abundante y creciente evidencia respecto de la relación de los bien estudiados Determinantes Sociales de la Salud (WHO, 2005) con distintos problemas de salud mental (Compton & Shim, 2015). Siempre resulta difícil establecer causalidades para problemas complejos, pero la acumulación de estudios cada vez más apoya que las condiciones socioeconómicas pueden acarrear trastornos de salud mental. A modo de ejemplo, una de las patologías más frecuentes y relevantes en este campo, la depresión, se ha asociado con pobreza, inequidad social, bajo apoyo social, malas condiciones de vivienda, condiciones de empleo con altos niveles de estrés laboral, experiencias adversas tempranas en la vida, y género (Alvarado & Burrone, 2018).

Por otro lado, la Salud Global y la Salud Mental enfrentan importantes críticas desde perspectivas que consideran muchas de sus herramientas como neocolonialistas. Existe claramente una tensión entre las escalas "global" y "local" sobre las que el concepto de Salud Mental se construye. Es reconocido el aporte del desarrollo de la Salud Global, en conjunto con los avances en estudio de carga de enfermedad y medicina basada en la evidencia, a la noción de la Salud Mental como un problema, precisamente, global. Sin embargo, existe un vasto cuerpo de conocimiento, especialmente desde la antropología, que cuestiona la imposición hegemónica del conocimiento psiquiátrico, en concreto de la institucionalidad de la Salud Mental Global, como un modelo que replica los estereotipos coloniales (Bemme & D'souza, 2014).

En este sentido, resulta decidor que el término Salud Mental Global ("Global Mental Health") haya sido acuñado desde países de altos recursos a comienzos de siglo, llamando la atención sobre la necesidad de desarrollar herramientas a nivel global en el tratamiento de enfermedades mentales en países de menores recursos (Prince et al., 2007), y todo esto liderado principalmente por investigadores y psiquiatras.

Tal vez por las razones expuestas, y sin duda por otras, ambos conceptos (Salud Mental y Salud Global) han evolucionado desde enfoques más bien biomédicos hacia aproximaciones desde varias disciplinas, incluyendo la Antropología y la Sociología (Rowson et al., 2012; White & Sashidharan, 2014). La incorporación de indicadores relacionados con la Salud Mental y el bienestar subjetivo dentro de las mediciones que hacen los organismos multilaterales sobre el desarrollo social y económico (como ha sido el caso de la OCDE) son ejemplo paradigmático de esta evolución.

El campo de la acción

En la actualidad, nos encontramos frente un gran desarrollo de acciones incluidas en lo que se llama el campo de la Salud Mental Global. Pero, como se ha discutido previamente, la diversidad de actores involucrados y de actividades contempladas otorga gran complejidad a su descripción y análisis. Si bien se asume que quienes actúan dentro de la Salud Mental Global tendrían una cierta idea común respecto a su definición, no existe un consenso claro y explícito al respecto (Fernando, 2012).

Una reciente revisión sistemática es muy útil en cuanto a otorgar una descripción y clasificación de las distintas formas en que el término es considerado en la literatura internacional, aunque sin constituir un desarrollo conceptual propiamente tal (Rajabzadeh et al., 2021). En primer lugar, estaría toda la actividad enmarcada en la investigación que pueda generar nuevos conocimientos y que en definitiva guíe las políticas públicas lideradas mundialmente, considerando, eso sí, el involucramiento de actores locales. En segundo lugar, encontramos la implementación de diversas formas terapéuticas de enfermedades, que evoluciona desde formas institucionales de atención sanitaria hacia modelos más bien comunitarios. Una tercera categoría la constituye la mejoría de las circunstancias y contextos sociales, que protejan a las personas con trastornos mentales en las distintas regiones del mundo. Finalmente, existe un área de trabajo relevante que se refleja en la prioridad de intervenciones en los países de bajos y medianos ingresos, intentando alejarse de estereotipos coloniales, como vimos previamente, e incentivando las colaboraciones internacionales.

No es difícil comprobar que las principales prioridades de la Salud Mental Global, a pesar del vasto abanico de opciones epistemológicas que se han esbozado, se enfocan mayormente en el estudio de cuadros depresivos en países de bajos recursos, con una llamativa ausencia de datos contextuales y sociodemográficos que permitan una mejor comprensión de los fenómenos (Misra et al., 2019).

Desde la mitad del siglo XX, se ha producido un cambio significativo en cómo se organiza la atención sanitaria para las personas que presentan un problema de salud mental: desde un modelo centrado en el hospital psiquiátrico (asilar) a uno basado en servicios y cuidados comunitarios. Latinoamérica no ha estado ajeno a esto en un contexto de reformas en los distintos países de la región (OPS, 1990). Es así como se ha intentado disminuir los hospitales psiquiátricos y/o reducir las largas estadías en estos recintos, y se ha incentivado el desarrollo de nuevos dispositivos en la comunidad, tales como hospitales de día, centros comunitarios o residencias comunitarias, entre muchos otros.

Estos esfuerzos se han enmarcado en gran medida desde la estrategia de Atención Primaria, especialmente en países de bajos y medianos ingresos (Caldas de Almeida & Horvitz-Lennon, 2010).

Al mismo tiempo, en las últimas décadas, se ha puesto de relevancia la creación de instrumentos que permitan tener marcos normativos que otorguen sustento en el tiempo a estos cambios mencionados. Muchos países de la región han promulgado leyes, normas y/o planes nacionales de salud mental, todos los cuales han buscado fortalecer el desarrollo de los servicios comunitarios y asegurar los recursos para su funcionamiento (Agrest et al., 2018). Junto con ello, muchas de estas iniciativas protegen los derechos humanos y civiles de quienes padecen un trastorno mental, bajo el reconocimiento de que existe un fuerte estigma hacia ellas y ellos: actualmente se considera que el estigma es una de las principales causas de su exclusión social (Mascayano et al., 2015).

Algunos elementos del contexto actual

Desde la perspectiva epidemiológica, en el año 2010 se estimaba que el 7,4% de toda la carga de enfermedad mundial (años de vida perdidos por discapacidad o muerte prematura) era producida por trastornos mentales y de abuso de sustancias, principalmente a expensas de la discapacidad que generan. En términos absolutos, esta carga habría aumentado 37,6% durante 20 años (Whiteford et al., 2013) debido, entre otras causas, al envejecimiento poblacional.

El panorama en Latinoamérica es similar. En conjunto, si se toman los trastornos mentales, neurológicos específicos y debidos al consumo de sustancias y el suicidio, ellos representan un quinto del total de la carga de enfermedad en la región. Los trastornos depresivos, que son la principal causa de discapacidad, representan el 3,4% del total de la carga de enfermedad, seguidos de los trastornos de ansiedad, con 2,1% (OPS, 2018). A esto se suma una gran preocupación por el impacto de los problemas mentales en la infancia, agravado por el desarrollo de la actual pandemia de Covid-19 (United Nations Children's Fund (Unicef), 2021).

En todos los países, el presupuesto del sector sanitario dedicado a Salud Mental es mucho menor en términos porcentuales que el que le correspondería respecto de su carga de enfermedad estimada. Este desequilibrio, en Latinoamérica, es de al menos 3 veces en los países de más alto ingreso, llegando a 435 veces en los países de bajos ingresos, con una mediana regional de 34 (OPS, 2018). A pesar de esta constatación, existe un consenso creciente que tanto la Salud Mental como la "salud física" deben ser comprendidas y abordadas como una sola entidad, y que el daño producido por una de ellas va a terminar afectando necesariamente la otra. Hay evidencia más que suficiente sobre esto y es lo que sustenta el conocido lema «no hay Salud sin Salud Mental» (Prince et al., 2007).

Muchos recursos internacionales de países desarrollados se están dedicando a la Salud Mental Global. En formación de recursos humanos, existen ya numerosos programas de formación de posgrado específicos en este campo, especialmente en universidades anglosajonas. Como puede esperarse, su foco principal de enseñanza adscribe al paradigma dominante desde el "Norte Global" hacia el "Sur Global".

Por el lado de la ayuda financiera internacional, se ha calculado que solo el 0,3% del total del presupuesto de asistencia internacional para el desarrollo en salud se ha destinado exclusivamente a problemáticas de la esfera de la Salud Mental entre el año 2006 y el 2016 (Liese et al., 2019). Eventualmente, la inclusión de la Salud Mental y el bienestar en los Objetivos de Desarrollo Sostenible (UN, 2015) pudiesen estar mejorando esta situación.

La pandemia de Covid-19 ha puesto un foco importante en sus efectos sobre la salud mental de las poblaciones alrededor del mundo, así como en intentar evaluar el impacto de intervenciones en este contexto desde distintos puntos de vista disciplinares (Holmes et al., 2020). Cerca de 2.250 artículos científicos indexados se han publicado a la fecha que abordan los alcances de este fenómeno mundial respecto de la Salud Mental Global.

Destacamos aquí el aprovechamiento de redes internacionales de investigadores previamente existentes, especialmente en Latinoamérica, a través de la iniciativa "The Covid-19 HEalth caRe wOrkErS (HEROES) study" en que nos ha tocado participar (Mascayano et al., 2021; OPS, 2022). HEROES es un estudio de cohorte prospectivo multisitio, cuyo objetivo es "evaluar el impacto de la pandemia de Covid-19 en la salud mental de los trabajadores de los servicios de salud en 26 países de 4 continentes". Diseñado e implementado inicialmente desde, principalmente, países latinoamericanos, contempla la participación de una amplia variedad de instituciones académicas, con apoyo de la Organización Mundial de la Salud. Más allá de su propósito científico específico, creemos que su enfoque innovador, que se basa en "el liderazgo cooperativo y los principios de aprendizaje mutuo", se enmarca en un esfuerzo que contribuye a "reinventar las colaboraciones Sur-Norte y a transformar las estructuras y prácticas de poder habituales en Salud Mental Global".

Próximos desafíos para la Salud Mental Global

Resulta casi imposible abarcar la gran cantidad de dilemas que probablemente se vayan desenvolviendo en los próximos años, pero al menos podemos comentar algunos en base a nuestra experiencia académica en el campo que estamos analizando. Para ello, los dividiremos en aquellos relativos a la investigación, los referidos a la formación de recursos humanos y los que abarcan el diseño e implementación de políticas públicas.

En investigación, un desafío relevante es mejorar algunos aspectos de consenso en definiciones operativas para la investigación. En la práctica clínica, los actuales diagnósticos categoriales seguramente darán paso a diagnósticos multidimensionales, con criterios más flexibles, y con distintos niveles de adecuación cultural. Esto tendrá impacto en los estudios epidemiológicos, ya que modificará las definiciones clásicas de "caso" y alterará, entonces, el diagnóstico poblacional.

En la misma línea, se requerirá incorporar decididamente la innovación y desarrollo (I + D), generando conocimiento general y particular. Esto requiere recursos no solo para la innovación de frontera de alcance más global, sino que también para lograr que las políticas locales, sus programas y servicios tengan una cobertura efectiva y universal, reduciendo así las grandes brechas de inequidad que hoy se observan al interior de los países de bajos y medianos ingresos.

Respecto de la formación de personas para el trabajo en Salud Mental Global, se requiere adecuar el currículum, tanto en pre como en posgrado, para incorporar la perspectiva global de los problemas de salud, y de salud mental en particular. Este desarrollo permitiría reconocer y manejar los factores ligados al proceso de globalización (como el cambio climático, la internacionalización de los procesos productivos, la influencia de la industria transnacional y financiera, el uso de tecnologías, las tensiones entre polos dominantes y periféricos, etc.). De cierto modo, es la visión de los Determinantes Sociales de la Salud llevada a escala mundial.

Otro cambio necesario es el referido a la instalación de competencias psicosociales, de comunicación y de trabajo en equipo en el campo de la Salud Mental. En el actual escenario epidemiológico, en el que aumentan las llamadas enfermedades crónicas no transmisibles y los problemas de Salud Mental, y en el que existe una gran migración ("fuga de cerebros") de trabajadores de la salud entre países y regiones, estos últimos requieren más que las herramientas específicas de su profesión. Deben establecer una buena relación con sus pacientes y familias, a través de trabajo comunitario, todo lo cual tiene un componente cultural innegable para su adecuada realización.

Finalmente, en el área de políticas públicas resulta altamente recomendable que los países avancen en estructuras legales que protejan de mejor manera los derechos de las personas con un trastorno mental, sus familias y a la comunidad en general. Esto incluye, por cierto, garantizar los recursos para los dispositivos específicos y la prevención del estigma y la discriminación a todo nivel, pero también la mantención del bienestar mental de la población general.

Esto último es difícil de operativizar, pero tal como se ha avanzado en hacer presente la "Salud en todas las políticas", las consideraciones respecto de la Salud Mental debiesen estar aquí también incluidas. Estamos frente a otro desafío entonces, que incluye la propuesta y validación de formas métricas poblacionales que se incorporen en las evaluaciones regulares de las políticas públicas de todo tipo ("evaluación de impacto en Salud Mental"), y en los reportes periódicos nacionales (tales como el "índice de felicidad").

Es muy posible que estemos en un momento de cambio y transformación histórica, en el que muchos paradigmas dejan de funcionar o definitivamente se derrumban: la evolución de la pandemia de Covid-19, los distintos conflictos armados intra e internacionales, y cierto grado de avance democrático en regiones históricamente sometidas a regímenes totalitarios. Es fundamental que estudiantes y profesionales, y en general todos quienes trabajan en el campo de la Salud Mental, tengan una perspectiva amplia para sus análisis, crítica y reflexiva sobre los hechos que enfrentan, y una actitud que propicie la creatividad e innovación, sin perder de vista que la finalidad última de nuestro quehacer son las personas y las comunidades, su bienestar y su calidad de vida en todo el mundo.

Referencias

Agrest, M., Mascayano, F., Teodoro de Assis, R., Molina-Bulla, C. & Ardila-Gómez, S. (2018). Leyes de Salud Mental y reformas psiquiátricas en América Latina: Múltiples caminos en su implementación. TT - [Mental health laws and the psychiatric reform in Latin America: Multiple paths to its implementation]. *Vertex, XXIX* (141), 334-345.

Allport, G. (1961). *Pattern and Growth in Personality. Holt, Rhinehart & Winston* (R. and W. Holt, Ed.).

Alvarado, R. & Burrone, M. (2018). Epidemiology of Depression: Burden of Disease, Trends, and the Contributions of Social Epidemiology to the Study of Its Causes. En J. Jiménez, A. Botto & P. Fonagi (Eds.). *Etiopathogenic Theories and Models in Depression* (p. 340).

American Psychiatric Association. (2018). *Manual diagnóstico y estadístico de los trastornos mentales: DSM-5*. Editorial Médica Panamericana.

Bemme, D. & D'souza, N. A. (2014). Global mental health and its discontents: An inquiry into the making of global and local scale. *Transcultural Psychiatry, 51*(6), 850-874. https://doi.org/10.1177/1363461514539830.

Caldas de Almeida, J. M. & Horvitz-Lennon, M. (2010). Mental health care reforms in Latin America: An overview of mental health care reforms in Latin America and the Caribbean. *Psychiatric Services (Washington, D.C.), 61*(3), 218-221. https://doi.org/10.1176/ps.2010.61.3.218.

Compton, M. & Shim, R. (2015). *The Social Determinants of Mental Health*. (M. Compton & R. Shim, Eds.). American Psychiatric Publishing.

Davydov, D. M., Stewart, R., Ritchie, K. & Chaudieu, I. (2010). Resilience and mental health. *Clinical Psychology Review, 30*(5), 479-495. https://doi.org/10.1016/j.cpr.2010.03.003.

Diener, E. (2000). Subjective well – being: the science of happiness and a proposal for a national index. *American Psychologist, 55*, 34-43.

Erikson, E. (1950). *Childhood and society*. New York, USA: WW Norton.

Fernando, G. A. (2012). The roads less traveled: Mapping some pathways on the global mental health research roadmap. *Transcultural Psychiatry, 49*(3-4), 396-417. https://doi.org/10.1177/1363461512447137.

Gardner, H. (1983). *Frames of Mind: The Theory of Multiple Intelligences*. New York: Basic Books.

Goleman, D. (1995). *La inteligencia emocional*. Buenos Aires, Argentina: J. Vergara, Ed.

Grotberg, E. (2001). Nuevas tendencias en resiliencia. En A. Melillo & E. Suárez (Eds.), *Resiliencia: Descubriendo las propias fortalezas*. Buenos Aires, Argentina: Paidós.

Holmes, E. A., O'Connor, R. C., Perry, V. H., Tracey, I., Wessely, S., Arseneault, L., … Bullmore, E. (2020). Multidisciplinary research priorities for the Covid-19 pandemic: A call for action for mental health science. *The Lancet. Psychiatry, 7*(6), 547-560. https://doi.org/10.1016/S2215-0366(20)30168-1.

Jahoda, M. (1958). *Current concepts in positive mental health. Monograph series (Joint Commission on Mental Illness and Health), N° 1*. New York: Basic Books.

Kotliarenco, M., Cáceres, I. & Fontecilla, M. (1997). *Estado del arte en resiliencia*. Washington DC, USA.: OPS/OMS.

Liese, B. H., Gribble, R. S. F. & Wickremsinhe, M. N. (2019). International funding for mental health: A review of the last decade. *International Health, 11*(5), 361-369. https://doi.org/10.1093/inthealth/ihz040.

Manwell, L. A., Barbic, S. P., Roberts, K., Durisko, Z., Lee, C., Ware, E. & McKenzie, K. (2015). What is mental health? Evidence towards a new definition from a mixed methods multidisciplinary international survey. *BMJ Open, 5*(6), e007079–e007079. https://doi.org/10.1136/bmjopen-2014-007079.

Mascayano, F., Alvarado, R., Susser, E. & Al, E. (2021). The impact of the Covid-19 pandemic on the mental health of workers in health services: Study protocol for the Covid-19 HEalth caRe wOrkErS (HEROES) study. Social Psychiatry and Psychiatric Epidemiology, in review. *Social Psychiatry and Psychiatric Epidemiology, Bajo Revis.*

Mascayano Tapia, F., Lips Castro, W., Mena Poblete, C. & Manchego Soza, C. (2015). Estigma hacia los trastornos mentales: Características e intervenciones. *Salud mental*. scielomx.

Maslow, A. (1987a). *El hombre autorrealizado* (7a edición). Barcelona, España: Ed. Kairós.

——— (1987b). *La personalidad creadora* (3a edición). Barcelona, España: Ed. Kairós.

Miranda Hiriart, G. (2018). ¿What We Talk About When We Talk About Mental Health? *Utopía y Praxis Latinoamericana. Revista Internacional de Filosofía y Teoría Social, 23*, 86- 95.

Misra, S., Stevenson, A., Haroz, E. E., De Menil, V. & Koenen, K. C. (2019). "Global mental health": Systematic review of the term and its implicit priorities. *BJPsych Open, 5*(3), e47. https://doi.org/10.1192/bjo.2019.39.

OMS. (2004). *Promoción de la salud mental. Conceptos. Evidencia Emergente. Práctica. Informe Compendiado*. Geneva, Switzerland.

——— (2014). Documentos Básicos. En *Documentos Básicos* (p. 217).

OPS. (1990). Declaración de Caracas. *Conferencia Reestructuración de la Atención Psiquiátrica en América Latina*. Caracas, Venezuela.

——— (2018). *La carga de los trastornos mentales en la Región de las Américas*. Washington D.C.

——— (2022). *The Covid-19 HEalth caRe wOrkErs Study (HEROES). Informe regional de las Américas*. Washington, D.C.

Patel, V., Belkin, G. S., Chockalingam, A., Cooper, J., Saxena, S. & Unützer, J. (2013). Grand Challenges: Integrating Mental Health Services into Priority Health Care Platforms. *PLoS Med, 10*(5), e1001448. https://doi.org/10.1371/journal.pmed.1001448.

Piaget, J. & Inhelder, B. (1969). *The Psychology of The Child* (2nd ed.). Basic Books.

Prince, M., Patel, V., Saxena, S., Maj, M., Maselko, J., Phillips, M. R. & Rahman, A. (2007). No health without mental health. *Lancet, 370*, 859-877.

Rajabzadeh, V., Burn, E., Sajun, S. Z., Suzuki, M., Bird, V. J. & Priebe, S. (2021). Understanding global mental health: A conceptual review. *BMJ Global Health, 6*(3), 1-11. https://doi.org/10.1136/bmjgh-2020-004631.

Restrepo, D. & Jaramillo, J. (2012). Concepciones de salud mental en el campo de la salud pública. *Revista Facultad Nacional de Salud Pública, 30*(2), 202-211.

Robins, L. N., Wing, J., Wittchen, H. U., Helzer, J. E., Babor, T. F., Burke, J., … Regier, D. A. (1988). The Composite International Diagnostic Interview. An epidemiologic instrument suitable for use in conjunction with different diagnostic systems and in different cultures. *Archives of General Psychiatry, 45*(12), 1069-1077. https://doi.org/10.1001/archpsyc.1988.01800360017003.

Rowson, M., Willott, C., Hughes, R., Maini, A., Martin, S., Miranda, J. J., … Yudkin, J. S. (2012). Conceptualising global health: Theoretical issues and their relevance for teaching. *Globalization and Health, 8*, 36. https://doi.org/10.1186/1744-8603-8-36.

Seligman, M. (1991). *El optimismo se aprende* (1a edición). Buenos Aires, Argentina: Atlántida.

Seligman, M. & Csikszentmihalyi, M. (2000). Positive psychology: An introduction. *Am Psychol, 55*, 5-14.

UN. (2015). Sustainable Development Goals (SDGs). Recuperado el 14 de marzo de 2022, de http://www.un.org/sustainabledevelopment/sustainable-development-goals/.

United Nations Children's Fund (Unicef). (2021). *On my mind. Promoting, protecting and caring for children's mental health. Regional Brief: Latin America and the Caribbean. The State of the World's Children 2021.*

Vaillant, G. (2012). Positive mental health: Is there a cross-cultural description? *World Psychiatry.*, 93-99.

White, R. G. & Sashidharan, S. P. (2014, junio). Towards a more nuanced global mental health. *The British Journal of Psychiatry: The Journal of Mental Science*. England. https://doi.org/10.1192/bjp.bp.113.139204.

Whiteford, H. A., Degenhardt, L., Rehm, J., Baxter, A. J., Ferrari, A. J., Erskine, H. E., … Vos, T. (2013). Global burden of disease attributable to mental and substance use disorders: Findings from the Global Burden of Disease Study 2010. *Lancet, 382*(9904), 1575-1586. https://doi.org/10.1016/S0140-6736(13)61611-6S0140-6736(13)61611-6 [pii].

WHO. (2005). *Commission on Social Determinants of Health. Closing the gap in a generation.*

——— (2019). ICD-11: International classification of diseases (11th revision). Recuperado de https://icd.who.int/.

Wing, J. K., Babor, T., Brugha, T., Burke, J., Cooper, J. E., Giel, R., … Sartorius, N. (1990). SCAN. Schedules for Clinical Assessment in Neuropsychiatry. *Archives of General Psychiatry, 47*(6), 589-593. https://doi.org/10.1001/archpsyc.1990.01810180089012.

11. Una Sola Salud (One Health): Su impacto en la Salud Global

Jorge Las Heras Bonetto

El 60% de los patógenos capaces de atacar al hombre y de causar zoonosis —enfermedades humanas de origen animal— provienen de animales domésticos o salvajes.

Las enfermedades de origen animal a las que el hombre es sensible, como la gripe aviar, la rabia, la brucelosis o la encefalopatía espongiforme bovina, representan riesgos mundiales para la salud pública que es indispensable prevenir y combatir, no solo a nivel local o regional, sino que mundial. Los veterinarios tienen este concepto reflejado en el lema que figura en su escudo: *Hygia pecoris, salus populi* (La higiene del ganado es la salud del pueblo).

Combatir todos los patógenos zoonóticos, controlándolos en la fuente animal, es la solución más eficaz y económica para proteger al hombre y requiere un enfoque político original que conduzca a inversiones específicas en materia de gobernanza; en particular, respecto a la orientación de recursos públicos y privados. En la actualidad, la salud humana y animal se sitúan en un escenario complejo asociado al cambio global, que desafía los paradigmas a los que tradicionalmente han estado enfrentadas ambas disciplinas.

Problemas como el cambio climático, el aumento de la población mundial y la urbanización, la disrupción del ecosistema, así como la globalización del comercio y el tránsito humano, entre otros, hacen necesaria la revisión de las estrategias tradicionales en Salud. En este marco, la disponibilidad de recursos naturales, particularmente del agua, se ha tornado crítica. A esto se agregan los desafíos provocados por la pandemia del coronavirus, que ha desencadenado una crisis mundial no solo en la salud pública global, sino que también en el desarrollo social y económico de muchos países, especialmente del tercer mundo.

Ante esta situación, en los últimos años se ha consolidado la necesidad de adoptar un enfoque interdisciplinario y multisectorial en el manejo de la salud de los seres humanos, los animales y los ecosistemas. El concepto de "Una Sola Salud" (*"One Health"*) surgió de la consideración de las grandes oportunidades ligadas a la protección de la salud pública por medio de las políticas de prevención y control de patógenos en las poblaciones animales, en la interfaz entre el hombre, el animal y el medio ambiente. A nivel internacional, se ha coincidido en usar esta denominación para enfrentar los desafíos que plantea en la actualidad la promoción de la salud a nivel global desde una perspectiva sistémica y multidisciplinaria.

Podemos definir esta aproximación como una estrategia para aumentar la comunicación, colaboración y coordinación interdisciplinar entre médicos, médicos veterinarios, y otros profesionales vinculados a la salud pública, en el cuidado de la salud de las personas, los animales y el medio ambiente, entendiendo que todos están interconectados, bajo el lema genérico de "Un mundo, una salud".

Hoy el concepto de "Una Sola Salud", además de las zoonosis, también integra factores sociales que afectan la salud, tales como guerras, inseguridad nutricional, polución, pérdida de la biodiversidad, cambio climático y degradación del ecosistema. Desde un punto de vista operativo, "Una Sola Salud" también puede ser concebida como una estrategia para diseñar prácticas, programas, políticas, legislación, docencia e investigación, con el fin de lograr mejores resultados en la Salud Pública.

La puesta en práctica de esta visión ha sido facilitada por una alianza formal concertada entre la Organización Mundial de la Salud, la Organización de las Naciones Unidas para la Alimentación y la Agricultura (FAO, por su sigla en inglés) y la Organización Mundial de Sanidad Animal (OIE, por su sigla histórica: Oficina Internacional de Epizootias). Las tres organizaciones han publicado una nota común que define claramente sus responsabilidades recíprocas y sus objetivos en este ámbito. Además, para su acción común, eligieron como tema prioritario la rabia, que aún es causa de casi 70.000 decesos humanos al año, los virus zoonóticos de la influenza (por ejemplo, los causantes de ciertas gripes aviares) y la resistencia a los antimicrobianos. De estas tres organizaciones, la más involucrada es la OIE, que ejerce la gobernanza sobre los métodos de prevención y control de las enfermedades animales y sobre la seguridad sanitaria de los intercambios internacionales de animales.

Perspectiva histórica

Existen numerosos antecedentes históricos que documentan el afán de integrar diferentes dimensiones en el campo de la salud, aunque fue a partir de los primeros años de este siglo que el enfoque "Una Sola Salud" se formalizó e institucionalizó como una estrategia sistémica para la promoción de la salud pública. En los últimos años, los conceptos de "Una Sola Salud", junto con "Salud Planetaria y Ecosalud" se han utilizado para establecer vínculos entre humanos, animales y el ecosistema. Sin embargo, existen numerosas referencia históricas sobre esta perspectiva integradora de la salud. Hipócrates (460-370 a. C.) fue el primero en concebir una salud integrada. En sus textos "Sobre los aires, aguas y lugares" y "Epidemias" proponía una interdependencia entre condiciones no habituales del ambiente, el clima, la salud y la prevalencia de enfermedades infecciosas. Tiempo después, Aristóteles (384-322 a. C.), en los nueve libros de su serie Historia Animalium, empleó el concepto de medicina comparativa en las relaciones y características comunes entre los seres humanos y otros mamíferos. El italiano Giovanni Maria Lancisi (1654-1720), médico de varios pontífices en el Vaticano, promovió la idea de que la malaria en el hombre podía prevenirse usando una red que impidiera el paso de los mosquitos. Con posterioridad, Claude Bourgelat (1712-1779) consolidó la educación formal en salud animal y definió su interacción con la salud humana.

En el siglo XIX, Rudolf Virchow (1821-1902) acuño el término "zoonosis", sosteniendo además que "entre la medicina de animales y humanos no hay líneas divisorias", ni debería haberlas. El objeto es diferente, pero la experiencia obtenida constituye la base de toda medicina. Virchow además introdujo en el campo de la Salud Pública los factores sociales, económicos y políticos. Su informe sobre la epidemia de tifus en la Alta Silesia se ha constituido en una de las obras más importantes y citadas históricamente en el campo de la medicina social. En su análisis, él sostenía que entre los causales de la epidemia era muy importante considerar las condiciones materiales de la vida cotidiana de la población. Sus ideas tuvieron pequeñas repercusiones en Europa y Canadá durante el siglo siguiente, hasta que a finales de la década de 1960 el veterinario Calvin Schwabe introdujo, en su libro "Medicina Veterinaria y Salud Humana", el concepto de "Una Medicina", con la intención de integrar los campos de la medicina humana y veterinaria. En su libro sostenía que "las necesidades críticas del hombre incluyen la lucha contra las enfermedades, garantizando alimentos suficientes, una calidad ambiental adecuada y una sociedad en la que prevalezcan los valores humanos".

A fines del año 1999, en Nueva York, las cosas empezaron a cambiar en la misma dirección. Alrededor del área metropolitana, se produjeron muertes repentinas de cuervos y algunos ancianos desarrollaron una enfermedad mortal debido a una causa no identificada. Los funcionarios de la salud analizaron sus síntomas, que no eran muy distintos a los de la gripe, como en el caso del Covid-19, y anunciaron que probablemente se trataba del virus de la encefalitis de San Luis (SLE, por su sigla en inglés), transmitida por mosquitos. Sin embargo, la patóloga principal del zoológico del Bronx, Tracy MacNamara, tenía sospechas sobre la muerte de los cuervos; cuando el virus comenzó también a afectar a varias especies de aves que se encontraban bajo su cuidado y ocasionó la muerte de un par de flamencos chilenos, un cormorán y un faisán asiático, comenzó a realizar necropsias de las aves y descubrió casos graves de carditis y encefalitis hemorrágica, síntomas que no tendrían por qué haber ocurrido con la SLE. McNamara empezó a temer por el contagio humano y por la vida de los trabajadores del zoológico, incluyendo la suya. Entonces llamó al Centro de Control de Enfermedades de USA para enviarles muestras de tejido para su estudio. El CDC se negó a recibirlas con el argumento de que ellos solo veían casos humanos. Finalmente los tejidos llegaron al Instituto de Investigaciones médicas del Ejercito de USA, donde determinaron que se trataba del virus del

Nilo Occidental, nunca visto antes en USA. Ellos reconocieron la incapacidad de la CDC de establecer diagnóstico de nuevas enfermedades y establecieron mecanismos para abordar los desafíos de salud en los puntos de contacto entre los animales domésticos y animales salvajes, incorporando también las relaciones entre la salud y el cuidado del medio ambiente.

Con posterioridad, la American Veterinary Medicine Association (AVMA) creó un grupo de trabajo con el fin de desarrollar el concepto de "Una Sola Salud" y facilitar la colaboración entre profesionales, instituciones, agencias y el sector productivo privado para la prevención y tratamiento de enfermedades humanas y animales. Su primera tarea fue proveer recomendaciones y líneas estratégicas para expandir el concepto de "Una Sola Salud" a todos los profesionales de esa área. Poco tiempo después, la American Medical Association (AMA) resolvió en forma unánime sumarse a trabajar en esta iniciativa. A esto se agregó con posterioridad, la incorporación de las dimensiones ecológicas y ambientales, con el fin de abordar los complejos problemas contemporáneos sanitarios a través de un enfoque sistémico que incluyera el bienestar de animales, de seres humanos y de los ecosistemas que ellos habitan.

Políticas globales y "Una Sola Salud": El enfoque en América Latina

Tanto la OIE como la OMS han definido, en relación con sus respectivos mandatos, marcos de referencia e instrumentos adecuados que tienen por objetivo ayudar a sus Estados miembros a adquirir capacidad nacional y regional duradera y a forjar alianzas para garantizar la seguridad sanitaria. Esta colaboración incluye actividades de dimensión mundial y nacional.

A escala mundial, la labor de la OMS y la OIE se ha centrado en perfeccionar las respectivas herramientas ya existentes, trabajar mejor en la interfaz entre el hombre y los animales y elaborar nuevas herramientas cuando convenga. A escala nacional, lo primero que se impone es definir un método para examinar las carencias detectadas en la evaluación de Proceso de Prestaciones de los Servicios Veterinarios (PVS, por su sigla en inglés) y el Reglamento Sanitario Internacional.

Las herramientas PVS sirven para evaluar las competencias críticas de los Servicios Veterinarios de un país, asignándoles un valor de uno ("básicas") a cinco ("avanzados"). Muchas de las competencias críticas incluyen elementos relacionados con la salud pública, que se estudiaron exhaustivamente en la reciente iniciativa piloto PVS "Una Sola Salud", presentada durante la Sesión General de 2012 de la OIE.

La primera versión del Reglamento Sanitario Internacional, aprobada por la Asamblea Mundial de la Salud en 1969, cubría seis enfermedades. Con posterioridad fue modificado, una primera vez en 1973 y una segunda en 1981, quedando centrado en tres enfermedades: el cólera, la fiebre amarilla y la peste.

Teniendo en cuenta la intensificación de los viajes y el comercio internacional, así como la aparición, reaparición y propagación internacional de enfermedades y otras amenazas sanitarias, la OMS requirió en 1995 una revisión sustancial del texto. En ese proceso se ampliaron las enfermedades y los episodios sanitarios conexos contemplados en el RSI, para tener en cuenta prácticamente todos los riesgos de salud pública (biológico, químico, radiológico o nuclear) que pudieran afectar la salud humana, con independencia de su origen. El Reglamento revisado entró en vigor en el año 2007 e incluye legislación, coordinación, vigilancia, preparación y respuesta, comunicación, recursos humanos y de laboratorio.

En términos prácticos, ya se ha empezado a elaborar una descripción detallada de las similitudes y diferencias entre el procedimiento PVS de la OIE y los procesos previstos en el RSI de la OMS, y se están determinando los ámbitos de sinergia y las posibles convergencias. Las herramientas y guías elaboradas serán determinantes a la hora de definir estrategias a escala mundial, así como las medidas encaminadas a fortalecer la gobernanza de los sistemas nacionales de salud humana y sanidad animal.

Cuando se analiza la capacidad de respuesta de los países en relación con su PIB, se observa que los habitantes de los países occidentales gastan entre 12% y 16% del producto en alimentos, mientras que países pobres gastan aproximadamente 70% de sus ingresos. Por otra parte, en los primeros años de este siglo, más del 98% de las personas afectadas por eventos climáticos extremos vivían en países en desarrollo. Todos estos parámetros apuntan a reflexionar acerca de la capacidad que tienen unos y otros para tomar acciones de promoción en el campo de la salud única. En este sentido, existen voces críticas acerca de las acciones globales en salud, llevadas adelante por los distintos organismos transnacionales, públicos y privados, gestionados por los países desarrollados. Es difícil imaginar que estas corporaciones de diversa naturaleza e intereses dediquen sus energías y particularmente sus fondos en forma neutral, independientemente de sus intereses particulares.

La integración de América Latina al concepto de "Una Sola Salud" partió en la Oficina Panamericana de Salud. La 59.a reunión del directorio de esta oficina, en septiembre del 2021, aprobó la política de "Una Sola Salud", en su interfaz de salud humana-animal-medio ambiente. La OPS, al igual que otras organizaciones internacionales, tal como se mencionó anteriormente, definió como áreas prioritarias en esta política las enfermedades zoonóticas, la resistencia antimicrobiana (RAM) y la seguridad alimentaria. Sobre el 70% de los agentes patógenos humanos son zoonóticos y tienen dos veces mayor probabilidad de asociarse a enfermedades emergentes que los patógenos no zoonóticos. Las zoonosis endémicas tienen un tremendo impacto social en América Latina. Este es un tema mayor de salud pública en áreas con población de alta vulnerabilidad, especialmente poblaciones indígenas y afro-descendientes que viven en áreas rurales pobres.

Muchas de estas enfermedades tropicales de origen zoonótico se consideran insuficientemente combatidas (*neglected tropical diseases*), por lo que siguen produciendo alta morbilidad y mortalidad en estos grupos de población. Estas incluyen: leishmaniasis, enfermedad de Chagas, cisticercosis, teniasis, rabia y brucelosis. Estas enfermedades afectan a casi 2 millones de habitantes en América Latina y, aunque su mortalidad no es tan alta, producen 56% de pérdida de años por enfermedad y su tratamiento afecta seriamente los fondos públicos de salud de los países involucrados.

Las enfermedades transmitidas por agentes vectores son muy dependientes de los factores económicos y ambientales, incluyendo la globalización de los viajes, de los programas económicos, los planes de urbanización y los cambios climáticos que afectan a los países miembros de la OPS. La emergencia y reemergencia de enfermedades zoonóticas en los animales selváticos y domésticos, y en los humanos son fundamentalmente condicionadas por cambios antropogénicos en el ambiente y el aumento de contacto entre animales, personas y agentes vectores. La aplicación de la política de "Una Sola Salud" por la OPS le ha permitido a esta organización enfrentar de manera exitosa las enfermedades zoonóticas endémicas en muchos de los países miembros. Esta política incorpora varias líneas de acción, incluyendo: análisis y mapeo de la interacción de los actores de la interfaz; establecimiento de políticas nacionales multisectoriales y multidisciplinarias bajo la bandera "Una Sola Salud"; incremento y mejora de los mecanismos multisectoriales y multidisciplinarios utilizados a niveles de otras organizaciones internacionales, como la International Health Regulations (IHR), la International Food Safety Authorities Network (Infosan) y el Codex Alimentarius; utilización de las técnicas emergentes para desarrollar en esta área soluciones digitales, y la promoción de la investigación en la interfaz humano-animal-medio ambiente, que van a permitir anticipar y manejar de mejor manera las amenazas de futuras pandemias.

La pandemia causada por el SARS-CoV-2 ha puesto en evidencia el enorme desafío que significa para la sociedad enfrentar agentes infecciosos nuevos. Sin embargo, lo ocurrido con el Covid-19 no es nuevo para nuestra sociedad, ya que hemos visto otras infecciones como el Síndrome Respiratorio Agudo Severo (SARS, por su sigla en inglés) en el 2003, la influenza H1N1 en el 2009, el Síndrome Respiratorio del Medio Este en el 2012, la influenza H7N9 en el 2013 y el Ébola en el África del Oeste en el 2014; todos agentes patógenos que han causado cuadros infecciosos con características de pandemia. Aunque estos no han sido tan ampliamente diseminados como el Covid-19, fueron capaces de generar un tremendo costo social y económico a los países involucrados.

El medio ambiente y la vida animal no domesticada también han sido un factor importante en la transmisión de enfermedades causadas por arbovirus, entre los que se encuentran la Encefalitis Equina del Este, la Encefalitis Equina

Venezolana y el virus del Nilo del Oeste, los que recientemente han afectado Canadá, México, EE.UU., América del Sur y varias islas del Caribe.

Otra área priorizada es la resistencia antimicrobiana (AMR, por su sigla en inglés), que causa 700.000 muertes anuales, pudiendo llegar a 10 millones en el 2050. Los microorganismos resistentes están presentes en humanos, animales, alimentos y medio ambiente. Esto es importante de considerar al momento de desarrollar políticas que prevengan la resistencia a los medicamentos. Estas políticas deben también considerar los factores ambientales, de vivienda inadecuada, agua, instalaciones sanitarias, vacunas y otras medidas de prevención de las enfermedades, que en su conjunto aceleren la aparición de genes resistentes y agentes patógenos entre los humanos, animales y medio ambiente. Es muy importante considerar el uso inadecuado de antibióticos en animales y en la agricultura, capaces de generar la resistencia. En América Latina hay muchos países que están implementando iniciativas basadas en el principio de "Una Sola Salud" como parte del plan para prevenir la AMR.

La seguridad en salud pública ligada a los alimentos es otra área importante que vincula la interacción entre el hombre, los animales y el medio ambiente. Las enfermedades asociadas al consumo de alimentos contaminados por agentes patógenos gastrointestinales, parásitos, contaminantes químicos y biotoxinas tienen un impacto importante en los sistemas de salud pública y desarrollo económico de los países involucrados. En América Latina existen 77 millones de personas (incluyendo 31 millones de niños menores de 5 años) que anualmente se enferman por contaminantes de los alimentos. De ese grupo, alrededor de 9.000 fallecen por las mismas causas.

La mayoría de los países latinoamericanos han estado siguiendo las directivas de la OPS y han asumido, al menos parcialmente, "Una Sola Salud" como política. Lamentablemente el manejo de esta política ha estado casi exclusivamente en manos de médicos veterinarios, con muy poco compromiso de los profesionales del área de salud humana. La necesidad de formación de equipos multidisciplinarios se ha planteado en todas las instancias internacionales y sigue siendo un gran desafío. Por otra parte, hay una responsabilidad pendiente del área académica en la necesidad de formación de los profesionales de la salud bajo el esquema de "Una Sola Salud", de la misma manera que ya ocurre con los médicos veterinarios.

Covid-19 y "Una Sola Salud"

Durante estos dos últimos años, se produjo el brote de coronavirus (SARS-CoV-2) en Wuhan, China, que produjo la enfermedad por coronavirus 2019 (Covid-19) caracterizada por un síndrome respiratorio agudo que puede llevar a neumonía y que ha producido mundialmente más de 400 millones de casos y más de 6 millones de muertos, siendo catalogada por la OMS como pandemia.

El SARS-CoV-2 es un virus caracterizado como ARN monocatenario, de sentido positivo y que posee envoltura. Pertenece a la familia *Coronaviridae*, género *Betacoronavirus*, subgénero *Sarvecovirus*.

Es de tipo zoonótico, pues puede ser transmitido a humanos desde un reservorio animal silvestre o desde un animal intermediario. Para el SARS-CoV-2 se ha propuesto a murciélagos como reservorios e intermediarios podrían ser serpientes, pangolines o civetas. La pandemia del Covid-19 ha representado un importante desafío para la resiliencia mundial y ha impulsado a la comunidad internacional a revisar su respuesta global y a evaluar la mejor manera de incorporar las dolorosas lecciones aprendidas para un futuro más sostenible y saludable. Tanto la OMS, la OIE, como otras agencias internacionales han observado la situación de la última pandemia a través del concepto "Una Sola Salud", reconociendo que la salud de las personas, la sanidad animal y el medio ambiente están interconectados y son interdependientes. La pandemia del Covid-19 demostró esta interconectividad, ya que en el ámbito de la salud internacional se acepta como probable que el virus del SARS-Cov-2 tenga un origen animal. La OIE movilizó a sus socios para establecer cuáles eran las vulnerabilidades críticas de la resiliencia en materia de "Una Sola Salud" a través de distintas formas diagnósticas, incluyendo evaluaciones, encuestas y cuestionarios aplicados a todos sus miembros como parte del PVS. Durante la evolución de la pandemia del Covid-19 estas últimas actividades ayudaron a construir estrategias de resiliencia en materia de "Una Sola Salud", tanto a nivel mundial como para cada uno de sus miembros.

La 88ª Sesión General de la OIE, en su respuesta a la pandemia del Covid-19, estableció tres vulnerabilidades críticas para incrementar la resiliencia. La primera de ellas consiste en la falta de atención a la gestión sanitaria de la fauna silvestre y su integración inadecuada en las estrategias de sanidad animal y de "Una Sola Salud" a todos los niveles. Esto afecta la capacidad de un país a la hora de gestionar las amenazas que representan las enfermedades emergentes y proteger la biodiversidad. La segunda vulnerabilidad es la falta de capacidad global para gestionar las emergencias sanitarias, incluidas las deficiencias en la capacidad de los países cuando se trata de poner en marcha planes de gestión de emergencias (lo que conduce a una falta de preparación). Por último, la tercera es la debilidad crónica y sistémica de la sostenibilidad de servicios de laboratorios de diagnóstico. De forma transversal, la resiliencia en el campo de "Una Sola Salud" se debilita aún más debido a las deficiencias en la capacidad de los Servicios Veterinarios para acceder a recursos y aplicar un enfoque multisectorial. La imprevisibilidad de la aparición de nuevos patógenos significa que la primera línea de defensa debe ser una vigilancia efectiva.

La pandemia del Covid-19 no es la primera ni será la última. Después de la enfermedad X, podrán llegar la Y y la Z. Por lo tanto, debiéramos desarrollar la política de "Una Sola Salud" para prevenir y controlar nuevas enfermedades, como en su momento se hizo con la viruela, la polio y el sarampión. Esto debiera involucrar a todos los organismos internacionales, potenciando el multilateralismo. El nuevo paradigma establece que los animales pueden ser nuestros aliados y convertirse en los signos de alarma que nos indiquen cuándo está empezando a circular una nueva enfermedad. La ciencia nos grita que se nos acaba el tiempo y nos acercamos a un punto sin retorno para la salud humana que depende de la salud planetaria.

Impacto académico de "Una Sola Salud"

Inicialmente el enfoque de "Una Sola Salud" fue impulsado en buena medida por académicos del área de la medicina veterinaria. Los currículos de las distintas Escuelas de esa carrera, al estar capacitadas en salud individual de animales y de rebaño, tenían una especial comprensión, casi intuitiva, de lo que se trataba. Por el contrario, el grado de especialización que se exigía a los médicos en su formación académica hizo que muchos ni siquiera tuvieran conocimiento sobre el campo de "Una Sola Salud". Esto comenzó a cambiar a mediados de la década del 2000, con el aporte de distintas instituciones del Estado a universidades e institutos académicos, incluyendo además a la AMA y la AVMA, que aportaron fondos para la investigación y la formación de recursos humanos profesionales en el área. El principal programa que surgió fue el proyecto de investigación epidemiológica Predict, financiado por la USAID (sigla en inglés para Agencia de EE.UU. para el Desarrollo Internacional). Este programa recibió USD 200 millones en una década y luego USAID le otorgó una extensión de emergencia en respuesta al Covid-19. Otros organismos gubernamentales, como el Departamento de Defensa, los Institutos Nacionales de Salud (NIH, por su sigla en inglés) e instituciones privadas, como la Fundación de Bill y Melinda Gates, también han aportado importantes fondos para la investigación. Lamentablemente, la mayoría de la financiación disponible se ha destinado a salud humana, en desmedro de la investigación de prevención de enfermedades infecciosas sobre animales y medio ambiente.

En el mundo académico, "Una Sola Salud" sigue siendo principalmente territorio del área de la medicina veterinaria, aunque ya existen muchos proyectos transversales liderados por facultades de medicina y ciencias de la salud. Durante la Conferencia Internacional de "One Health", realizada en New York en diciembre del 2018, bajo el auspicio de la Albert Einstein School of Medicine, se propusieron distintas acciones tendientes a incentivar el desarrollo de "Una Sola Salud" con enfoque académico. En esa conferencia se propusieron medidas que ayuden a que las universidades que incorporan el área salud en su formación de pre y posgrado, aumenten los recursos y las vías de información sobre el tema, tanto en medicina clínica como en la práctica de salud global. También se sugirió aumentar *partnerships* innovativos que integren salud y biomedicina con áreas sociales, económicas y ecológicas bajo el paraguas de "Una Sola Salud". El aumento de la información va a ser clave en los próximos años y esta se debe hacer extensiva tanto al área pública como privada.

Durante esta conferencia también se destacó la importancia que van a tener los medios de difusión en educación médica en toda su amplitud. El uso de medios de comunicación (prensa, radio y televisión), pósteres, guías, libros de bibliotecas, conferencias, cursos y plataformas digitales deben se desarrollados bajo el lema "Una Sola Salud" como parte clave de una política educativa. También se sugirió comenzar a desarrollar programas de magísteres y doctorados que incorporen en sus currículos, junto a los factores epidemiológicos y ecológicos, el tema "Un mundo una salud" en forma transversal.

En el futuro va a ser necesario entrenar e informar a los médicos y otros profesionales de la salud para que puedan identificar en forma oportuna amenazas para la salud pública que incluyan factores asociados a "Una Sola Salud". Las nuevas generaciones de estudiantes del área de la salud debieran saber que bajo el concepto de "Una Sola Salud" es posible prevenir futuras pandemias, detectando y respondiendo a las amenazas oportunamente.

Desafíos para "Una Sola Salud"

Siguiendo las áreas prioritarias descritas previamente, podemos esbozar algunos de los principales desafíos para este innovador enfoque. El deterioro ambiental ha incidido significativamente en los patrones de ocurrencia de numerosas zoonosis, como la propia influenza aviar, leptospirosis, hantavirus o rabia, entre muchas otras. Esto ha llevado a algunos autores a proponer que uno de los factores determinantes en la emergencia y reemergencia de patógenos humanos, y en particular aquellos asociados a zoonosis, es el cambio en el uso de la tierra y las prácticas agrícolas. Por este motivo, hoy se trata de unir las políticas ambientales con las grandes políticas de salud pública en un frente común.

Esta iniciativa, que se inscribe en la visión de "Una Sola Salud", tiene por objetivo último configurar el apoyo económico y técnico que en este sector prestan las organizaciones internacionales y sectores privados a los países en desarrollo que lo desean, permitiendo evaluaciones fiables de las carencias existentes y, consecuentemente, las recomendaciones de inversión.

Por el lado de la seguridad alimentaria, se estima que la demanda mundial de proteínas en los 50 años que van desde 1980 al 2030 crecerá unas tres veces y media. Estas perspectivas imponen un desafío productivo a los sistemas de generación de proteínas en el mundo, en particular aquellas de origen animal. En consecuencia, se requiere lograr un balance entre el incremento de la producción animal y vegetal y los instrumentos para el logro de este objetivo, entre los que se encuentra el empleo de antimicrobianos. Por otro lado, la evolución de pautas socioeconómicas y culturales ha dado lugar a nuevos paradigmas en la convivencia en estrecho contacto de los animales de compañía con los seres humanos. En este contexto, se hace particularmente importante apostar a estrategias de prevención de la RAM, potencialmente asociadas a la clínica y la producción animal.

En términos generales, los antimicrobianos usados en la veterinaria y en la salud humana pertenecen a las mismas familias y comparten similares mecanismos de acción, lo que incrementa los riesgos de transmisión de bacterias resistentes entre el ser humano y los animales, por incorporación a las cadenas alimentarias o por otras vías de contacto. Es altamente preocupante que algunos de los antimicrobianos que se utilizan ampliamente en animales son aquellos que se preservan para los casos más difíciles de la clínica humana, como la colistina, para los cuales se han detectado mecanismos de resistencia transferibles en bacterias de origen humano y animal diseminadas por numerosos países de distintos continentes.

De acuerdo a un informe elaborado por un equipo liderado por el economista Jim O'Neill a solicitud del gobierno británico, en 2050 las muertes adjudicables a RAM superarán a las causadas por cáncer. En un escenario de alto impacto de la RAM, en el 2050 la caída de producción pecuaria mundial podría oscilar entre el 2,5 y el 7,5% anual y descender hasta en 11% en países en desarrollo.

Una de las prácticas que ha generado un uso masivo de antimicrobianos desde mediados de siglo pasado es su empleo como "promotores del crecimiento" en dosis orales subterapéuticas a modo de mejoradores inespecíficos de la ganancia del peso y la conversión de alimentos. Aunque las cifras referidas al uso de antimicrobianos en animales de producción son discutidas, es asumido que una elevada proporción se destina a animales en ausencia de enfermedad. El uso de antimicrobianos en salud y producción animal adquiere la dimensión adicional del riesgo de potenciales efectos deletéreos sobre los consumidores asociados a residuos en productos de origen animal. La coordinación de criterios y regulaciones acerca del uso de antimicrobianos entre las autoridades de la salud pública y la salud animal debe ser considerada como una estrategia fundamental para minimizar la RAM y preservar el valor de determinados principios activos como últimos recursos terapéuticos.

La población mundial presenta una tasa de crecimiento del 1,2% anual y el mayor peso de su crecimiento (aproximadamente el 90%) se produce en los países en desarrollo. Por otra parte, casi mil millones de personas viven en entornos periurbanos en condiciones críticas en las grandes ciudades de países en desarrollo, donde se prevé que ocurrirá el más rápido crecimiento en las poblaciones humanas a nivel global. Las pérdidas de producción debidas a las enfermedades que afectan a los animales para el consumo superan el 20%, teniendo en cuenta tanto las enfermedades transmisibles como las no transmisibles, lo que implica que ambas deben ser consideradas en las políticas de promoción de salud pública. Problemas como el cambio climático, la urbanización, la globalización del comercio, entre otros factores, deben ser considerados dentro de esa política.

El mantenimiento de la calidad del agua dulce está emergiendo como el problema de recursos naturales más crítico que actualmente enfrenta la humanidad. Las enfermedades infecciosas transmitidas por el agua a través de la ingesta, exposición a aguas contaminadas o en forma secundaria por ingesta de alimentos contaminados implican una de las mayores causas de morbilidad y mortalidad en todo el mundo.

Los eventos asociados a cambios climáticos influyen además sobre la biología de los agentes infecciosos. Por ejemplo, el incremento de la temperatura del agua puede provocar aumento de las tasas de crecimiento de microorganismos patógenos; incrementar el intercambio genético, la formación de *biofilms*; generar cambios en la expresión de factores de virulencia, e incluso puede afectar la susceptibilidad del huésped de la infección.

Otro aspecto asociado a la actividad humana que influye fuertemente sobre la calidad y la disponibilidad de agua es la *eutrofización*, entendida como el enriquecimiento de nutrientes, especialmente nitrógeno y fosforo, que ejerce significativos impactos ecológicos, sanitarios y económicos sobre los ecosistemas. Consecuencias asociadas a estos procesos incluyen las floraciones de algas nocivas (en particular cianobacterias tóxicas) que, al descomponerse, generan hipoxia en la columna de agua, afectando a los organismos acuáticos (peces y crustáceos) y complicando el suministro de agua potable y su uso recreacional. La eutrofización y las concomitantes floraciones de algas nocivas constituyen actualmente la principal causa de contaminación de ecosistemas de agua dulce y costas marinas, creando un problema crucial particularmente en el mundo en desarrollo.

Es posible asumir que, de acuerdo con el aumento en la frecuencia, la gravedad y distribución geográfica de las floraciones de cianobacterias tóxicas, el riesgo sanitario para los humanos y los animales se vea incrementado. Además, se ha corroborado que los casos de enfermedades y muerte de animales por algas toxicas pueden ser eventos centinelas para evaluar un subsecuente efecto en las poblaciones humanas.

Conclusiones

A pesar de que las conexiones entre la salud humana, animal y ambiental ahora parecen obvias, la investigación en medicina veterinaria y en las ciencias ecológicas todavía permanece segregada de la investigación en salud humana. La visión reduccionista de la salud y la falta de comunicación entre disciplinas ha sido la principal barrera de esta cooperación científica. El enfoque basado en "Una Sola Salud" abre una nueva perspectiva para mejorar los resultados en la promoción de la salud pública con una mirada global del problema. Esta nueva estrategia deberá basarse en la integración de conocimientos hasta ahora profundamente compartimentados, incluyendo además de la medicina humana y animal otras disciplinas como las ciencias ambientales, la economía y la política. Se abren de esta manera desafíos acerca de los planes concretos de cómo encarar los problemas de salud pública en el marco de una salud integrada transversalmente por parte de los países, las regiones y a escala global. Se deberá procurar que bajo la programación de "Una Sola Salud" se desarrollen acciones concretas que atiendan particularmente a las comunidades más vulnerables y postergadas a nivel global, en consonancia con lo que han sido las declaraciones e intenciones tantas veces asumidas por los organismos internacionales de gestión de la salud.

Como en otras áreas en las que se plantea la necesidad de políticas globales, se debe reflexionar acerca del desafío que presenta para nuestras regiones la aplicación de instrumentos de acción gestionados fundamentalmente por los gobiernos y las corporaciones de los países centrales. Los países en desarrollo enfrentan este escenario en condiciones de alta vulnerabilidad con respecto a países desarrollados. El enfoque basado en "Una Sola Salud" abre una nueva perspectiva para mejorar los resultados en la promoción de la salud pública. Se deberá procurar que acciones concretas atiendan particularmente a las comunidades más vulnerables y postergadas a nivel global. Todo parece indicar que, en su más amplio alcance, la principal tarea de "Una Sola Salud" en el futuro deberá ayudar a responder en forma eficiente al lema genérico "Un Mundo, Una Salud".

REFERENCIAS

Allen, T., Murray, K.A., Zambrana-Torrelio, C. et al. (2017). Global hotspots and correlates of emerging zoonotic diseases. *Nat Com*; 8:1.

Blouin, C., Chopra, M., Van der Hoeven, R. (2009). Trade and social determinants of health. *The Lancet 373*: 502.

Cann, K. F., Thomas, D., Salmon, R. L., Wyn-Jones, A. P. & Kay, D. (2013). Extreme water-related weather events and waterborne disease. *Epidemiol Infect 141*: 671.

CDDEP. (2021). The State of the World's Antibiotics 2021. https: // cddep.org/blog/posts/the- state-of-the-worlds-antibiotics-report-in-2021/.

CEPAL, FAO, IICA (2021). Perspectivas de la agricultura y del desarrollo rural en las Américas: Una mirada hacia América Latina y el Caribe. 2021-2022/CEPAL, FAO; IICA. San José, CR: IICA.

Cortés, M.E. (2020). Coronavirus como amenaza a la salud pública. *Rev Med Chil. 148*: 124. Cutler, S. J., Fooks, A. R., Van der Poel, W. H. M. (2010). Public health threat of new, reemerging and neglected zoonoses in the industrialized world. *Emerg Infect Dis*; 16:1.

Dauphin, G. (2015). WHO/FAO/OIE tripartite coordination for the control and prevention of zoonotic influenza viruses. Example OFFLU, global network veterinary expertise. *Bull Acad Vet Fr 168*: 224-232.

De Andrade, L.O., Pellegrini Filho, A., Solar, O. et al. (2015). Social determinants of health, universal health coverage, and sustainable development: Case studies from Latin American countries. *Lancet 385*: 1343.

Dodds, W. K., Bouska, W. W., Eitzmann, J. L. et al. (2009). Eutrophication of U.S. freshwaters: Analysis of potential economic damages. *Environ Sci Technol 43*: 12.

Evans, B. R. and Leighton, F. A. (2014). A history of One Health. Rev Sci Tech. 33: 413.

Falagas, M. E., Bliziotis, I. A., Kosmidis, J., Daikos, G. K. (2010). Unusual climatic conditions and infectious diseases: Observations made by Hippocrates. *Enferm Infecc Microbiol Clin 28*: 716.

FAO, OIE, WHO, Unicef, WB and UN System Influenza Coordination (2008). Contributing to One World, One Health: A strategic framework for reducing risks of infectious diseases at the animal-human-ecosystems interface. Paris OIE.

Fares, A. (2011). Seasonality of tuberculosis. *J Glob Infect Dis 3*: 46.

Garza-Ramos, J. (2010). La situación actual de las zoonosis más frecuentes en México. *Gac Med Mex, 146*: 430.

Guardabassi, L., Schwarz, S., Lioyd, D. H. (2004). Pet animals as reservoirs of antimicrobial resistant bacteria. *J Antimicrob Chemother. 54*: 321.

Guterres, A., Sampaio de Lemos, E. R. (2018). Hantaviruses and a neglected environmental determinant. *One Health 5*: 22.

Hadley, O. O., Baris, E., Jonas, O. B. et al. (2017). Drug-resistant infections: A threat to our economic future (Vol.2): final report (English). Washington, D.C. World Bank Group.

Hillborn, E. D. and Beasley, V. R. (2015). One health and cyanobacteria in freshwater systems: Animal illnesses and deaths are sentinel events for human health risks. *Toxins* (Basel) 7: 1374.

Hogan, A. B., Jewell, B. L., Sherrand-Smith, E. et al. (2020). Potential impact of the Covid-19 pandemia on HIV, tuberculosis, and malaria in low-income and middle-income countries: A modelling study. *Lancet Glob Heal*.

Holmes, A. H., Moore, L. S. P., Sundsfjord, A. et al. (2016). Understanding the mechanisms and drivers of antimicrobial resistance. *Lancet 387*: 176.

Horton, R. (2014). Offline: The case against global health. *The Lancet 383*: 1705.

Hotez, P. J., Molyneux, D.H., Fenwick, A. et al. (2007). Control of neglected tropical diseases. *N Engl J Med, 357*: 1018.

International Monetary Fund (2021). *World Economic Outlook. Managing Divergent Recoveries*. Washington, D. C.: IMF.

Jones, K., Patel, N., Levy, M. et al (2008). Global trends in emergency infectious diseases. *Nature, 451*: 990.

Lebov, J., Grieger, K., Womack, D. et al. (2017). A framework for One Health research. *One Health 3*: 44.

Lee, K. and Brumme, Z. (2013). Operationalizing the One Health approach: The global governance challenges. *Health Policy Plan. 28*: 778.

Lloyd, D. H. (2007). Reservoirs of antimicrobial resistance in pet animals. *Clin Infect Dis 45*: S148.

Marano, N. and Pappalonou, M. (2004). Historical, new and reemerging links between human and animal health. *Emerg Infect Dis, 10*: 2065.

Marten, R. (2018). How states exerted power to create the Millennium Development Goals and how this shaped the global health agenda: Lessons for the sustainable development goals and the future of global health. *Glob Public Health 26*: 1.

Pan American Health Organization (2003). Quincuagesimocuarto aniversario del Programa de Salud Pública Veterinaria 1948-2002: El aporte de las ciencias veterinarias a la salud pública en el ámbito de la OPS. Washington, D. C. PAHO.

Pérez Gracia, M. T. (2021). *La pandemia silenciosa: Resistencia bacteriana a los antibióticos.* Madrid: Universidad Cardenal Herrera-CEU Ediciones.

Reperant, I. and Osterhaus A. (2014). The human-animal interface. In Atlas, R., Maloy, S., Eds. One Health. Washington, D. C.: ASM Press. 33-52.

Schneider, M. C., Aguilera, X. P., Smith, R. M. et al. (2011). Importance of animal/human health interface in potential Public Health Emergencies of International Concern of the Americas. *Rev Panam Salud Pública. 29*: 371.

Schwabe, C. (1984). Veterinary medicine and human health. 3ª ed. Baltimore: Ed Williams & Wilkins.

Slenning, B. D. (2010). Global climate change and implications for disease emergence. *Vet Pathol 47*: 28.

Smith, G. and Kelly, A. M. (2008). Food security in global economy. Veterinary Medicine and Public Health. Philadelphia: Ed University of Pennsylvania Press.

Taylor, L. H., Latham, S. M. and Woolhouse, M. E. (2001). Risk factors for human disease emergence. *Philos Trans R Soc Lond B Biol Sci 356*: 983.

Unesco: San Martín, P. (editor) (2022). Patrimonio cultural inmaterial e inclusión social: Aportes para la agenda de desarrollo de la era post-Covid en América Latina y el Caribe. ISBN: 978-92-3-300178-7.

United Nations Environment Program (2015). Healthy planet, healthy people. Our Planet 2015, Nairobi. UNEO.

Vega Aragón, R. I. (2009). Zoonosis emergentes y reemergentes y principios básicos de control de zoonosis. *Rev Med Vet, 17*: 85.

Velasco, M. (2021). Infecciones oportunistas en estos 40 años: Tuberculosis, Pneumocystis. *Rev Enf Emerg. 20*: 187.

WHO. (2021). Global Tuberculosis Report 2021. Coronavirus disease (Covid-19): Tuberculosis (Who.int).

Wielinga, P. R. and Schlundt, J. (2014). One Health and Food Safety. In: Yamada, A. et al., Eds. Confronting emerging zoonoses. Tokyo: Springer.

Wirtz, V. J., Pellegrini Filho, A., Solar, O. et al. (2013). Analyzing policy interventions to prohibit over- the-counter antibiotic sales in four Latin American countries. *Trop Med Int Health; 18:* 665.

Woolhouse, M. E. and Gowtage-Sequeira, S. (2005). Host range and emerging and reemerging pathogens. *Emerg Infect Dis 11*: 1842.

World Bank (2017). *Drug resistent infections: A threat to our economic future.* Washington, D.C.: World Bank.

World Health Organization (2015). WHO estimates of the global burden of foodborne diseases: Foodborne disease burden epidemiology reference group 2007-2015, Geneva WHO.

Zhu, N., Zhang, D., Wang, W. et al. (2019). A Novel Coronavirus from Patientes with Pneumonia in China. *N Engl J Med; 382*: 727.

Zinsstag. J., Schelling, E., Waltner-Toews, D. and Tanner, M. (2011). From"one medicine" to"one health" and systemic approaches to health and well-being. *Prev Vet Med 101*: 148.

Zunino, Pablo (2018). Historia y perspectivas del enfoque "Una Salud". Veterinaria (Montev.) [online]. Vol. 54, N° 210 [citado 2022-04-14], pp. 46-51.

Parte IV
Algunos factores de inequidad frente a los riesgos globales

12. La migración internacional y las respuestas del sector sanitario en América Latina: Desafíos en la formación

Alex Alarcón Hein, Hellen Cisternas-Bórquez

Contexto Internacional al 2022. La Migración Internacional como eje

El fenómeno de la migración internacional es un proceso altamente dinámico que depende de los cambios en los gobiernos y las correspondientes políticas migratorias; las crisis sociales, políticas y económicas; los conflictos internos en los países; las guerras; las pandemias, así como también los fenómenos ambientales relacionados con el cambio climático (McCracken & Phillips, 2017).

En la actualidad, la migración en el mundo sigue en alza, según cifras de la Organización Internacional para las Migraciones (OIM; IOM, por su sigla en inglés) (McAuliffe & Triandafyllidou, 2022), en el año 2020 se estimaron en el mundo 281 millones de personas migrantes internacionales, lo que equivale al 3,6% de la población mundial. El 48% de ellos correspondieron a mujeres, el 52% a varones, y el 74% de ellos son personas en edad de trabajar (20 a 64 años).

Aún vigente la pandemia global por Covid-19, la migración por razones económicas sociales y políticas se agudiza y va en aumento. Sin embargo, no debemos pasar por alto que, previamente a la crisis sanitaria actual, los flujos migratorios se encontraban ya en aumento y en constantes avances para la integración de migrantes en países receptores, pero ya en plena crisis estos avances se han visto sobrepasados por el aumento de la migración por pasos fronterizos no habilitados, y se ha transformado en una crisis humanitaria en expansión, particularmente la diáspora venezolana para el caso latinoamericano y más recientemente la crisis humanitaria producto de la invasión de Rusia a Ucrania, la que ha desatado un conflicto bélico sin precedentes en nuestra historia reciente, acompañada de una migración forzada de familias completas en busca de seguridad, estabilidad y paz.

Las cifras actuales de personas transitando, en algunos casos huyendo, por diferentes espacios de nuestro planeta, con restricciones para salir de un país, incluso del propio, pueden resultar una travesía extenuante, arriesgada e insegura. Las historias familiares e individuales se van quedando atrás, lo que no hace más que agravar y hacer más difícil las vivencias de este transitar, con incertidumbres de todo tipo.

Adicionalmente a las razones económicas, sociales y políticas, en los últimos años la migración internacional también ha estado asociada al cambio climático y el daño al medio ambiente. La gobernanza actual sobre migración, políticas nacionales y locales y las buenas prácticas deben incorporar la importancia de estos factores ambientales y desastres naturales, los que afectan y seguirán afectando la movilidad humana. Su integración debe estar en todas las áreas de la gestión migratoria, haciendo énfasis en la prevención, preparación y respuestas al desplazamiento forzado, gestión de fronteras, migración laboral y ya en etapas siguientes a la integración, retorno y reintegración de personas y sus familias.

América Latina y el Caribe es una región que por largo tiempo fue conocida como una fuente de emigración hacia países del Norte Global. En la última década se ha visto enfrentada a movimientos masivos de personas que están poniendo a prueba las capacidades de respuesta y articulación de los países de la región. Según señala Andrew Selee, director del Migration Policy Institute (MPI), "la región llegó tarde al tema migratorio y hoy se está pareciendo más al resto del mundo" (Iglesias, 2021).

Lo que cambió el escenario regional fue la situación política, social y económica de Venezuela, la que genera este aumento explosivo del flujo migratorio masivo de su población que busca refugio. Es la crisis más grande que ha vivido la región comparable en tamaño a lo ocurrido con Siria, aunque las causas son diferentes. En Venezuela operan diversos factores que repercuten en la salida de su población, entre ellas: caída en la calidad de vida, hambre, falta de insumos para la atención médica, inseguridad en las calles y persecución política.

Para este caso en particular, los países fronterizos han recibido mayor cantidad de población venezolana; sin embargo, Chile, al extremo sur del continente americano, comienza a ser una opción por la capacidad de su economía y desarrollo. Según cifras actuales, cerca del 50% de la población migrante internacional que llega a Chile desde Venezuela tiene nivel educativo universitario; empero, la realidad del restante 50% de esta población es muy diferente. No es el grupo masivo que llega a Colombia; es un grupo que tiene los medios para cruzar cuatro países.

La Organización Internacional para las Migraciones señala que la migración intrarregional ha ido en aumento dadas las disparidades en las oportunidades laborales y económicas de los diferentes países de América Latina, además de las personas desplazadas por el conflicto interno en Colombia y la profunda crisis en la República Bolivariana de Venezuela (Naciones Unidas, 2021).

Este incremento se asocia a la difusión de los medios de comunicación, los bajos costos de transporte y, evidentemente, a las condiciones políticas en la región, sumados a los mecanismos de integración regional que facilitaron los procesos de movilidad. Los principales países de destino han sido Perú, Brasil, Chile, México y Argentina.

Particularmente en Latinoamérica, el aumento de la migración hizo que los países asumieran un rol activo para incorporar esta temática en sus agendas políticas y sociales; no obstante, no todos explicitaron y focalizaron en medidas precisas y efectivas para incorporar el flujo migratorio en sus sistemas de salud, lo que en general se ha traducido en políticas explícitas en algunos países y otros que simplemente no han incorporado en su oferta de servicios y prestaciones sanitarias a esta población migrante internacional. Escasos países de la región de las Américas cuentan hoy con políticas de migración y salud, entre ellos Chile y en elaboración Colombia; no obstante, el tener en sí una política específica no asegura acceso y cobertura a esta población específica.

Respecto a los sistemas sanitarios, estos se han visto desafiados, a veces colapsados, por la masiva llegada de nuevos usuarios migrantes internacionales, pero también de profesionales sanitarios (médicos/as, odontólogas/os, enfermeras/os, etc.) desde distintos lugares de Latinoamérica, en un breve periodo de tiempo. Se observa además que los sistemas sanitarios en la región son desiguales, tanto en infraestructura y equipamiento como en el propio ordenamiento institucional, conviviendo sistemas universales con predominio del rol del Estado (Brasil, México, Argentina y Ecuador) y otros con menor rol Estatal y mayor énfasis del sector privado (Chile, Colombia y Perú). Entonces, el aumento de la migración repercute en el sistema de salud, en el tipo de organización sanitaria de cada país y en los recursos humanos sanitarios que reciben a esta población migrante internacional.

Así, el aumento del flujo migratorio evidencia estas diferencias estructurales de cada sistema, de sus deficiencias institucionales, culturales, y sus barreras de acceso, lo que nos impone desafíos de cooperación y una mirada de integración, con especial énfasis en el rol del sistema sanitario como de las distintas profesiones que ahí se desempeñan. Este artículo aborda la formación y la importancia de tener profesionales altamente preparados para abordar este desafío de constante aumento y preocupación internacional.

Formación de profesionales y técnicos sanitarios que contribuyan al bienestar y al derecho en salud de la población migrante internacional y refugiada

Los procesos migratorios han aumentado en el mundo y en la región; estos llegaron para quedarse. Aún más en este escenario de incertidumbre mundial entre la pandemia por Covid-19, el cambio climático y la reciente guerra en el norte de Europa, lo que eventualmente podría generar nuevos procesos de movilidad humana.

A lo largo de la última década, se ha apreciado un accionar diverso por parte de los Estados latinoamericanos en la generación de programas de acceso a servicios sociales de población migrante internacional, encontrando a facilitadores de procesos de documentación que contribuyeron a disminuir barreras de acceso y otros que han actuado de manera reactiva o incluso desde la omisión. En algunos lugares se ha invisibilizado este fenómeno, siendo el clamor popular el que lo ha puesto en la agenda pública desde el estigma y la criminalización, en una especie de competencia entre el último y el penúltimo en la escala social. Sin duda, las respuestas sociales organizadas que han generado los actores estatales, ONGs, sociedad civil, iglesias y organismos internacionales han sido claves en la articulación de acciones por esta población objetivo.

Sin embargo, las acciones institucionales requieren de personal capacitado en este ámbito. Lo que nos interpela a re-mirar los espacios de formación tanto para los profesionales de la salud como para el personal humanitario, para actualizar las competencias que permitan dar una respuesta eficaz a los desafíos de la implementación del derecho a la salud y el bienestar de la población migrante y refugiada en América Latina.

La Organización Mundial de la Salud (WHO, 2021) señala que si bien las personas refugiadas y migrantes tienen el mismo derecho humano fundamental al disfrute del más alto estándar de salud como todas las personas, ellas, a menudo, enfrentan desafíos en el acceso a los servicios de salud, los que además requieren ser sensibles culturalmente y otorgar un cuidado efectivo que reconozca y responda a sus necesidades de salud física y mental, incluido cualquier impacto dañino que haya tenido durante su trayecto migratorio y considere las barreras del idioma.

La publicación de Szilard et al. (2016) presenta la experiencia de más de una década de la Escuela de Medicina de la Universidad de Pécs en Hungría, la que señala como contexto el repentino aumento de los flujos migratorios en la región europea, lo que llevó a que en 2015 la Oficina Europea de la Organización Mundial de la Salud realizara repetitivos llamados para que los Estados desarrollaran y/o fortalecieran sus sistemas de salud para que fueran sensibles a la atención de la población migrante y refugiada que estaba llegando. Frente a esto, los autores señalan que finalmente el sistema de educación europeo no generó respuestas institucionales.

Ya en 2008, la Resolución WHA 61.17 de la Asamblea Mundial de la Salud (OMS, 2008) hacía un llamado a los Estados miembros a fortalecer sus sistemas de salud para otorgar atención apropiada a las necesidades de la población migrante y refugiada. Sin embargo, estos progresos no se vieron reflejados en el desarrollo de capacidades del personal sanitario. Si bien, se realizaron algunas iniciativas de capacitación con módulos de atención en salud de personas migrantes, como Equi-Health, MeM-T, estas se enfocaron en aspectos puntuales sin desarrollar un abordaje integral. En este marco, la Escuela de Medicina de la Universidad de Pécs se encuentra desarrollando programas de estudio teórico-práctico y de investigación en el ámbito de salud de población migrante, tanto para estudiantes de pre como de posgrado.

En pregrado, se aborda de manera obligatoria la migración relacionada con medicina familiar y salud ocupacional. En cursos optativos se enseña sobre atención humanitaria, medicina del viajero, entre otros. En el posgrado dirigido a profesionales de la salud se imparte un curso acerca de competencia cultural en la atención sanitaria. Así —señala Szilard—, la salud de la población migrante se constituye en un campo interdisciplinario de las ciencias de la salud que requiere de un nuevo tipo de profesionales de la salud que tengan un conocimiento más comprehensivo y un manejo cultural más inclusivo: "La variedad de las necesidades culturales en las diferentes comunidades y grupos etarios deben ser consideradas para poder proveer un sistema de salud sensible para ellos".

Por otra parte, la Universidad de Ottawa en Canadá (Gruner et al., 2022) plantea que la educación transcultural y la migración global conectan diversos ámbitos, tales como los derechos humanos, el desarrollo social, la medicina basada en la evidencia y el acceso a la salud universal. La pandemia vino a incrementar las inequidades sociales, por lo que se necesita que los profesionales de la salud reciban una formación que les permita desarrollar conocimientos, habilidades y actitudes relacionadas con trauma, racismo, diferencias en cultura e idioma, acceso a sistemas de salud, enfermedades tropicales, vacunas, enfermedades crónicas y salud mental global.

Gruner et al. (2022), a través de métodos mixtos multifase, encontraron que dentro de los planes de estudio de las escuelas de medicina canadienses existían contenidos obligatorios relacionados con salud de la población migrante. Los expertos entrevistados señalaban que se abordaban tópicos como demografía de migrantes y refugiados, barreras de acceso a la atención de salud, desafíos en la provisión de servicios a migrantes, servicios comunitarios de asentamiento, competencia cultural y habilidades comunicacionales, *screening* de salud preventiva y determinantes sociales de la salud.

Buscando profundizar en los contenidos de la formación de profesionales sanitarios, Ziegler et al. (2022) realizaron un estudio en Europa a través de método Delphi con 31 profesionales y académicos expertos en el ámbito de la migración y la salud provenientes de 13 países.

Se intentó generar consenso respecto de elementos que aportaran a una definición de profesionales de la salud competentes para el trabajo con poblaciones diversas. Los contenidos básicos encontrados fueron: respeto, empatía, autorreflexividad, sensibilidad cultural, habilidades comunicativas, como se describe en la Figura 1.

Figura 1. Competencias clave en diversidad en la atención de salud.

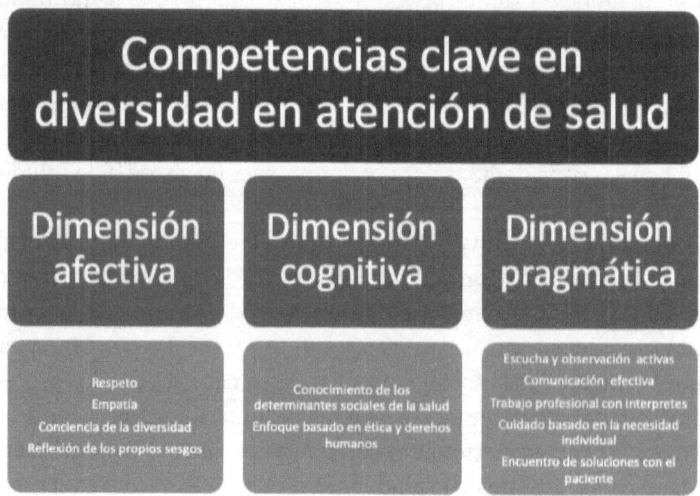

Fuente: Traducido de Ziegler et al., 2022.

Llegaron a concluir que dentro de los procesos formativos del personal sanitario debía abordarse los determinantes sociales de la salud interconectados con las diversidades, además de contenidos acerca de ética médica y enfoque de derechos humanos.

Un aporte novedoso dentro de estos antecedentes es la publicación de un documento por parte de la Organización Mundial de la Salud en el año 2021 llamado: "Salud de migrantes y refugiados: Estándares de competencia global para trabajadores de la salud" (WHO, 2021). Se agrega en el mismo año una guía curricular y otra de conocimientos que contribuyen a operacionalizar estos estándares.

Se señala que poder alcanzar la cobertura universal para esta población requiere de sistemas de salud fuertes, con trabajadores de salud competentes que hayan sido capacitados, acompañados y empoderados para entregar una atención de calidad centrada en las personas migrantes y refugiadas.

La generación de estos estándares tiene como propósito contribuir a los procesos de formación de los trabajadores de la salud a través de un enfoque de competencias basadas en resultados que puedan orientar la malla curricular dentro del área sanitaria pudiendo ser acomodadas a la medida de las necesidades locales.

Los estándares se focalizan en competencias y conductas esperadas de los trabajadores de la salud para proveer servicios de salud de calidad para población migrante y refugiada.

Estos se organizan en cinco dominios con una serie de competencias y conductas dentro de cada dominio. A continuación se presenta una Tabla 1 resumen. Para mayor detalle, consultar documento original en inglés que aparece en las referencias bibliográficas (WHO, 2021).

Tabla 1. Estándares de competencia global para trabajadores de la salud.

Dominio 1: Centrado en la persona	
Competencia estándar 1	Provee atención de salud centrada en la persona a refugiados y migrantes.
Competencia estándar 2	Promueve la agencia de refugiados y migrantes a nivel individual y comunitario.
Dominio 2: Comunicación	
Competencia estándar 3	Compromete ayuda segura y pertinente para conocer las necesidades de idioma y comunicación de refugiados y migrantes.
Competencia estándar 4	Apoya a migrantes y refugiados para comprender información acerca del cuidado de su salud.
Dominio 3: Colaboración	
Competencia estándar 5	Se compromete en prácticas colaborativas para promover la salud de refugiados y migrantes.
Competencia estándar 6	Responde a los aumentos repentinos de demanda por servicios relacionados con migración y desplazamiento
Dominio 4: Práctica informada desde la evidencia	
Competencia estándar 7	Promueve atención de salud informada desde la evidencia para refugiados y migrantes.
Dominio 5: Comportamiento personal	
Competencia estándar 8	Compromete aprendizaje a lo largo de la vida y práctica reflexiva para promover la salud de migrantes y refugiados.
Competencia estándar 9	Contribuye a la cultura del autocuidado y el apoyo mutuo cuando se provea atención de salud en contexto de migración y desplazamiento.

Fuente: Traducido de: World Health Organization (2021). Refugee and migrant health: global competency standards for health workers. Geneva, Switzerland.

Para la región de las Américas, el 55.o Consejo Directivo del año 2016 publicó un documento acerca de la salud de los migrantes (OPS, 2016). En él se reconoce su situación de vulnerabilidad en la región, por lo que la OPS generó cuatro elementos de política como recomendación para los Estados miembros:

a) Servicios de salud que sean incluyentes y que respondan a las necesidades de salud de los migrantes.
b) Arreglos institucionales para brindar acceso a servicios de salud integrales, de calidad y centrados en las personas.
c) Mecanismos para ofrecer protección financiera en salud

d) Acción intersectorial y establecimiento de asociaciones, redes y marcos multipaíses.

Si bien en el punto b) se recomienda otorgar una atención integral, que responda a las necesidades de salud de las personas migrantes y que considere cuestiones culturales, religiosas y de género, este no hace alusión a la formación que debe tener el personal de la salud para poder llegar a brindar este objetivo deseable.

Asimismo, en el documento de orientación sobre migración y salud elaborado por la OPS en 2019 (OPS, 2019) se generaron 5 lineamientos estratégicos:

1. Fortalecer la vigilancia sanitaria, la gestión de información y el monitoreo.
2. Mejorar el acceso a los servicios de salud para la población migrante y la de acogida.
3. Mejorar la comunicación e intercambio de información, con el fin de reducir la xenofobia, el estigma y la discriminación.
4. Fortalecer las alianzas, las redes y los marcos múltiples, con el fin de comprender el estatus y promover y proteger la salud de los migrantes.
5. Adaptar las políticas, programas y marcos legales, con el fin de promover y proteger la salud y bienestar de los migrantes.

Dentro de la línea de acción estratégica número 2, se recomienda: "Brindar capacitación a la fuerza laboral de salud para desarrollar equipos interprofesionales en el primer nivel de atención, con competencias combinadas en atención completa y enfoques de salud interculturales y de determinantes sociales. La capacitación sobre equidad de salud y los enfoques basados en los derechos humanos son elementos clave para los profesionales de la salud y los actores no relacionados con la salud".

La ejecución de estas recomendaciones de la Organización Panamericana de la Salud (OPS, 2016, 2019), ya sea a nivel de planificación, implementación o evaluación de política, requerirá de personal capacitado y sensibilizado en la temática para un desempeño eficaz en la respuesta sanitaria que se busca.

No obstante, los espacios formativos de las carreras de la salud en la región se caracterizan por tener cátedras de formación básica en ciencias biomédicas durante los primeros años y, posteriormente, se realizan especializaciones clínicas. Los cursos de salud pública incorporan menciones a población vulnerable en las que se alude a población migrante, pero el abordaje es mínimo en cursos de un semestre dentro de carreras de 10 a 14 semestres, por lo que el impacto es bajo cuando se requiere tener competencias de atención sanitaria específica frente a pacientes migrantes, desplazados internos, refugiados, víctimas de tráfico o trata de personas.

En este punto, el desafío académico es aumentar la investigación que pueda dar cuenta de las ofertas formativas vigentes en esta temática en América Latina. Resulta de mayor interés poder operacionalizar en la región o en cada país la propuesta de competencias globales que realizó la WHO en 2021 presentada en párrafos precedentes.

Funciones Esenciales de la Salud Pública (FESP)

Desde una mirada retrospectiva, las funciones asignadas a la salud pública a principios del siglo XX consistieron principalmente en el desarrollo de acciones de saneamiento medioambiental, control de enfermedades transmisibles e higiene. Con el transcurrir de los años estas se fueron ampliando hacia la promoción de la salud, el control de enfermedades no transmisibles y el acceso a la atención primaria.

La complejidad de la acción sanitaria y sus desafíos conceptuales llevaron a que la Organización Mundial de la Salud en el año 1998 presentara una lista de funciones esenciales en salud pública, la cual fue realizada con el aporte de diversos actores del globo, quienes permitieron definir competencias en salud pública y un esquema de reformas al sistema de salud (WHO, 2018)).

La Organización Panamericana de la Salud define las Funciones Esenciales de la Salud Pública (FESP) "como las capacidades de las autoridades de salud, en todos los niveles institucionales y junto con la sociedad civil, para fortalecer los sistemas de salud y garantizar un ejercicio pleno de la salud pública, actuando sobre los factores y los determinantes sociales que tienen un efecto en la salud de la población" (OPS, 2020).

En la Región de las Américas, las FESP se constituyeron en una agenda que buscó fortalecer el sector sanitario en la década de los ochenta en un marco de reformas de la época que buscaban disminuir el rol de los Estados y su rectoría en salud.

En ese contexto, los Estados miembros de la Organización Panamericana de la Salud desarrollaron un marco conceptual y metodológico de la salud pública y sus funciones esenciales, dando paso a una iniciativa regional en el año 2000 que se llamó La Salud Pública en las Américas. En ella, las FESP fueron ampliamente debatidas y consensuadas con actores diversos de la región. Esta iniciativa, que fue profundizada en el año 2002 a través del documento "Nuevos conceptos, análisis del desempeño y bases para la acción", resultó ser un hito importante para el desarrollo de capacidades institucionales y la puesta en marcha de planes de mejora del sistema de salud en numerosos países de la región (OPS, 2002).

Sin embargo, 15 años más tarde se inició una revisión de este horizonte de los años 2000, buscando actualizar su conceptualización dados los cambios que fueron ocurriendo en los diferentes países junto a los desafíos que se avizoraban para el siglo XXI, lo que implicaba generar una mirada más integral de la salud pública.

En el año 2020, la Organización Panamericana de la Salud daba cuenta de este proceso de cambio de época en su documento"Las funciones esenciales de la salud pública":"Los cambios socioeconómicos y políticos que han ocurrido desde el desarrollo de las FESP en el 2002, que llevaron a la aparición de nuevos problemas de salud pública de alta prevalencia y costos asociados, demandan cada vez más que los sistemas de salud estén mejor preparados para responder a los retos planteados por los problemas de salud y sus determinantes"(OPS, 2020: 5).

La OPS releva como temáticas actuales la equidad en salud, brotes de enfermedades infecciosas, envejecimiento poblacional, salud mental, enfermedades no transmisibles, migración irregular y forzada, cambio climático, desastres naturales, acceso a medicamentos y vacunas, entre otros. Se enfatiza la necesidad de fortalecer los procesos de cooperación entre países y organismos en espacios supranacionales que permiten abordar los determinantes sociales de la salud dentro de las políticas mundiales. Esto dio como fruto la elaboración de un marco conceptual renovado de las Funciones Esenciales en Salud Pública para la Región de las Américas (Figura 2), que tiene un sello especial que permite expandir la rectoría y gobernanza en los sistemas de salud. Los fundamentos de esta propuesta renovada se basan en cuatro pilares (OPS, 2020):

- Pilar 1: Aplicar valores éticos de la salud pública para abordar las inequidades en relación con la salud y sus causas.
- Pilar 2: Abordar las condiciones sociales, económicas, culturales y políticas que determinan la salud de las poblaciones.
- Pilar 3: Garantizar el acceso universal a servicios de salud pública integrales e integrados, individuales y colectivos.
- Pilar 4: Expandir la función de rectoría de las autoridades de salud para abordar los desafíos de la salud pública.

Se desarrollaron once funciones esenciales que presentan desafíos para los sistemas de salud de la región, pues los insta a evaluar el estado de salud de la población y los factores de mala salud; desarrollar políticas para fortalecer los sistemas de salud y abordar los determinantes; asignar los recursos necesarios, y garantizar el acceso a todas las intervenciones y servicios de salud pública.

Las Funciones Esenciales en Salud Pública para América Latina son:

1. Monitoreo y evaluación de la salud y el bienestar, la equidad, los determinantes sociales de la salud y el desempeño e impacto de los sistemas de salud.
2. La vigilancia en la salud pública: el control y la gestión de los riesgos para la salud y las emergencias.
3. Promoción y gestión de la investigación y el conocimiento en el ámbito de la salud.

4. Formulación e implementación de políticas de salud y promoción de legislación que proteja la salud de la población.

5. Participación y movilización social, inclusión de actores estratégicos y transparencia.

6. Desarrollo de recursos humanos para la salud.

7. Asegurar el acceso y el uso racional de medicamentos y otras tecnologías sanitarias esenciales de calidad, seguras y eficaces.

8. Financiamiento de la salud eficiente y equitativo.

9. Acceso equitativo a servicios de salud integrales y de calidad.

10. Acceso equitativo a intervenciones que buscan promover la salud, reducir factores de riesgo y favorecer comportamientos saludables.

11. Gestión y promoción de las intervenciones sobre los determinantes sociales de la salud.

Figura 2. Las funciones esenciales de la salud pública renovadas.

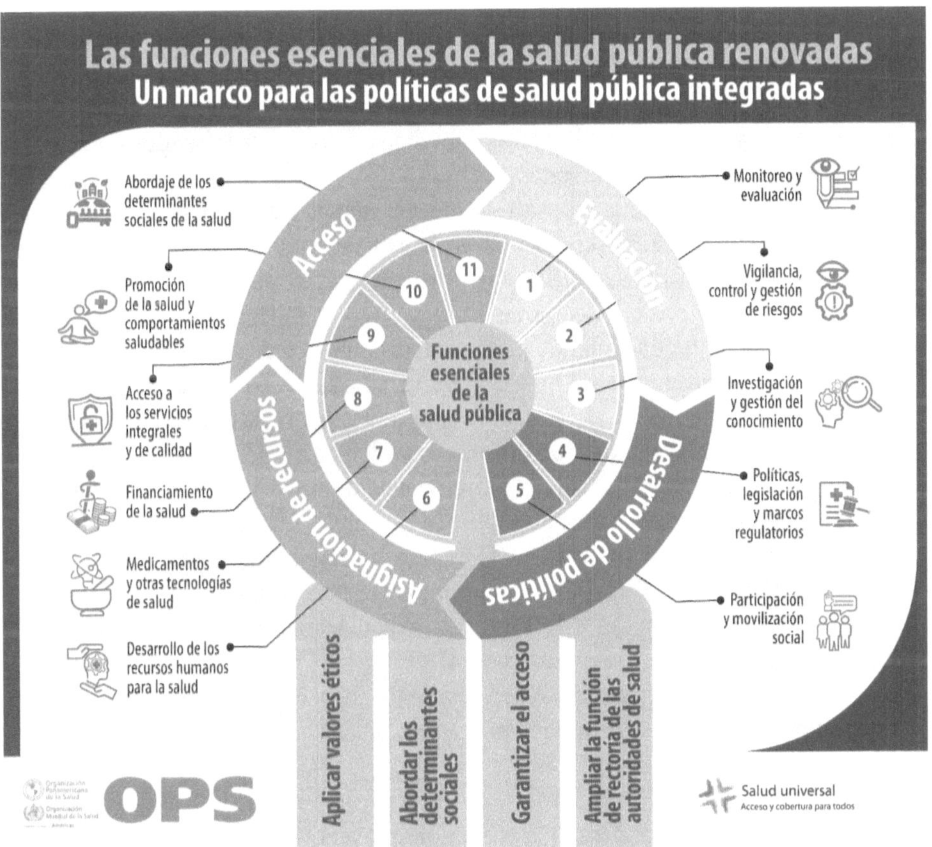

Fuente: OPS, 2020.

En esta propuesta 2020 se releva el rol de la participación de la sociedad civil y los actores clave en desarrollo de políticas, trascendiendo la mirada de meros implementadores o receptores de la acción sanitaria. Otro punto importante lo constituye la articulación intersectorial que permita abordar de manera más efectiva los determinantes sociales de la salud.

Las nuevas FESP buscan fortalecer los sistemas de salud para responder a las necesidades actuales de la población y avanzar hacia la salud universal en el marco de los Objetivos de desarrollo Sostenible de Naciones Unidas y la Estrategia Regional de acceso universal y cobertura universal en salud.

Desafíos y recomendaciones

En este artículo se describe el fenómeno migratorio actual y el proceso de respuesta que deben tener los países de la región desde una perspectiva de la formación de recursos humanos sanitarios que pueda enfrentar de mejor manera el fenómeno migratorio y la repercusión que tiene sobre los sistemas sanitarios en la Región de las Américas.

El escenario actual es complejo, pues pandemia mundial, guerra en el norte de Europa (Rusia- Ucrania), cambio climático, desastres naturales y violencia armada en la región agudizan las vulnerabilidades en la población migrante y refugiada, víctimas de tráfico y trata de personas, desplazados internos y el desaparecimiento de personas.

Todo esto interpela al desarrollo de estrategias activas para administrar las crisis actuales y futuras en los diferentes países y subregiones. Los Estados deberán generar acciones actualizadas y articuladas que permitan dar respuestas integrales, oportunas y de calidad.

En el ámbito de la migración y salud, la OMS y OPS han hecho llamados para avanzar hacia una salud equitativa y universal, en la que la atención de salud sea realizada sin discriminación y esté centrada en las necesidades de las personas y sus comunidades. Se promueve la detección de barreras de acceso específicas de la población migrante y refugiada, junto con definir intervenciones que cuenten con pertinencia lingüística, cultural y financiera.

Lo anterior, se configura como un gran desafío para los sistemas de salud latinoamericanos. Si bien estos mandatos provienen desde los organismos internacionales, las respuestas específicas no solo implican el desarrollo de lineamientos y programas, sino que también requieren para su implementación de recursos humanos que tengan conocimiento respecto de la multidimensionalidad que conllevan los fenómenos migratorios y sus impactos en salud.

Como fue descrito en el desarrollo del artículo, el análisis y los estudios realizados en Hungría han contribuido a promover el desarrollo de programas que aborden la migración y salud; sin embargo, las respuestas de los sistemas educativos en Europa no han tenido repuestas adecuadas.

Entonces, se produce una brecha entre las necesidades de salud de la diversidad de personas y comunidades que conforman los países y los procesos formativos del personal sanitario, que contemplan de manera mínima o que simplemente carecen de formación específica en un ámbito que —como se ha descrito anteriormente— requiere de un abordaje comprehensivo e inclusivo. Si bien existen experiencias en América del Norte y en Latinoamérica, estas no son sistemáticas ni se encuentran de manera transversal en los planes de estudio a lo largo de la región.

A fines del año 2021, la Organización Mundial de la Salud publicó una serie de escritos sobre "Global Competency Standards for refugee and migrant health servicies" (WHO, 2021), con los que se busca contribuir al fortalecimiento de la capacidad de los países para proveer servicios a migrantes y refugiados, respecto de lo cual la OMS definió un rango de competencias que deberían ser incorporadas en la educación y prácticas de los trabajadores de la salud.

A la luz de esta propuesta, se deben generar catastros y sistematizaciones en América Latina de las diferentes carreras de la salud que abordan —ya sea de manera transversal o específica— la salud de la población migrante y refugiada, pudiendo con ello caracterizar la oferta existente e idealmente proyectar el fortalecimiento de los planes de estudio en la región que consideren estas competencias globales estándar que propuso la OMS sin dejar de lado las particularidades de cada país o subregión.

Se debe avanzar en el cumplimiento y seguimiento de las Funciones Esenciales en Salud Pública para el siglo XXI (OPS, 2020), específicamente la número 11, priorizando las poblaciones vulnerables en el marco de las inequidades en salud, generando acciones sobre los determinantes sociales de la salud con pertinencia cultural, territorial e intersectorial. La migración internacional y su relación con la salud sigue siendo materia de preocupación, toda vez que se visualiza que esta no detendrá su marcha. Es un buen momento de reflexión pero también de acción, los sistemas sanitarios deben estar preparados para una constante y creciente demanda por atenciones dignas, efectivas y de calidad, incentivando la cobertura universal, sin dejar a nadie atrás.

REFERENCIAS

Gruner, D., Feinberg, Y., Venables, M. J., Shanza Hashmi, S., Saad, A., Archibald, D. & Pottie, K. (2022). An undergraduate medical education framework for refugee and migrant health: Curriculum development and conceptual approaches. *BMC Medical Education 2022 22:1*, 22(1), 1-11. https://doi.org/10.1186/S12909-022-03413-8.

Iglesias, J. (2021, octubre 1). Entrevista a Andrew Selee, experto en migración: "La crisis venezolana es comparable a la de Siria". *La Tercera Sábado*.

McAuliffe, M. & Triandafyllidou, A. (2022). *Informe sobre las migraciones en el mundo*. Organización Internacional para las Migraciones.

McCracken, K. & Phillips, D. R. (2017). *Global health: An introduction to current and future trends*. Taylor and Francis.

Naciones Unidas (2021). Migración en 2021: Aumenta el número de refugiados y migrantes pese a las restricciones de viaje. Recuperado de https://news.un.org/es/story/2021/12/1501972.

OMS (2008). *61a Asamblea mundial de la salud. Resolución WHA 61.17 sobre la Salud de los Migrantes*.

OPS (2002). *La salud pública en las Américas: Nuevos conceptos, análisis del desempeño y bases para la acción. Publicación Científica y Técnica N° 589*. Washington, D. C.

——— (2016). *La Salud de los Migrantes. 55.o Consejo directivo. 68.a Sesión del comité regional de la OMS para las Américas*.

——— (2019). Documento de orientación sobre migración y salud. *PAHO/WHO Emergencies News, 129*, 18.

——— (2020). *Las funciones esenciales de la salud pública en las Américas. Una renovación para el siglo XXI. Marco conceptual y descripción. Organización Panamericana de la Salud*. Washington, D. C.

Szilard, I., Marek, E. & Katz, Z. (2016). Developing training in migration health: University of Pécs medical school. *Public Health Panorama, 2*(4), 401-588.

WHO (2018). *Essential public health functions, health systems and health security: Developing conceptual clarity and a WHO roadmap for action*. World Health Organization.

——— (2021). *Refugee and migrant health: global competency standards for health workers*. World Health Organization. Geneva, Switzerland.

Ziegler, S., Michaëlis, C. & Sørensen, J. (2022). Diversity Competence in Healthcare: Expert's Views on the Most Important Skills in Caring for Migrant and Minority Patients. *Societies 2022, Vol. 12, Page 43*, 12(2), 43. https://doi.org/10.3390/SOC12020043.

13. Una mirada integral a la política de drogas desde una perspectiva global

José Francisco Cumsille Garib

Introducción

Para los efectos de este artículo, usaremos el término drogas para referirnos a aquellas sustancias (fuera de un uso farmacológico) de origen natural o sintético que generan efectos en el sistema nervioso central, y por lo tanto tienen la capacidad de alterar y/o modificar la actividad psíquica, emocional y el funcionamiento del organismo. Estas sustancias, sean ellas legales o ilegales en un determinado país, tienen la capacidad de producir dependencia. De acuerdo con lo anterior, se pondrá énfasis en una de las sustancias legales de mayor uso como es el alcohol, como también en drogas ilegales como la marihuana (aunque en la actualidad es legal en algunos países), cocaína y otras sustancias. Mención especial tendrá lo que está ocurriendo en algunos países con ciertas sustancias analgésicas derivadas de la amapola que son usadas farmacológicamente, pero existe también un desvío hacia un mercado ilegal.

Si bien el escrito está centrado en analizar la relación drogas y salud, no es posible soslayar otras consecuencias que giran alrededor del fenómeno de las drogas, y que algunas de ellas tienen impacto directo en la salud de las personas.

Las secciones siguientes presentan un marco conceptual del fenómeno de las drogas en las Américas, una descripción de indicadores sobre consumo de drogas, los retos y desafíos que se enfrentan en la región, y algunas reflexiones finales que permitan un debate informado sobre políticas públicas en estas materias.

Marco conceptual

El fenómeno de las drogas tiene un largo recorrido en la historia de la humanidad. No es un tema nuevo; sin embargo, sus consecuencias han ido cambiando con el tiempo, principalmente por las respuestas que han sido implementadas. Cuando hablamos del fenómeno de las drogas a nivel global, como también en nuestro hemisferio, la primera reflexión apunta a identificar el problema de drogas, y nos preguntamos ¿cuál es el problema de drogas? ¿Existe el problema como si fuera un único problema a nivel global? Esto parece importante por varias razones: por un lado, hemos enfocado las políticas hacia el control de las sustancias, y para ello las hemos dividido en dos grupos, unas legales y otras ilegales, y por lo tanto hemos elaborado respuestas diferenciales. Por otro lado, y en particular respecto de las sustancias ilegales, hemos elaborado un conjunto de medidas comunes para los países bajo el supuesto de que todos comparten un mismo problema. Sin embargo, la evidencia nos demuestra que las distintas actividades asociadas a este fenómeno, es decir la producción, comercialización y consumo de drogas, generan a su vez diferentes tipos de problemas en los países, aun cuando la relación entre ellos presenta una gran preocupación a nivel global. El problema de las drogas, si bien es compartido por todos, tiene un alcance muy diferente en cada uno de los países.

Esto último queda muy bien descrito en el Informe "El problema de las drogas en las Américas", de la Organización de los Estados Americanos (OEA) del año 2013 (CICAD, 2013. CICAD: Comisión Interamericana para el Control del Abuso de Drogas), en el cual se concluye que la diversidad es lo que mejor refleja la situación de drogas a nivel global como también en la región de las Américas. Y por lo tanto "el problema de las drogas debe ser abordado de manera diferenciada y flexible entre nuestros países, en función de la forma como este los afecta en particular". No caben dudas de que esa afirmación realizada hace casi una década sigue totalmente vigente el día de hoy.

Hay dos grandes áreas de problemas que han sido identificados en los países, las cuales por cierto no son excluyentes y por lo tanto ambas pueden estar presentes en un país: por una parte, están las consecuencias asociadas a la salud y el bienestar social, y, por otra, los problemas relacionados con la seguridad y gobernabilidad (incluyendo la delincuencia organizada transnacional y la corrupción).

Estas dimensiones del fenómeno han sido abordadas en base a dos premisas principales: políticas sobre reducción de la oferta de drogas, y a partir de allí intentar controlar y limitar el acceso, y políticas respecto a la reducción de la demanda. Sin embargo, en general, el financiamiento de dichas políticas ha estado prioritariamente centrado en el control de la producción y distribución de sustancias ilícitas basado en el paradigma de la "guerra contra las drogas", con un financiamiento limitado para las intervenciones que apuntan a las políticas sanitarias, incluyendo la investigación y la evaluación.

A partir de lo anterior es que encontramos los mayores problemas y desafíos para pensar un nuevo abordaje de las políticas de drogas. Como primer elemento, es necesario entender que, si bien hay problemas globales, las soluciones deben contener un gran componente local, no solo a nivel de los países, sino que también a nivel territorial al interior de estos. Esta es una decisión política que está respaldada adecuadamente por diversos informes.

Un segundo tema tiene que ver con la necesidad de superar el modelo dominante de la "guerra contra las drogas" y avanzar hacia políticas centradas en los individuos (y no en las sustancias), las que en base a una buena colección de evidencia científica nos guíen hacia intervenciones exitosas destinadas a reducir los niveles de consumo de drogas, pero también a lograr un uso responsable de ellas. Esto es fundamental: las políticas han estado "detrás" de las drogas; sin embargo, hoy hay más droga disponible en el mercado, una mayor diversidad de ellas, con un protagonismo creciente de las drogas sintéticas y las llamadas nuevas sustancias psicoactivas (NSP), con un grave desconocimiento del proceso de adulteración de las sustancias, como también el incremento descontrolado de uso de medicamentos de prescripción médica, principalmente opioides sintéticos. De allí que continuar con el desbalance en las prioridades en favor de controlar las drogas, al parecer, no es el camino más apropiado, y pensamos, en cambio, que las nuevas políticas deben estar centradas en las personas y en sectores o grupos sociales específicos, con un enfoque integral y equilibrado y con pleno respeto a los derechos humanos.

Un tercer elemento, muy relevante por cierto, dice relación con la necesidad de que las políticas de drogas consideren la evidencia científica como un aliado (no como una amenaza) y en las que predomine un enfoque de salud pública, tanto en el desarrollo, como en la implementación y en la evaluación de dichas políticas. Es necesario entender el verdadero rol de la evidencia en los procesos de toma de decisiones; las políticas públicas son finalmente intervenciones que tienen un impacto en las personas, y por lo mismo tenemos un deber ético de minimizar los riesgos de las decisiones. Es precisamente en este punto donde encontramos el verdadero rol de la evidencia científica, ya que a través de ella logramos disponer de un conocimiento más acabado sobre la realidad que intentamos modificar y, como consecuencia de eso, reducimos la incerteza en el proceso de toma de decisiones. Pero es necesario entender también que la evidencia científica requiere de tiempos específicos y de financiamiento adecuado, lo cual muchas veces colisiona con los tiempos e intereses políticos. Es necesario generar puentes entre la evidencia y la política. Deben ser aliados en beneficio de lograr mejores políticas públicas en beneficio de la población.

Consumo de drogas en el hemisferio (epidemiología de las drogas)

Uno de los primeros elementos a tener presente cuando nos referimos al enfoque de salud pública en las políticas sobre drogas es disponer de buena información sobre la magnitud del problema, como también de los determinantes asociados. En esta sección entregaremos un panorama sobre el consumo de drogas y sus consecuencias a nivel global, y en particular sobre la situación en nuestro continente.

De acuerdo con el último reporte mundial de drogas de la Oficina de Naciones Unidas contra la Droga y el Delito (UNODC, por su sigla en inglés) del 2022

(UNODC, 2022), se estima[23] que para el año 2020 el 5,6% de la población global entre 15 y 64 años de edad declaran haber usado alguna sustancia[24] en el último año (prevalencia de último año), lo que equivale a 284 millones de personas entre esas edades. Una década antes, para el año 2010, el informe de dicha oficina (UNODC, 2011) reportaba una prevalencia inferior al 5%, lo que equivale a 226 millones de personas; por lo tanto, ha habido un incremento de 26% en términos del número de usuarios (en parte es atribuible al incremento de la población).

Respecto de las cifras anteriores, es necesario mencionar tres aspectos —se describen más adelante en mayor detalle—: el primero se refiere a la gran diversidad en la magnitud del consumo entre regiones y subregiones. El segundo dice relación con el uso de cannabis, que da cuenta de la mitad o más de la mitad de las cifras mencionadas. Y el tercero, quizás el más relevante, es la situación del uso de opioides, que hoy genera un gran problema sanitario en varios países y que a su vez se va ampliando a varios otros.

Para describir mejor las dos primeras situaciones mencionadas, en la Tabla 1 se entregan las estimaciones para la prevalencia de último año para tres sustancias en el año 2020: cannabis (incluye hierba y resina), cocaínas (incluye clorhidrato de cocaína, crack, pasta base y otras nominaciones) y opioides (incluye opiáceos y opioides farmacéuticos).

Tabla 1. Estimación de la prevalencia de uso último año (%) de cannabis, opioides y cocaínas, población de 15 a 64 años, a nivel global y por región, 2020.

Región	Cannabis	Opioides	Cocaínas
África	6,54	1,23	0,27
América	9,81	1,76	1,69
Asia	1,97	1,16	0,07
Europa	5,41	0,67	0,96
Oceanía	12	2,44	2,7
Global	4,12	1,21	0,42

Fuente: Elaboración propia a partir de datos disponibles en https://dataunodc.un.org.

---

23 Las estimaciones se hacen sobre la mejor información disponible de los países. UNODC llama a estas estimaciones *"best estimates"*.

24 Se refiere al uso de sustancias psicoactivas controladas para propósitos no médicos ni científicos. Por lo tanto, excluye alcohol y otras drogas legales.

Al considerar como referencia la prevalencia de último año de cualquier sustancia para el año 2019, es decir 5,6%, la primera conclusión es que el uso de cannabis (prevalencia de último año es de 4,1%) representa una proporción muy relevante de los usuarios de drogas. El segundo hecho es la gran variabilidad por región; en efecto, en el caso de cannabis la estimación de la prevalencia de último año varía entre 1,97% en Asia a 12% en Oceanía, lo mismo ocurre con el uso de opioides (0,67% en Europa a 2,44% en Oceanía) y con cocaínas (desde 0,07% en Asia a 2,7% en Oceanía).

Para las tres sustancias descritas la estimación para la región de América supera largamente el promedio global. ¿Es nuestra región homogénea? Analicemos primero la variabilidad entre subregiones al interior de la región de las Américas. De acuerdo con el reporte de la UNODC, la estimación para la prevalencia de último año de 9,81% en el caso de cannabis se mueve desde 3% en América Central hasta 16,6% en América del Norte. Algo similar ocurre con las otras sustancias. Ahora bien, para revisar la variabilidad del consumo de drogas en nuestra región a nivel de los países, revisaremos el Informe sobre el Consumo de Drogas en las Américas 2019 elaborado por el Observatorio Interamericano de Drogas (OID) de la CICAD, de la Organización de los Estados Americanos (CICAD, 2019b). En el caso de los *estudios en población general* (rango de 12 a 65 años en la mayoría de los países), y sobre los datos disponibles al momento de la elaboración de ese informe, la prevalencia de uso de marihuana en el último año supera el 12% en Canadá (2015), Chile (2016), Estados Unidos (2016) y Jamaica (2016)[25], y está por debajo del 2% en varios países, principalmente de Sudamérica. Es decir, la estimación de la prevalencia en algunas naciones de la región supera en 6 o más veces el correspondiente valor en otros países.

Algo similar se observa cuando se analizan los datos provenientes de *estudios en población escolar*, principalmente entre 13 y 17 años. Se observan países con prevalencia de uso de marihuana en el último año que supera el 20% (Antigua y Barbuda, 2013; Chile, 2015; Estados Unidos, 2016), en cambio otros no superan el 5%.

Respecto de la cocaína (clorhidrato), como segundo elemento a destacar, la heterogeneidad descrita para marihuana se mantiene, con cifras inferiores por supuesto: la prevalencia de uso en el último año en población general es igual o superior al 2% en algunos países, e inferior al 0,5% en varios otros.

Si bien es cierto que para algunos países existen datos más recientes que los mencionados anteriormente en el informe del OID/CICAD (por ejemplo, en Chile el último estudio en población general es el 2018 y en población escolar el 2019; en Estados Unidos hay datos recientes, 2019 y 2020, en ambas poblaciones, lo mismo en Uruguay y otros países), esto no cambia el punto central al

---

25 Entre paréntesis está el año en que se realizó el estudio en el país.

que queremos apuntar, y que no es otro que relevar la heterogeneidad de los indicadores de consumo entre países, y por lo tanto la gran diversidad que existe entre regiones a nivel global, como también al interior de nuestra propia región.

El tercer tópico que merece una mención especial tiene que ver con el uso de opioides, ya que está generando una gran cantidad de muertes por sobredosis, más allá de que la prevalencia de uso a nivel poblacional no es tan alta comparada con la cannabis, pero es superior a la descrita para cocaínas como se mostró en la Tabla 1. Opioide es una categoría muy amplia de sustancias que incluye, entre otras, a la heroína y a los opioides sintéticos (analgésicos de prescripción médica), como fentanilo. De acuerdo con el Reporte Mundial de Drogas de UNODC del 2022, y tal como se describe más arriba en la Tabla 1, se estima que 61 millones de personas a nivel mundial (prevalencia de último año anterior de 1,21%) usaron algún opioide (es decir opiáceos u opioides sintéticos de uso farmacéutico). De acuerdo con el mismo informe, se estima que el uso de estas sustancias tiene severas consecuencias para la salud, incluyendo sobredosis (fatales o no fatales), y es así que para año 2019 el uso de esta sustancia dio cuenta de alrededor del 71% del total de "años de vida saludables perdidos" por discapacidad o muerte prematura atribuibles a trastornos por uso de drogas (no incluye alcohol) a nivel global.

En el caso de los países de la Unión Europa, el reporte "Drug-related deaths and mortality in Europe" (European Monitoring Centre for Drugs and Drug Addiction, 2021) producido por el Observatorio Europeo de Drogas y Toxicomanías (Emcdda, por su sigla en inglés), demuestra que en dicha agrupación de países en el año 2018 hubo sobre 8.300 muertes por sobredosis con presencia de una o más drogas ilícitas, pero donde en la mayoría había presencia de más de una sustancia. Los opioides, principalmente heroína, y los opioides de sustitución en el tratamiento médico de heroína, como metadona o buprenorfina, dan cuenta de entre el 80% y el 90% del total de muertes, con diferencias entre países por cierto.

En nuestra región, de acuerdo con los Centros para el Control y Prevención de Enfermedades, las muertes por sobredosis debido al uso de drogas (no se incluye alcohol) en Estados Unidos fueron aproximadamente 107 mil en el año 2021 (Ahmad et al., 2022). En general, la tendencia muestra un incremento en el tiempo, tal como se observa en la Figura 1.

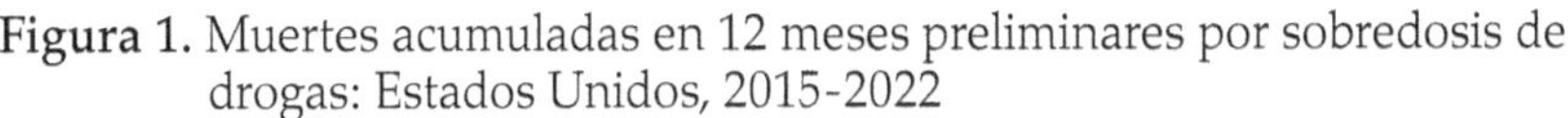

Figura 1. Muertes acumuladas en 12 meses preliminares por sobredosis de drogas: Estados Unidos, 2015-2022

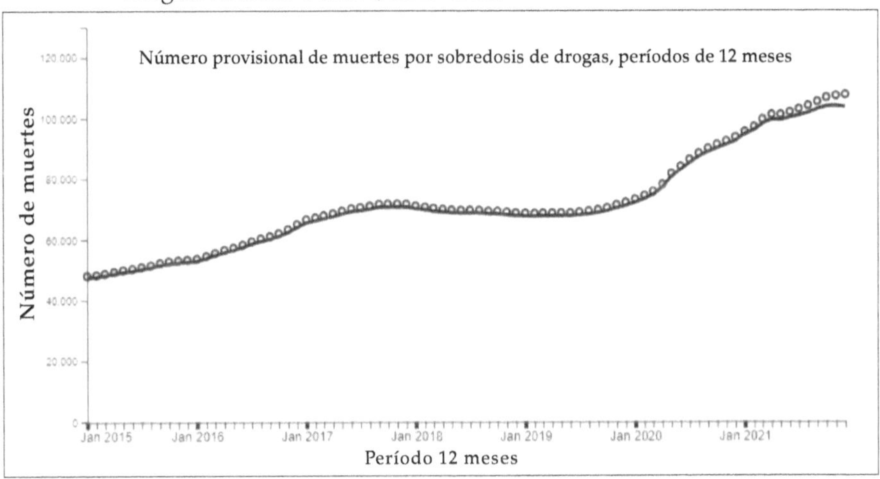

Fuente: Ahmad, F., Cisewski, J., Rossen, L. & Sutton, P. (2022). Provisional drug overdose death counts. National Center for Health Statistics.

En efecto, desde el 2015 al 2017 el número de muertes por sobredosis se incrementó desde 48.000 a 71.000, y se mantuvo estable en el 2018 y 2019 en alrededor de 70.000 muertes, para luego crecer a más de 100.000 muertes el año 2021; es decir, un incremento de 43% en relación con 2019, aumento que se produce en plena pandemia por Covid-19. Del total de defunciones en el año 2021, algo más de 80 mil están vinculadas a opioides (75%) y, de estas, 71 mil son atribuidas a opioides sintéticos (principalmente fentanilo), lo cual representa 88% del total de muertes por opioides. Es decir, las muertes por sobredosis debido a uso de analgésicos opioides sintéticos (principalmente fentanilo) el año 2021 (71.000) superan a todas las defunciones por sobredosis por uso de cualquier droga (excluye alcohol) hasta el año 2017, y corresponden a un promedio de 200 defunciones diarias. Posteriormente se observa una leve caída hacia 2022.

Por otra parte, un informe de la Agencia de Salud Pública de Canadá (Special Advisory Committee on the Epidemic of Opioid Overdoses, 2022) reporta para el año 2016 un total de 2.829 muertes aparentemente relacionadas con toxicidad de opioides[26], cifra que se incrementó a 7.560 el año 2021 (aumento de 167% respecto del 2016). En el año 2021 98% de las muertes fueron accidentales, 74% de los fallecidos fueron hombres y 26%, mujeres. El número de muertes del 2021 implica que en Canadá fallecieron aproximadamente 21 personas al día por toxicidad aparentemente relacionada con opioides.

---

26 Muertes por sobredosis aparentemente relacionadas con toxicidad de opioides corresponden a una muerte causada por intoxicación o toxicidad como resultado del uso de una sustancia, donde una o más de una de esas sustancias es un opioide, independientemente de la forma con que la sustancia fue obtenida (prescripción o de manera ilegal). Otras sustancias pudieran también estar presentes.

¿Por qué es importante mencionar esta situación? Como se ha descrito anteriormente, lo que mejor identifica los *niveles de consumo de drogas* como también *los tipos de sustancias* usadas, es la diversidad, tanto entre regiones a nivel global, como también entre países al interior de estas (sin agregar otras dimensiones que inciden en el problema de las drogas, como lo son la producción y el narcotráfico a gran escala o a nivel de microtráfico, lo que será mencionado más adelante). La historia nos demuestra que esta diversidad no es estática, cambia con el tiempo; es decir, si el uso de alguna sustancia en particular no está presente hoy en un país no quiere decir que esta situación se mantenga en el tiempo. Y esa es la lección que debemos sacar a partir de las realidades que ocurren hoy en algunos países o grupos de países. Lo mismo podemos pensar en relación con el narcotráfico, respecto de que su ausencia o bajo impacto en un determinado momento no garantiza que sea una situación que se sostenga en el tiempo.

En resumen, si bien los analgésicos opioides (como fentanilo y otros) no están presentes hoy en la gran mayoría de los países de las Américas, en aquellos donde sí lo está ha derivado en que una gran cantidad de personas requieren de tratamiento, como también en un importante número de defunciones por intoxicación, la mayoría de ellas involuntarias. Por otra parte, es importante reconocer también las formas de uso de estas sustancias; un reciente informe del OID/CICAD sobre opioides sintéticos (CICAD, s. f.) señala que algunas personas inician el uso de estas sustancias bajo prescripción médica y luego pasan al uso ilícito (Cicero et al., 2017). El informe también indica que hay señales de que en algunos países de América del Sur va en aumento el uso de opioides vendidos con receta, y concluye con una reflexión que compartimos totalmente: "Lo que se debe aprender de la experiencia de América del Norte es que la oferta excesiva de analgésicos opioides de venta con receta aumenta la probabilidad de que se produzcan trastorno debidos al consumo de opioides y los problemas conexos".

Definitivamente lo anterior genera un gran desafío para las políticas públicas, que en general tienden más bien a reaccionar frente a un problema presente, en lugar de adelantarse a los mismos. Es necesario reconocer las diferentes realidades, aprender de ellas, de los aciertos y errores, y a partir de allí generar intervenciones tempranas que permitan minimizar los potenciales impactos de los nuevos escenarios. Estas intervenciones no solo deben estar centradas en las sustancias mismas, sino que más bien deben focalizarse en las personas, elaborando los escenarios de protección adecuados, donde la investigación juega un rol fundamental para generar el conocimiento propicio para ello. Lo anterior requiere un cambio en las prioridades de las políticas y de su financiamiento.

A lo expuesto es necesario agregar la irrupción de las denominadas Nuevas Sustancias Psicoactivas (NSP), que son aquellas que no están sujetas a control o prohibición, y que producen efectos similares a las sustancias controladas por las convenciones internacionales. Las respuestas a esta nueva amenaza han sido diversas, siendo la más relevante la creación de instancias, a nivel global y regional, que permitan la generación de información continua sobre este fenómeno, además de la capacitación de recursos humanos en los países. Por una parte, la Oficina de Naciones Unidas contra la Droga y el Delito crea el **Programa Global de Vigilancia de las Drogas Sintéticas: Análisis, Informes y Tendencias (SMART**, por su sigla en inglés), en el caso de Europa, y bajo la administración del Observatorio Europeo de Drogas y Toxicomanía, se genera un Sistema de Alerta Temprano de NSP, y más recientemente se crea el Sistema de Alerta Temprana de las Américas (SATA) en el OID de la CICAD/OEA. Todos estos esfuerzos están orientados a generar una información temprana que permita dar una respuesta lo más efectiva posible, reduciendo los riesgos en el uso de este tipo de sustancias. En el caso del reporte de abril del 2021 (UNODC, 2021a) del Programa SMART, la Figura 2 describe la tendencia mundial respecto de la aparición de las NSP.

Figura 2. Número de Nuevas Sustancias Psicoactivas (NSP) notificadas por grupo de efecto farmacológico a nivel mundial, 2009-2019.

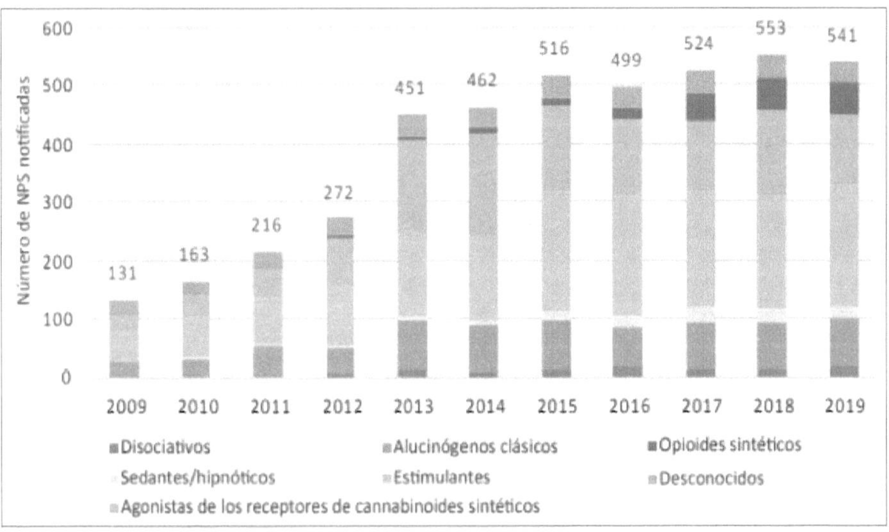

Fuente: UNODC, sistema de alerta temprana sobre NSP, 2021.

Como se observa, a partir del 2015 se han detectado sobre 500 NSP por año, clasificadas según el efecto farmacológico que ellas producen, donde en su gran mayoría son sustancias estimulantes y agonistas de los receptores de cannabinoides sintéticos. Considerando el número de NSP del 2019, se puede afirmar que, en promedio, cada semana se detectan a nivel mundial 10 sustancias nuevas. Lo anterior ha generado una gran preocupación a nivel global y también en los países, ya que determina una nueva arista de los problemas asociados al fenómeno de las drogas.

Para concluir esta sección sobre el uso de sustancias y sus consecuencias, retomemos nuevamente el Reporte de UNODC (UNODC, 2022) en el que para el año 2020 se estima que 284 millones de personas usaron alguna droga el año previo a los estudios en los países, de las cuales 38,6 millones presentaron algún *trastorno por uso de sustancias*. De acuerdo con este mismo reporte y tomando como referencia el Estudio Global de Carga de Enfermedad del 2019 (Puchner et al., 2019) (Institute for Health Metrics and Evaluation, s. f.), se estima que 494.000 muertes fueron atribuidas al uso de drogas, y además se estima en 128 mil las muertes atribuibles al trastorno por uso de drogas (no incluye alcohol). En la Tabla 2 se presenta la distribución de estas defunciones por drogas y región, considerando solo Europa y América.

Tabla 2. Distribución de muertes atribuidas a trastornos por uso de drogas, según sustancia y algunas regiones, 2019.

REGIÓN	SUSTANCIA				
	Todas	Opioides	Cocaínas	Anfetaminas	Otras
Europa*	20.328	15.753	799	994	2.782
América*	71.204	49.853	10.161	4.737	6.452
Norteamérica**	68.246	49.205	8.648	4.583	5.809
Am. Lat. y Caribe	2.854	560	1.522	52	621
GLOBAL	128.082	88.353	12.779	8.964	17.986

* De acuerdo con clasificación de la Organización Mundial de la Salud.
** Estados Unidos y Canadá. Excluye México, que está incorporado en América Latina.
Fuente: Elaboración propia a partir del Estudio Global de Carga de Enfermedad GBD 2019.

Como se observa, una proporción importante de las muertes atribuidas al trastorno por uso de sustancias corresponden a la región de América (55,6%), y específicamente al uso de opioides (69%). En el caso de América del Norte, la mayor proporción de muertes se explica por el uso de opioides (72%), en cambio en la subregión de América Latina y el Caribe es el uso de cocaínas (53%). Lo anterior refuerza el hecho comentado anteriormente sobre la diversidad en cuanto al uso y consecuencias del uso de drogas, a nivel global como a nivel de regiones. Es importante tener presente que las cifras anteriores son valores absolutos, no ajustadas por los tamaños poblacionales correspondientes.

Como se mencionó al inicio de este documento, una de las sustancias de mayor uso es el alcohol, la que además se asocia con una gran cantidad de patologías y da cuenta de una importante proporción de muertes como también de años de vida ajustados por discapacidad (Disability Adjusted Life Years, DALYs). De acuerdo con el reporte 2018 de la Organización Mundial de Salud (World Health Organization, s. f.), en al año 2016 a nivel global 2,3 billones de personas (de 15 años y más) eran consumidores de alcohol, lo que equivale a una prevalencia de uso en el último año de 43%. Tres regiones de la OMS tuvieron una prevalencia superior a 50%, entre ellas la región de América.

Entre los adolescentes de 15 y 19 años la prevalencia a nivel global fue de 26,5%, siendo Europa la región con mayor prevalencia en este segmento, etario con 43,8%, seguida por la región de América, con 38,2%. De acuerdo al Informe 2021 de la Organización Panamericana de la Salud (OPS, 2021), en el año 2016 la prevalencia de uso de alcohol en el último año en la población de 15 años y más en la región de América fue de 56,7% (69,8% entre los hombres y 44,3% entre las mujeres), y la prevalencia de bebedores con consumo excesivo episódico[27] de alcohol llegó a 23,4% de la población total (38,1% en el caso de los hombres y 9,4% entre las mujeres), lo que equivale a 41,2% de los bebedores actuales. Por último, las personas con trastornos por uso de alcohol[28] representan 9,2% de la población general de 15 años y más, 16,2% de los bebedores actuales y 39,4% de los bebedores con consumo excesivo episódico. Los indicadores anteriores presentan una gran variabilidad entre los países al interior de la región, donde los mayores valores se encuentran en Estados Unidos, Uruguay, Chile, Argentina y Canadá y los menores, en Nicaragua, El Salvador, Honduras y Guatemala.

El Informe sobre uso de drogas en las Américas (2019) de la CICAD/OEA presenta indicadores sobre uso de alcohol en población escolar (generalmente de 13 a 17 años); la prevalencia de uso en el último mes supera el 30% en varios países (por ejemplo Argentina, Colombia, San Vicente y Las Granadinas y Santa Lucía), pero quizás lo más llamativo (y alarmante a la vez) es el alto consumo entre los estudiantes del octavo grado (13 años aproximadamente), donde la prevalencia de último mes supera el 25% en seis países de la región que disponen de información, valor que crece rápidamente hacia los cursos superiores, llagando a niveles que sobrepasan el 50% en el duodécimo grado en varios países de la región. Otro elemento que identifica el informe es la prácticamente nula diferencia en la prevalencia de uso en el último mes entre hombres y mujeres. También se entrega un panorama sobre el uso nocivo de alcohol[29] entre la población escolar (cuestión más preocupante aún), donde se concluye que, "en 16 de los 20 países que cuentan con este indicador, al menos uno de cada dos estudiantes que bebieron alcohol en el último mes registró consumo nocivo", y nuevamente sin diferencias entre hombres y mujeres.

---

27 El informe de OPS lo define como "el consumo de 60 g o más de alcohol puro (aproximadamente cinco bebidas alcohólicas estándar) en al menos una ocasión al mes".

28 El informe de la OPS los define como "trastornos crónicos marcados por el deterioro de la capacidad para limitar la cantidad de alcohol consumida".

29 De acuerdo al informe: "En los países que aplican la metodología SIDUC, se entiende por consumo nocivo de alcohol a aquel de cinco o más vasos/tragos de bebidas alcohólicas en un solo evento durante las últimas dos semanas anteriores a la encuesta".

En los párrafos precedentes se ha entregado un panorama general y bastante resumido respecto de algunos indicadores que miden la cuantía del uso de alcohol. A continuación analizaremos algunas consecuencias asociadas al uso; en particular, mortalidad y años de vida ajustados por discapacidad[30]. Según el informe de la OMS referenciado anteriormente, se estima que para el año 2016, a nivel mundial, el uso nocivo de alcohol dio cuenta de aproximadamente 3 millones de muertes (2,3 millones entre los hombres y 0,7 millones en las mujeres), lo que equivale a 5,3% de todas las muertes, y de casi 133 millones de años de vida ajustados por discapacidad (5,1% del total). La mortalidad como consecuencia del uso de alcohol es mayor que la causada por enfermedades tales como tuberculosis, VIH/SIDA y diabetes. También el informe señala que la población más joven está desproporcionalmente afectada por el uso de alcohol en relación con las personas de más edad, donde 13,5% de las muertes de las personas entre 20 y 39 años es atribuible al uso de alcohol.

La tasa de mortalidad global (mundial) atribuible al uso de alcohol fue de 38,8 por 100 mil habitantes durante el año 2106, con importantes variaciones regionales: en África la tasa de mortalidad (ajustada por edad) alcanzó a 70,6 por 100 mil habitantes, seguida por Europa con 62,8 por 100 mil habitantes; en la región de América la tasa fue inferior al promedio mundial, con un valor de 34,1 por 100 mil habitantes.

En particular en la región de América, el informe de la OPS atribuye al alcohol cerca de 380 mil muertes en el 2016, y 6,7% de los años de vida ajustados por discapacidad. Las principales causas de muerte atribuibles al alcohol son: trastornos digestivos (casi 96 mil), neoplasias malignas (61,7 mil), autoagresión y violencia interpersonal (58,6 mil) y traumatismos de tránsito (52,6 mil). Además, hubo cerca de 32 mil muertes atribuibles a trastornos por uso de alcohol. Del total de muertes, el 84,6% corresponde a hombres.

El informe nos señala también que las tasas de mortalidad atribuibles al uso de alcohol varían fuertemente entre los países de la región.

Los indicadores asociados tanto al uso de sustancias como a sus consecuencias presentados en esta sección muestran un panorama bastante complejo, independientemente de si las sustancias en cuestión son legales o ilegales, por lo que sigue siendo un gran desafío para las políticas públicas en los países. Como en todo orden de cosas, ha habido avances y retrocesos. Un buen ejemplo de los avances a nivel global es lo que ha ocurrido con el tabaco, respecto del cual los indicadores de prevalencia e incidencia han estado a la baja en los últimos años.

Pero además de lo descrito anteriormente, hay otros temas que deben ser abordados en una política integral sobre las drogas. En efecto, al referirnos a

---

30 Años de vida perdidos por muerte prematura más años perdidos por discapacidad debido al uso de alcohol.

sustancias ilegales es necesario tomar en consideración las consecuencias asociadas a la existencia de un mercado ilegal; es decir, todas aquellas actividades asociadas a la producción y comercialización de esos productos, incluyendo el narcotráfico (que se abordan más adelante). Los elementos que hacen al comercio de un producto ilegal obviamente no están presentes cuando se trata de sustancias legales. Por ejemplo, la producción y comercialización de tabaco o alcohol no generan las mismas consecuencias negativas que la producción y comercialización de cocaína o marihuana, o, en general, de cualquier sustancia sujeta a fiscalización. Y este puede ser un elemento central que debe ser considerado a la hora de discutir nuevas estrategias asociadas a las políticas de drogas.

Pero aún hay algo más: un riesgo inherente para la salud que tiene el uso de drogas obtenidas desde el mercado ilegal es la inexistencia de un control de calidad de las mismas donde los contenidos son impredecibles, y esto probablemente genere una desigualdad en los riesgos, debido a que la "calidad" puede estar asociada al precio y, por lo tanto, a la oportunidad en el acceso. La adulteración de las drogas, es decir el agregar otros productos además del que se espera que contenga la sustancia, hace parte del negocio ilegal. Cuando una persona compra una pastilla de éxtasis, ¿tiene realmente conocimiento de lo que contiene esa pastilla?, ¿o cuando compra una dosis de pasta base? En la práctica, bajo el mismo nombre de una sustancia ilegal, existen múltiples opciones de esa sustancia. Por ejemplo, *pasta base sin cafeína, pasta base con bajo porcentaje de cafeína, pasta base con alto porcentaje de cafeína*, etc. Pero como la cafeína no es el único adulterante utilizado, podemos imaginarnos las diferentes combinaciones de drogas que se venden bajo una misma nominación, en este caso, pasta base, y esto por supuesto puede estar asociado a diferentes riesgos para la salud de los usuarios, y que además les son desconocidos. Los adulterantes son sustancias que tienen efectos similares a la droga misma. También se adicionan los denominados diluyentes, que son agregados a la droga básicamente (no exclusivamente) para aumentar su volumen. Nos concentraremos en los primeros, los adulterantes. Ejemplos hay varios en la región: en primer lugar, podemos mencionar una revisión sistemática sobre este tema publicado por el OID/CICAD el 2019: *Adulterantes de las drogas y sus efectos en la salud de los usuarios: Una revisión crítica* (CICAD, 2019a). En esta publicación se pueden encontrar los principales adulterantes utilizados en las diferentes sustancias ilegales. Así, por ejemplo, la cafeína, la fenacetina y los anestésicos locales (como benzocaína, lidocaína y procaína) son adulterantes usados frecuentemente en las cocaínas (clorhidrato y pasta base), como también en el éxtasis y la heroína; el levamisol es usado como adulterante en la producción de cocaínas y heroína, y el fentanilo y sus derivados son utilizados como adulterantes para las cocaínas, heroína y LSD. En Canadá, un estudio cruzado de encuesta y análisis urinario arrojó que entre quienes dieron positivo (en orina) para fentanilo o análogos, 36% en British Columbia y más de 90% en Montreal no reportaron (en la encuesta) haber consumido fentanilo, sugiriendo entonces un uso no intencional o de exposición desconocida de esta droga. Como se menciona anteriormente, uno de los adulterantes principales es la cafeína, y en este contexto es importante resaltar los estudios de Galvalisi y colaboradores (Galvalisi et al., 2016) y de Schwarzkopf y colaboradores (Schwarzkopf et al., 2018), quienes analizaron el efecto de la cafeína como adulterante en la pasta base de cocaína y su impacto como ruta de inhalación pulmonar, demostrando su efecto estimulante *aditivo* al principio activo; es decir, la cafeína incrementa los efectos estimulantes y adictivos de la cocaína.

Lo anterior es solo una pequeña síntesis asociada al problema de los adulterantes en la producción de sustancias ilegales. La adulteración de sustancias psicoactivas es un hecho, existe, es inherente al proceso de distribución y comercialización de las sustancias ilícitas, lo cual puede tener consecuencias muy negativas para la salud de los consumidores. Es necesario profundizar sobre los aspectos metodológicos y técnicos para el análisis de caracterización de las sustancias que circulan en el mercado, los cuales deben ser estandarizados y producir información en forma sistemática, de tal manera que se pueda informar y alertar a los usuarios de sustancias ilegales sobre los riesgos sanitarios de su uso; trasladar esta información a las personas consumidoras es fundamental para que conozcan sobre los daños (que actualmente les son desconocidos) y de esa forma tomar una decisión informada, o menos arbitraria, sobre si consumir o descartar el uso de una particular sustancia. Pero también es importante señalar que, lamentablemente, este aspecto asociado a las sustancias ilegales es muy poco discutido, es obviado, y se sigue hablando de las drogas como si cada una de ellas fuera una sustancia homogénea y con consecuencias también homogéneas y conocidas. La realidad demuestra lo contrario, y por lo tanto si realmente existiera una preocupación genuina de los impactos sanitarios asociados al consumo de drogas, entonces la adulteración de ellas debe ser una variable relevante en la ecuación, que no se puede seguir soslayando y dejando al margen al momento de la discusión sobre drogas ilegales.

Drogas y seguridad

Lo que se ha presentado hasta acá es solo una arista del fenómeno de las drogas. Otra dimensión relevante tiene relación con lo que se ha denominado "drogas y seguridad"; es decir, todas aquellas consecuencias negativas asociadas a la producción y comercialización de las drogas, en un ambiente de ilegalidad. En este contexto parece relevante rescatar lo que señala el informe titulado *El Problema de las Drogas en las Américas*, de la Organización de los Estados Americanos de 2013 (Insulza, s. f.): "La experiencia histórica es pródiga en ejemplos que muestran que en la medida en que existan bienes y servicios demandados por la sociedad que permanecen prohibidos, existirán los incentivos para que prospere la actividad económica destinada a abastecerlos". Y agrega más adelante: "Esta actividad económica, al estar asociada a una prohibición, automáticamente califica como ilegal y su práctica, de manera igualmente automática, como delito y en casi todas sus etapas como delito organizado".

Dado que la demanda de drogas ilegales ha ido en aumento, como también ha crecido la diversidad de drogas ilegales disponibles con la consecuencia inevitable de que el mercado ilícito también ha crecido en la mayoría de los países, entonces las dos afirmaciones del informe de la OEA se encuentran hoy más vigentes que nunca, lo que nos obliga a una profunda reflexión para examinar lo que está ocurriendo con el mercado de las drogas ilícitas, y cuáles han sido las respuestas de los países a estas nuevas realidades.

Respecto de este mercado, el mismo informe de la OEA explica: "Tales mercados no están sujetos a regulaciones o normas impuestas socialmente ni están abiertos a procesos regulares de competencia. En consecuencia, las normas y procesos regulatorios que rigen la producción y el tráfico son los que imponen los propios delincuentes; y la única competencia que puede existir para que el negocio prospere y se expanda es la violencia".

De allí que los efectos negativos asociados al mercado ilícito de drogas pueden ser muy variados, como, por ejemplo, darle vida y fortalecer el crimen organizado transnacional, generar y aumentar la violencia a nivel barrial con un importante costo en vidas humanas incluyendo aquellas que se pierden tanto en el contexto de la "guerra contra las drogas" como aquellas que ocurren entre bandas que pelean por territorios, y las víctimas inocentes producto de estos fenómenos. A lo anterior debemos agregar la corrupción, respecto de la cual el informe de la OEA señala que la "evidencia indica que el problema de las drogas ilegales, y fundamentalmente el de su producción y tránsito, ha sido acompañado por la corrupción de funcionarios públicos en distintos niveles" y además agrega que si "en algo existe consenso en materia de economía ilegal de drogas es que esta y el crimen organizado no pueden existir sin corrupción".

Tan relevante como lo anterior son los costos que los Estados deben enfrentar en el control de la producción y comercialización de drogas ilegales, además de que en muchos países ese gasto va en detrimento de inversiones en otras necesidades, como salud, educación etc. Estos montos tienen que ver, entre otros, con aquellos destinados a las actividades policiales, al sistema de justicia y al sistema penitenciario. Por ejemplo, la Comisión Global de Política de Drogas en una publicación reciente (Comisión Global de Política de Drogas, s. f.) expone lo siguiente: "La política de fiscalización de drogas tiene un costo anual de 100.000 millones de dólares, que se concentran en la aplicación de la ley y la militarización de la respuesta al narcotráfico. El mercado ilegal tiene un valor estimado en 500.000 millones de dólares y está controlado por la delincuencia organizada transnacional, al margen de cualquier fiscalización financiera".

En Estados Unidos y de acuerdo al informe del Departamento de Justicia publicado en 2011 (National Drug Intelligence Center, 2011), el año 2007 el costo directo e indirecto atribuido a las drogas ilícitas fue de 193 *billions*[31] de dólares, principalmente en el Sistema de Justicia Criminal y encarcelamiento (56 y 48 *billions* de dólares, respectivamente). Por otra parte, Midgette y colaboradores (Midgette et al., 2019) hacen una estimación para los años 2006 a 2016 del gasto de los usuarios en Estados Unidos para cuatro drogas específicas. La Figura 3 resume los hallazgos presentados en dicho informe, donde el gasto total para estas cuatro sustancias supera los 140 *billions*[32] de dólares para cada uno de los últimos tres años de la serie, pero además muestra cambios importantes en el tiempo, como, por ejemplo, la reducción del gasto en cocaína a menos de la mitad, y el aumento del gasto en marihuana y heroína, entre los años 2006 y 2016.

Figura 3. Gasto anual por tipo de sustancia, Estados Unidos, 2006-2016.

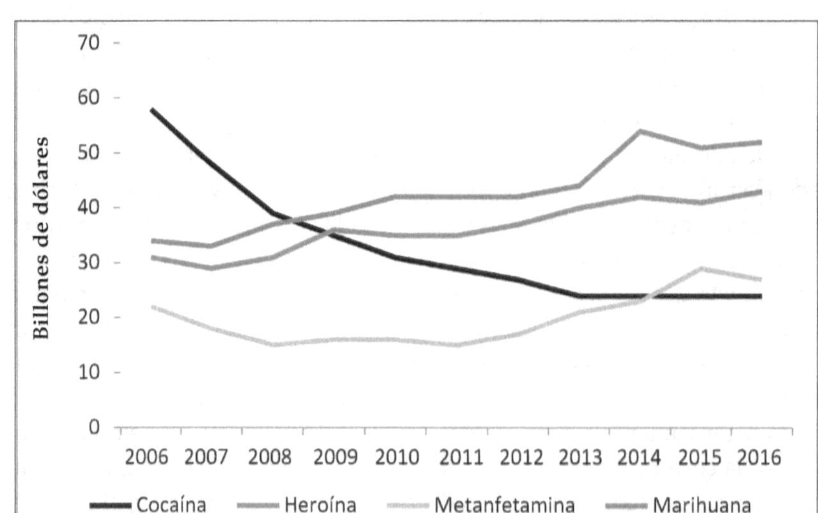

Fuente: Elaboración propia a partir de la información disponible en el informe de RAND, en Midgette et al.

La información de un país (como Estados Unidos, con una gran demanda debido a las altas prevalencias y a la alta población) nos puede ilustrar sobre la real magnitud que puede tener el mercado de drogas ilícitas a nivel mundial, y por lo mismo lo relevante que es analizar esta situación para entender mejor los fenómenos asociados al narcotráfico, pero principalmente para discutir posibles soluciones de mediano y largo plazo.

---

31 En inglés 1 *billion* = 1.000 millones.
32 Los autores hacen tres estimaciones para cada droga: la "mejor" (*best*) estimación, una estimación "baja" (*lower*) y una estimación "alta" (*higher*). El gráfico se construyó sobre la base de la "mejor" estimación.

Todo lo descrito hasta aquí ocurre en el contexto de las políticas actuales sobre drogas, en las cuales se ha privilegiado la persecución de las drogas y de los delitos conexos, dejando un negocio tremendamente lucrativo en manos de la delincuencia organizada transnacional, y en una multitud de grupos dedicados al narcotráfico a diferentes escalas en nuestros países, con las consecuencias mencionadas anteriormente. Esto no quiere decir que un cambio de paradigma en las políticas de drogas vaya a solucionar en forma inmediata y de raíz el crimen organizado, pero los Estados tienen la obligación de reaccionar en algún sentido frente a los problemas actuales. Nunca es tarde para reflexionar, evaluar, proponer y rectificar si fuese el caso, analizando costos y beneficios de diferentes opciones, pero siempre con base en la mejor evidencia disponible.

Nuevas normativas en políticas de drogas

Han existido algunos cambios, no hay duda de ello; por ejemplo, cambios en la legislación sobre la despenalización del uso de drogas en varios países, como también respecto de posesión de dosis para uso personal; además, en varios países se ha permitido el uso terapéutico de la cannabis, como también la investigación científica sobre sus eventuales beneficios, y lo más reciente es la legalización de marihuana para fines recreacionales; es decir, permitir legalmente su producción y comercialización.

En esta sección analizaremos algunos efectos como resultado de estos cambios, particularmente el impacto sobre el consumo. La primera situación que revisamos dice relación con Europa, donde diferentes países en algún momento hicieron cambios en sus leyes respecto de las sanciones por delitos relacionados con el uso de cannabis, principalmente delitos por posesión de esta sustancia; algunos países endurecieron las penas y otros las redujeron. El año 2011 el Observatorio Europeo sobre Drogas y Toxicomanías (OEDT) (Observatorio Europeo de las Drogas y las Toxicomanías, 2011) analiza el impacto de esos cambios y luego en el 2018 Hughes y colaboradores (Hughes et al., 2018) actualizan la información: la hipótesis es que al endurecer las sanciones penales las prevalencias de uso de cannabis deberían disminuir, y, por el contrario, en aquellos países que rebajaron las penas el consumo debería aumentar. En la publicación, Hughes y colaboradores analizan el seguimiento de 10 años en cada país (principalmente 5 años antes y 5 años después del cambio legislativo correspondiente), lo que se ilustra en la Figura 4, donde se observa que en los países con líneas sólidas hubo rebaja de las penas, y en los países con líneas discontinuas se aumentaron las sanciones. Dicho en palabras simples, en ninguna de las dos situaciones se demuestra (visualmente) un cambio en la dirección esperada, y los autores concluyen que cambios moderados en las leyes relativas al uso de cannabis no necesariamente están asociados con cambios en la prevalencia de uso de cannabis.

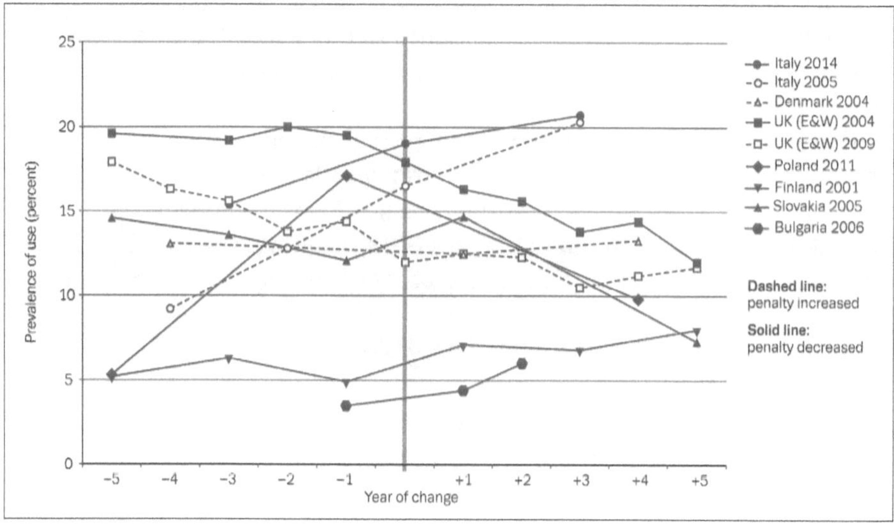

Fuente: Hughes, B., Matias, J. & Griffiths, P. (2018). Inconsistencies in the assumptions linking punitive sanctions and use of cannabis and new psychoactive substances in Europe. *Addiction, 113*(12), 2155-2157.

Un segundo cambio legislativo dice relación con la aprobación de leyes sobre uso de cannabis con fines terapéuticos; esta situación generó una hipótesis en el sentido de que la discusión y aprobación de las leyes sobre uso terapéutico de cannabis haría bajar la percepción de riesgo y eso tendría un impacto en el aumento del consumo. Para ello analizaremos el caso de Estados Unidos, donde ha estado más extendida esta legislación. El artículo de Devora S. Hasin et al., publicado por *The Lancet/Psychiatry* el 2015 (Hasin et al., 2015), analiza esta situación utilizando como indicador la prevalencia de consumo de marihuana en el último mes obtenida en los estudios realizados bajo el programa Monitoring the Future (MTF) (National Institutes of Health, 2021). Esta es una encuesta que se realiza anualmente desde 1975 en Estados Unidos a los escolares de 8°, 10° y 12° grados; es decir, en edades de 13 a 14, 15 a 16 y 17 a 18 años (valores modales de cada curso). En esa publicación se consideraron los estudios desde el año 1991 al 2014, con una muestra total acumulada de 1.089.270 estudiantes.

En algún momento en dicho periodo, 21 estados habían aprobado una ley que permitía el uso terapéutico de cannabis. Se realiza un análisis donde se conforman dos grupos: el primer grupo está compuesto por todos los estudios realizados en los estados antes de haber sido aprobada la ley de uso terapéutico de cannabis, y el segundo grupo por los estudios en los estados realizados después de la aprobación de la ley. Sobre esa base, los resultados se presentan en la Tabla 3 (traducida del original):

Tabla 3. Consumo adolescente de marihuana en 48 estados contiguos de EE.UU. entre 1991 y 2014

	Prevalencia Ajustada		Odds Ratio ajustado	p-value
	Antes de la ley	Después de la ley		
Todos los cursos*	16,25%	15,45%	0,92 (0,82-1,04)	0,185
8° básico	8,14%	6,05%	0,73 (0,63-0,84)	< 0,0001
2° medio	17,94%	18,27%	1,02 (0,90-1,17)	0,738
4° medio	22,68%	22,02%	0,96 (0,84-1,10)	0,581

* Equivalente en grados estadounidenses.
Fuente: Traducido de: Hasin, D. S., Wall, M., Keyes, K. M., Cerdá, M., Schulenberg, J., O'Malley, P. M., Galea, S., Pacula, R. & Feng, T. (2015). Medical marijuana laws and adolescent marijuana use in the USA from 1991 to 2014: Results from annual, repeated cross-sectional surveys. *The Lancet Psychiatry*. https://doi.org/10.1016/S2215-0366(15)00217-5.

Como se observa, la prevalencia de uso de marihuana a nivel global, es decir combinando los tres grados, antes de aprobar la ley fue de 16,25%, y esta baja (no significativamente) a 15,45%. Sin embargo, entre los estudiantes del octavo grado se observa una disminución estadísticamente significativa (8,14% a 6,05%). En los otros dos grados no hay cambios importantes. En resumen, cambios legislativos relativos al uso terapéutico de cannabis no se asocian con un incremento en el uso recreativo de la marihuana en la población estudiada.

Una tercera situación se relaciona con nuevos marcos regulatorios respecto de la producción y comercialización de marihuana para uso recreativo. Una legalización en esa dirección ha ocurrido en solo dos países, Uruguay en el año 2013 y Canadá en el 2018, pero con anterioridad ya varios estados de Estados Unidos habían avanzado con legislaciones locales, y otros las aprueban con posterioridad, por lo que para fines del 2021 17 estados[33] más el Distrito de Columbia han legalizado el uso recreativo de la marihuana (en los casos más recientes, la ley aún no sido implementada); a nivel federal sigue siendo una sustancia ilícita.

Los nuevos marcos regulatorios en los territorios descritos, si bien tienen una cuestión fundamental en común, la legalización, cada uno de ellos tiene particularidades que los puede hacer muy diferentes. Así por ejemplo, en Uruguay hay una fuerte regulación del Estado que controla el tipo de sustancia que se produce (dos variedades, con contenido máximo de 9% de delta-9-Tetrahidrocannabinol, THC, y un contenido mínimo de 3% de Cannabidiol, CBD),

---

33 Alaska, Arizona, California, Colorado, Dakota del Sur, Illinois, Maine, Massachusetts, Michigan, Montana, Nevada, Oregon, Nueva Jersey, Nueva York, Nuevo México, Vermont y Washington.

como asimismo controla el precio de venta, además de que los usuarios deben estar registrados en una de las tres opciones que se ofrecen (autocultivo, registro en clubes o registro en farmacia), la edad mínima para acceder es 18 años, y se puede adquirir un máximo de 40 gramos al mes (10 gramos por semana). Esto no ocurre en los estados de Estados Unidos, donde en general opera un mercado mucho más libre —el precio al detalle lo fija el mercado—, pueden acceder las personas de 21 años o más y no se requiere estar registrado. El informe del 2021 de UNODC (UNODC, 2021b) (página 32 y siguientes) entrega una detallada descripción comparativa de diferentes aspectos de las leyes en cada espacio territorial, donde se podrá observar entonces que no existe un solo modelo regulatorio, sino que, por el contrario, estamos en presencia de una diversidad de ellos.

Estas nuevas regulaciones no han estado exentas de polémicas; tienen defensores y detractores, con argumentación muy variada en cada caso. Pero no hay dudas que el modelo regulatorio actual también está en discusión desde hace bastante tiempo. Si bien hay muchos argumentos anclados en cuestiones ideológicas, a continuación revisaremos algunos aspectos observados como resultado de la implementación de nuevos enfoques sobre uso recreativo de la marihuana. Uno de los argumentos en contra de cambios en la política actual se ha centrado en el hecho de que la marihuana es nociva para la salud y que su legalización generaría la sensación contraria en la población, lo que haría bajar aún más la percepción de riesgo y por lo tanto aumentaría el consumo. En primer lugar, es importante reiterar que las drogas, todas, son nocivas para la salud, pero no porque sean legales o ilegales, sino que porque son drogas, de acuerdo a la definición de la Organización Mundial de la Salud. Por esta razón, este es un argumento irrelevante a la hora de discutir sobre la legalización de una droga. En segundo lugar, el consumo de marihuana no necesariamente ha subido, e incluso los cambios pudiesen ser similares a los mostrados por países donde no se ha legalizado.

¿Qué muestran los resultados sobre el consumo de marihuana en los territorios en que se ha legalizado? En Canadá la ley se implementó en octubre del año 2018 y, con el propósito de evaluar el impacto de la legalización y regulación de cannabis, el Departamento de Salud (Health Canada) implementó un sistema de encuestas sobre cannabis en población de 16 años y más (Canadian Cannabis Survey), y a partir del 2018 se han realizado cuatro estudios: 2018, 2019, 2020 y 2021. Los principales resultados (Government of Canada, 2021) muestran un incremento significativo en la prevalencia de consumo en el último año desde 25% a 27% entre 2019 y 2020, y una disminución también significativa a 25% en el 2021. Si bien hubo un incremento significativo en el segmento de 16 a 19 años entre 2018 y 2019 (36% a 44%), el estudio del 2021 mostró una prevalencia de 37% en este grupo (similar al 2018), con una disminución significativa respecto del 2020. Por otra parte, el 2021, el 26% de los canadienses que usaron cannabis en el último año reportaron haberlo empleado a diario o casi a diario, sin cambios respecto de los estudios anteriores. La edad promedio de inicio muestra un incremento desde 18,9 años el 2018 a 20,4 años el 2021. Otro resultado interesante es que el 2021, entre quienes declararon haber usado marihuana el último año, el 53% indicó que su fuente habitual de acceso era una tienda legal, mientras que el 2020 esta cifra era de 41% y el 2019, de 24%. Además, el 11% (13% el 2020) indicó que su fuente habitual de compra es una tienda legal *online*. Por último, entre los usuarios de último año, ha habido una disminución en el porcentaje que declara haber conducido un vehículo después de haber usado cannabis, desde 27% el 2018, a 16% el año 2021.

Por su parte, Uruguay aprueba la ley el año 2013, y en agosto del 2014 se inicia la inscripción para autocultivo (13.441 personas inscritas al 31 de diciembre del 2021), en octubre de ese mismo año se inicia la inscripción para el registro de clubes cannabicos (7.032 personas registradas al 31 de diciembre del 2021) y en mayo del 2017 se inicia el registro de adquirientes en farmacia (47.515 personas inscritas al 31 de diciembre del 2021) (IRCCA, 2022). En cuanto a la magnitud de los indicadores sobre uso de cannabis, el informe del último estudio (2018) en población escolarizada (Junta Nacional de Drogas, 2020b) (mayoritariamente entre 13 y 17 años) muestra que la prevalencia en el último año de uso de marihuana presenta una tendencia al alza entre el 2011 y 2014, desde 12% a 15,5%, nuevamente sube a 19,8% el 2016 y se mantiene en 19,7% el 2018. En la serie histórica desde el 2003 hasta el 2016, la prevalencia de uso de marihuana en el último año en esa población era mayor en hombres que en mujeres, con una fuerte diferencia el 2011, con 14,8% en estudiantes varones y 9,6% entre las estudiantes mujeres. A partir de ese año las diferencias se reducen, llegando al estudio del 2018 con cifras iguales en 19,7%. Por otra parte, el informe del estudio en población general de 15 a 65 años del año 2018 (Junta Nacional de Drogas, 2020a) muestra que la prevalencia de uso de marihuana en el último año se incrementó desde 1,4% el 2001 a 8,3% el 2011, luego sube a 9,3% el 2014 y a 14,6% en el último estudio del 2018. Al comparar los resultados del 2018 con el 2016 (Junta Nacional de Drogas, 2016) según tramo de edad, el menor incremento en el uso de marihuana en el último año está en el grupo de 15 a 18 años, desde 14,8% a 19,1%, lo que equivale a un aumento de 29%.

Otro resultado del estudio en población general del año 2018 es que entre los consumidores de último año de marihuana el acceso legal llegó al 27,3% de los usuarios, existiendo, por lo tanto, un número relevante de usuarios que en ese momento recurrían de una u otra forma a un mercado informal; sin embargo, dicho mercado tiene diferentes rostros, no solo el narcotráfico; de hecho, 35,7% declaró que la vía más frecuente de acceso al cannabis era lo que se denomina "acceso ilegal nacional" que contempla al "autocultivador no registrado", o quien "compró a una persona que autocultiva o es miembro de un club", o"alguien que compró para mí a un autocultivador o miembro de un club"y principalmente quien reporta haber"compartido de cogollo de autocultivo no registrado". El estudio del año 2014 demostró que el *narcotráfico clásico* (contacto directo o indirecto con el narcotráfico) era la vía principal de acceso, estimándose que el 58,2% de los usuarios utilizaban esa fuente, lo que se redujo a 11,6% el año 2018 (Junta Nacional de Drogas & Observatorio Uruguayo de Drogas, 2019). El trabajo de campo de este estudio se realizó entre septiembre y diciembre del 2018, y hacia diciembre de ese año, de acuerdo al Instituto de Regulación y Control del Cannabis (IRCCA) (IRCCA, 2022), había 43.694 personas inscritas para acceder a cannabis por la vía legal, en cualquiera de las tres alternativas que contempla la ley, cifra que aumenta a 67.998 a diciembre del 2021; es decir, un alza de 56% en el período de tres años.

Esto querría decir que hay un proceso dinámico donde todavía habría espacio para un aumento del mercado regulado de cannabis en Uruguay.

Finalmente, a continuación se presentan tendencias sobre consumo de marihuana en **Estados Unidos**, tanto a nivel nacional como en aquellos estados donde se ha legalizado para uso recreativo. En el caso de los *estudios en población escolar* (grados octavo, décimo y duodécimo) la Figura 5 presenta las tendencias en el uso de marihuana en el último año a nivel nacional y por grado desde 1991 a 2021, sobre la base de la información del reporte de Monitoring The Future. Tanto a nivel global, como para cada grado, se observa una disminución estadísticamente significativa en la prevalencia del año 2021 respecto del 2020.

Figura 5. Prevalencia uso marihuana último año, por grado y total. Población escolar, Estados Unidos, 1991-2021.

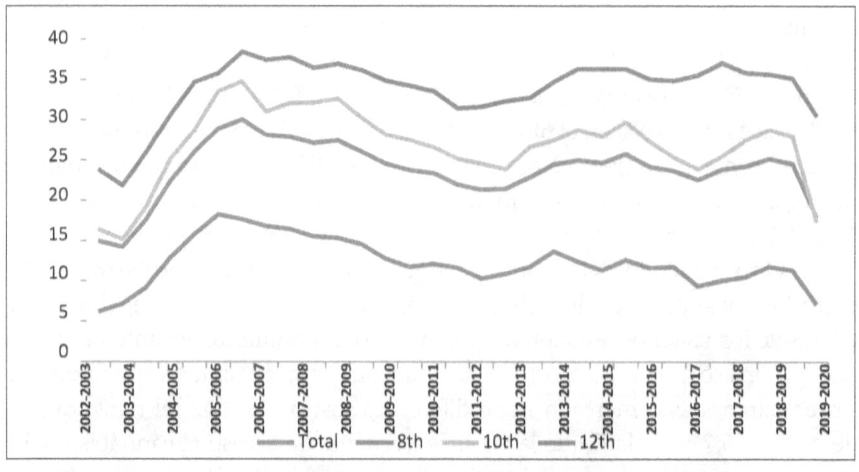

Fuente: Elaboración propia en base a National Institutes of Health (2021). Monitoring the Future. *Trends & Statistics.*

En el caso de los estudios en *población general de 12 años y más*, en la Figura 6 se observa la tendencia sobre uso de marihuana en el último año por grupos de edad (Substance Abuse & Mental Health Data Archive, s. f.). Entre los años 2002 y 2007 en los grupos etarios de 18 a 25 años y de 26 años y más se observa una estabilización, y luego un incremento sistemático. Por el contrario, en el grupo de 12 a 17 años se observa una estabilización e incluso una disminución hacia los últimos años de la serie. Es más, hasta el indicador combinado 2016-2017, la prevalencia en este grupo era superior al grupo de 26 años y más. Sin embargo, a partir de allí la situación se revierte y en los últimos estudios incluso está bajo ese segmento etario.

Figura 6. Uso marihuana último año en Estados Unidos, por grupo de edad.

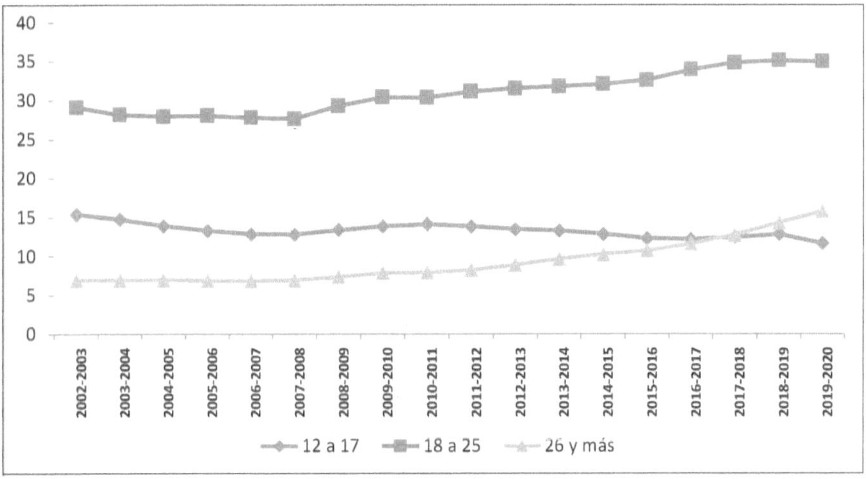

Fuente: Substance Abuse & Mental Health Data Archive (s. f.). Interactive NSDUH State Estimates. Recuperado de https://pdas.samhsa.gov/saes/state.

Es importante mirar los datos nacionales antes de concentrarse en aquellos estados donde se ha legalizado la marihuana con fines recreacionales, ya que en muchos casos se replica la situación nacional, como se muestra a continuación. Los estados de Colorado y Washington fueron los primeros en legalizar el uso recreativo de la marihuana; en ambos casos las correspondientes leyes se aprobaron el año 2012 y hacia el 2014 se inicia la venta al por menor. En las siguientes Figuras 7 y 8 se muestran las tendencias en la prevalencia de uso de marihuana en el último año en Colorado y Washington; en ambos casos se observa que en el grupo de 12 a 17 años no hay mayores cambios en la tendencia hasta el dato combinado 2013-2014, y luego hay una leve disminución. En el grupo de mayor consumo, 18 a 25 años, se observa un incremento leve pero sostenido hasta el 2016-2017 en Colorado y luego una estabilización, en cambio en Washington se muestra una estabilización hasta el 2014-2015 y luego un aumento. Algo similar ocurre en el grupo de 26 y más, donde a partir del 2015 el nivel de consumo en este grupo supera al de la población de 12 a 17 años.

Figura 7. Uso marihuana último año en Colorado, por grupo de edad.

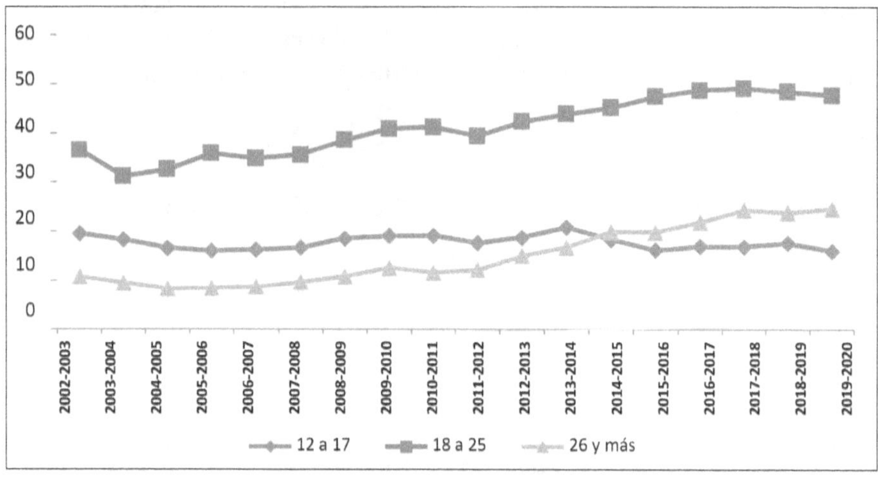

Figura 8. Uso marihuana último año en Washington, por grupo de edad.

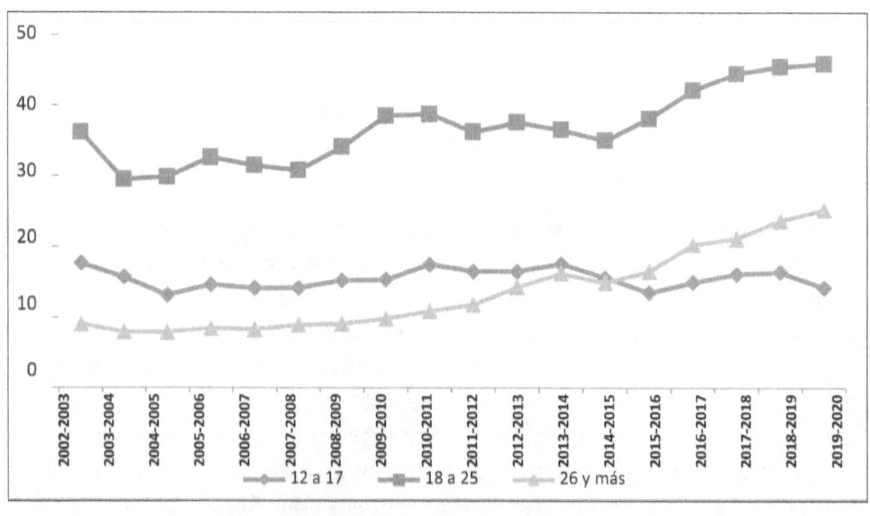

Fuente: Substance Abuse & Mental Health Data Archive. (s. f.). Interactive NSDUH State Estimates. Recuperado de https://pdas.samhsa.gov/saes/state.

El órgano encargado de los estudios nacionales en el país (Substance Abuse & Mental Health Service Administration, Samhsa) publica interactivamente (Substance Abuse & Mental Health Data Archive, s. f.) las tendencias anteriores como también de todos los estados, y se podrá apreciar que las tendencias son muy similares entre estados que han legalizado y los que no han legalizado.

A partir de lo anterior se pueden deducir varios elementos de juicio. Primero, hay que destacar que no hay cambios manifiestos a nivel de la población adolescente. Segundo, en aquellos espacios donde se detecta un incremento poslegalización es posible observar que en la mayoría de ellos dicho incremento se manifiesta con anterioridad al cambio legislativo. Tercero, también ha habido incrementos en el consumo de drogas, y marihuana en particular, en espacios territoriales donde se mantiene el modelo actual.

La información sobre consumo de marihuana es solo una arista del problema: la legalización o marco regulatorio de marihuana tiene también otras dimensiones que deben ser observadas y evaluadas. Por ejemplo, el potencial impacto en otras áreas de la salud, en la seguridad y el narcotráfico, en la gobernanza, como también en una dimensión económica y en la justicia. Pero los impactos en estas dimensiones no solo nos deben preocupar en aquellos lugares donde se ha producido el cambio, sino que también donde se mantiene el modelo actual. El dilema al que estamos sometidos no es la legalización versus la inexistencia de las drogas, sino que es un nuevo marco regulatorio versus el modelo actual, en el contexto de un mercado que existe, nos guste o no.

¿Cómo avanzar en estos temas? Hasta hace una década no se disponía de evidencia respecto de lo que pudiese ocurrir si se abandonaba el modelo actual de prohibición, y se avanzaba en otra dirección. Pero, tal como se mencionó anteriormente, no existe una única experiencia en los modelos de legalización; cada territorio ha tomado diferentes decisiones en las diversas dimensiones del problema, por lo que cada uno de ellos debe ser evaluado en su propia realidad, y por cierto es aún bastante prematuro sacar conclusiones categóricas. Pero parece justo, y en la dirección correcta, monitorear en cada espacio las diferentes aristas, pero no solo en esos territorios, sino que también se debe hacer exactamente lo mismo en aquellos lugares donde predomina la legislación actual.

Para esto se requiere generar una instancia de diálogo racional e informado, *donde predomine la evidencia sobre los prejuicios,* con miras a generar las mejores políticas públicas en esta materia. Y sobre esto, parece interesante recordar una cita de Domingo Comas (Comas, 2014): "El profesional debe saber que, en este momento histórico, disponemos de una noción clara de evidencia científica y, por lo tanto, debe asumir que dejarse orientar por la evidencia científica, especialmente cuando se trabaja con personas, supone una obligación ética insoslayable".

Desafíos

Probablemente es en ese punto donde encontramos el gran desafío en las políticas públicas sobre drogas (como también en muchos otros campos) en el futuro cercano: generar los puentes que acerquen la ciencia y la política. Ambas son en sí necesarias pero, por sí mismas no son suficientes para la generación de políticas que aborden los fenómenos desde sus **causas** en lugar de concentrar los esfuerzos solo en enfrentar las **consecuencias**. Como ya se ha mencionado, esas causas tienen diferentes dimensiones y se debe trabajar en cada una de ella. Y es en este aspecto donde el enfoque de salud pública juega un rol fundamental.

Hemos visto con gran preocupación que las políticas de drogas han estado centradas en las "intervenciones", sin un claro diagnóstico para la orientación adecuada de esas políticas o acciones, y, por otro lado, sin un proceso de monitoreo y evaluación de estas mismas. Diagnósticos claros y evaluaciones han sido los grandes ausentes en las decisiones que se han tomado en materia de políticas de drogas. Ha sido mucho más relevante el dar respuestas rápidas en el ámbito de la seguridad, que indagar sobre las causas asociadas a los consumos de drogas, y por lo tanto a la demanda de ellas. En el prólogo de informe del 2012 de la Junta Internacional de Fiscalización de Estupefacientes (JIFE) (JIFE, 2013), de las Naciones Unidas, se hace una reflexión muy interesante en esta dirección, al afirmar lo siguiente: "Para combatir la delincuencia organizada y la violencia vinculadas al comercio ilícito de drogas, el instrumento más eficaz es la prevención primaria del uso indebido de sustancias, en combinación con el tratamiento y la rehabilitación, y complementada con las medidas de reducción de la oferta prevista en los tratados". Uno podrá compartir total o parcialmente esta propuesta, pero lo interesante de ella es que plantea que la "guerra contra las drogas" no se da en el terreno donde se produce la oferta, sino que en el ámbito de reducir la demanda de sustancias. Si esto no se entiende desde la política, entonces en el futuro solo se acrecentarán los problemas del presente: mayor diversidad de sustancias y mayor número de personas usándolas.

A lo anterior es necesario agregar la discusión (y decisión en algunos casos) sobre la expansión territorial de nuevos marcos regulatorios sobre cannabis para fines recreativos, desde su producción hasta su distribución y consumo. Se hace necesario un análisis crítico de los impactos de las nuevas políticas en los países o zonas geográficas donde se han implementado dichas políticas, pero también se debe hacer el mismo análisis donde no se mantiene el régimen actual de prohibición. Nuevamente la generación de evidencia científica es fundamental, como lo es también el uso no sesgado de la misma. Esta es una discusión aún pendiente.

Pero el futuro también estará dominado por la encrucijada que plantean tanto las nuevas sustancias psicoactivas, como el uso indiscriminado de analgésicos (particularmente fentanilo) que, como fue mencionado, da cuenta de un inesperado número de muertes por sobredosis en el norte de nuestro hemisferio, pero que el resto de los países no está exento de enfrentar situaciones similares en el futuro.

Reflexiones finales

Las políticas públicas son intervenciones que, debiendo tener bases científicas, presentan resultados generalmente de largo plazo. Y este es el primer gran problema, ya que los tiempos que se requieren en esa dirección colisionan con los tiempos políticos, usualmente de corto plazo. Es mucho más visible y demostrativo de acciones concretas el enviar a la policía a una intervención en una población para hacer una incautación de drogas y armas, que avanzar en analizar las causas del fenómeno y actuar en base a esos hallazgos. Entonces se hace urgente y necesario pasar del discurso sobre"políticas públicas basadas en evidencia"a hacer realidad esa intención. La elaboración e implementación de políticas públicas no son cuestiones abstractas o inocuas, ya que en definitiva se trata de intervenciones que impactan en la vida de las personas y, por lo tanto, es nuestro deber hacer los mejores esfuerzos para reducir los riesgos asociados a dichas políticas.

Es en este ámbito donde existe una gran necesidad que debe ser abordada desde la academia y, en particular, desde las instituciones de Salud Pública de los países; estas necesidades se pueden canalizar por diferentes vías, desde foros, seminarios, etc. hasta programas de posgrado. Los conceptos de evidencia científica y enfoque de salud pública (estrechamente ligados por cierto) deben traspasar la frontera de la gestión administrativa como también de la política, y deben convertirse en una matriz de pensamiento, conceptual y operativa, para el abordaje de fenómenos sociales como estos. Es urgente la generación de ese puente tan necesario para que ambas dimensiones —la política y la ciencia— tengan un espacio de diálogo sincero y quienes están al mando en el proceso de toma de decisiones comprendan que la mejor manera de disminuir la incertidumbre de sus acciones es mediante el uso de la evidencia científica. Siguiendo esta vía, podemos estar seguros de que tendremos mejores respuestas en favor de las personas.

La política y la ciencia deben ser aliadas y trabajar juntas. Este es el gran desafío.

REFERENCIAS

Ahmad, F., Cisewski, J., Rossen, L. & Sutton, P. (2022). Provisional drug overdose death counts. *National Center for Health Statistics*.

CICAD. (s. f.). Drogas emergentes en las Américas: Los opioides sintéticos entre las nuevas sustancias psicoactivas.

———— (2013). El Problema de las Drogas en América. Recuperado el 12 de julio de 2022, de http://www.cicad.oas.org/Main/Template.asp?File=/drogas/elinforme/default_spa.a sp.

———— (2019a). *Adulterantes de las drogas y sus efectos en la salud de los usuarios: Una revisión crítica*. Observatorio Interamericano sobre Drogas (OID) de la Comisión Interamericana para el Control del Abuso de Drogas.

———— (2019b). *Informe sobre el Consumo de Drogas en las Américas 2019*. Comisión Interamericana para el Control del Abuso de Drogas (CICAD), Organización de los Estados Americanos (OEA). Washington, D. C.

Cicero, T. J., Ellis, M. S. & Kasper, Z. A. (2017). Increased use of heroin as an initiating opioid of abuse. *Addictive Behaviors, 74*, 63-66. https://doi.org/10.1016/J.ADDBEH.2017.05.030.

Comas, D. (2014). *¿Qué es la evidencia científica y como utilizarla? Una propuesta para profesionales de la intervención*. Madrid, España: Fundación Atenea.

Comisión Global de Política de Drogas. (s. f.). *Hora de poner fin a la prohibición*, 28.

European Monitoring Centre for Drugs and Drug Addiction. (2021). *Drug-related deaths and mortality in Europe: Update from the Emcdda expert network. Technical report. Publications Office of the European Union*. Luxembourg. https://doi.org/10.2810/777564.

Galvalisi, M., Prieto, J. P., Martínez, M., Abin-Carriquiry, J. A. & Scorza, C. (2016). Caffeine Induces a Stimulant Effect and Increases Dopamine Release in the Nucleus Accumbens Shell Through the Pulmonary Inhalation Route of Administration in Rats. *Neurotoxicity Research 2016 31:1, 31*(1), 90-98. https://doi.org/10.1007/S12640-016-9667-8.

Government of Canada. (2021). Cannabis Use for Non-medical Purposes Among Canadians (Aged 16+). Recuperado de https://health-infobase.canada.ca/cannabis/.

Hasin, D. S., Wall, M., Keyes, K. M., Cerdá, M., Schulenberg, J., O'Malley, P. M., Galea, S., Pacula, R. & Feng, T. (2015). Medical marijuana laws and adolescent marijuana use in the USA from 1991 to 2014: Results from annual, repeated cross-sectional surveys. *The Lancet Psychiatry*. https://doi.org/10.1016/S2215-0366(15)00217-5.

Hughes, B., Matias, J. & Griffiths, P. (2018). Inconsistencies in the assumptions linking punitive sanctions and use of cannabis and new psychoactive substances in Europe. *Addiction, 113*(12), 2155-2157. https://doi.org/10.1111/ADD.14372.

Institute for Health Metrics and Evaluation. (s. f.). Global Burden of Disease Study 2019 Data Resources: GBD Results Tools.

Insulza, J. M. (s. f.). *El problema de las drogas en las Américas. OAS Cataloging-in- Publication Data*.

IRCCA. (2022). *Mercado regulado de cannabis. Informe XIII Período comprendido entre el 1/1/21 al 31/12/21*.

JIFE. (2013). *Informe de la Junta Internacional de Fiscalización de Estupefacientes correspondiente a 2012.*

Johnston, L. D., Miech, R. A., O'Malley, P. M., Bachman, J. G., Schulenberg, J. E. & Patrick, M. E. (2022). *Monitoring the Future national survey results on drug use 1975-2021: Overview, key findings on adolescent drug use.* Ann Arbor: Institute for Social Research, University of Michigan.

Junta Nacional de Drogas. (2016). VI Encuesta Nacional en hogares sobre consumo de drogas - 2016. Recuperado de https://www.gub.uy/junta-nacional- drogas/comunicacion/publicaciones/vi-encuesta-nacional-hogares-sobre-consumo- drogas-2016.

———— (2020a). VII Encuesta Nacional sobre consumo de drogas en población general - 2018. Recuperado de https://www.gub.uy/junta-nacional- drogas/comunicacion/publicaciones/vii-encuesta-nacional-sobre-consumo-drogas-poblacion-general-2018.

———— (2020b). VIII Encuesta Nacional sobre consumo de drogas en estudiantes de enseñanza media - 2018. Recuperado de https://www.gub.uy/junta- nacional-drogas/comunicacion/publicaciones/viii-encuesta-nacional-sobre-consumo-drogas-estudiantes-ensenanza-media.

Junta Nacional de Drogas & Observatorio uruguayo de Drogas. (2019). Monitoreo y evaluación de Ley 19.172: Principales indicadores del mercado de cannabis en Uruguay. Recuperado de https://www.gub.uy/junta-nacional-drogas/sites/junta-nacional- drogas/files/documentos/noticias/Principales_Indicadores_Cannabis_OUD_HectorSuarez_0.pdf.

Midgette, G., Davenport, S., Caulkins, J. P. & Kilmer, B. (2019). *What America's Users Spend on Illegal Drugs, 2006-2016. RAND Corporation.* Santa Monica, CA.

National Drug Intelligence Center. (2011). *The Economic Impact of Illicit Drug Use on American Society. Department of Justice.* Washington D.C.

National Institutes of Health (2021). Monitoring the Future. *Trends & Statistics.*

Observatorio Europeo de las Drogas y las Toxicomanías. (2011). El problema de las drogodependencias en Europa (p. 124). https://doi.org/10.2810/4450.

Organización Panamericana de la Salud. (2021). *Informe sobre la situación del alcohol y la salud en la Región de las Américas 2020: 2021.* Washington, D.C. https://doi.org/10.37774/9789275322215.

Puchner, K. P., Rodriguez-Fernandez, R., Oliver, M. & Solomos, Z. (2019). Non- communicable diseases and tuberculosis: Anticipating the impending global storm. *Global Public Health* (February), 1-10. https://doi.org/10.1080/17441692.2019.1580760.

Schwarzkopf, N., Lagos, P., Falconi, A., Scorza, C. & Torterolo, P. (2018). Caffeine as an adulterant of coca paste seized samples: Preclinical study on the rat sleep-wake cycle. *Behavioural Pharmacology, 29*(6), 519-529. https://doi.org/10.1097/FBP.0000000000000417.

Special Advisory Committee on the Epidemic of Opioid Overdoses. (2022). Opioid- and Stimulant-related Harms in Canada. Recuperado de https://health- infobase.canada.ca/ substance-related-harms/opioids-stimulants/.

Substance Abuse & Mental Health Data Archive. (s. f.). Interactive NSDUH State Estimates. Recuperado de https://pdas.samhsa.gov/saes/state.

UNODC. (2011). *Informe Mundial sobre las Drogas 2011*. Publicación de las Naciones Unidas.

————— (2021a). La diversidad regional y las repercusiones de la fiscalización sobre las tendencias de las nuevas sustancias psicoactivas. *Global Smart Update, 25*, 12.

————— (2021b). *World Drug Report 2021*. United Nations publication. Viena, Austria.

————— (2022). *World Drug Report 2022*. United Nations publication. Viena, Austria.

World Health Organization. (s. f.). *Global status report on alcohol and health 2018*. Geneva, Switzerland.

14. Derechos sexuales y reproductivos: Llaves del reino para la igualdad y la ciudadanía plena

Pamela Eguiguren Bravo

Los derechos sexuales y reproductivos (DDSSRR) suelen tener un importante abordaje desde la salud pública y la organización de los servicios de salud[34]. Aun reconociendo un rol importante en esta dimensión, es vital considerar que su ejercicio implica mucho más que apuntar a mejorar un conjunto de indicadores y resultados de salud; el ejercicio de estos derechos viabiliza la realización de derechos civiles y políticos de las personas, y especialmente de las mujeres. En la naturalización de la vulneración de estos derechos, la violencia ocupa un lugar primordial, y tiene consecuencias sobre los espacios y la forma de estar en el mundo social y político. Todo ello resulta imprescindible no solo para la autorrealización, sino que especialmente para la configuración de sujetos colectivos como actores políticos.

Chile se encuentra hoy en un momento político fundamental para la ciudadanía y sus demandas, y la mirada sobre los DDSSRR fue puesta en la agenda y en la Convención Constitucional desde el feminismo en su diversidad. En la medida en que su fuerza acumulada logró romper el techo de cristal, el feminismo tomó protagonismo en el movimiento social que llevó al país a un proceso constituyente. Es el momento de considerar para los DDSSRR la superación de su comprensión solo desde la salud sexual y reproductiva. Para la salud pública esto constituye un ejemplo y una oportunidad, entre otras razones también relativas al derecho a la salud que son concurrentes a esta discusión. Cabe superar los propios márgenes y limitaciones disciplinarias y hacerse cargo desde el pensamiento y las propuestas de las determinaciones sociales y las interseccionalidades que desde la organización social y política son encarnadas. Para todos los casos, transformar las estructuras sociales que construyen inequidades en salud hoy puede y debe partir por la despatriarcalización constitucional como un paso ineludible para despatriarcalizar el Estado. Procesos constituyentes en la región muestran pistas de mecanismos que demandan ser actualizados en nuestro contexto.

Género y reconocimiento de los derechos sexuales y reproductivos

El sexo categoriza y distingue atributos biológicos del ser humano separando binariamente atributos y funciones de reproducción específicas del macho y la

---

34 Parte de este texto fue desarrollado por la autora en el marco de un trabajo monográfico en la Maestría Virtual en Género, Sociedad y Políticas. Programa Regional de Formación en Género y Políticas Públicas (Prigepp) – FLACSO Argentina. 2021.

hembra. A la par de ello, los cuerpos que vivencian estas funciones humanas han sido y siguen siendo cargados por la cultura, en la que el sistema de género opera en interacción con las estructuras e instituciones sociales, vía socialización de rígidos atributos de género binarios y jerarquizados (Guzmán, 2003). Sexualidad y reproducción sin duda son aspectos que trascienden lo biológico, como hechos sociales y también políticos en la medida en que involucran decisiones; son asuntos que resultan cruciales en la vida de las personas para la concreción de sus proyectos individuales y colectivos. El feminismo, desde sus distintos espacios, ha constatado las inequidades y las injusticias con que los procesos en torno a estos son experimentados por mujeres y hombres, identificando esta esfera como medular para el logro de igualdad de derechos (Seminario Prigepp Democracias, 2021). Desde allí se han ido levantando progresivamente con mayor fuerza los DDSSRR dentro de los derechos humanos.

Desde una perspectiva de Salud Global, las primeras referencias a los derechos reproductivos en instrumentos internacionales datan de fines de la década de los 60 y principios de los 70, con la Conferencia Internacional de Derechos Humanos realizada en Teherán (1968) y la Conferencia Mundial de Población de Bucarest (1974). En esta fase de su evolución se entendían fundamentalmente como derechos de la pareja a decidir libre y responsablemente la oportunidad, número y espaciamiento de los hijos, estableciendo también garantías de información, educación y métodos para su realización. Fueron la Conferencia Internacional sobre la Población y el Desarrollo, Cairo (1994), y la Conferencia Mundial sobre la Mujer, Beijing (1995), las instancias en que las anteriores concepciones fueron superadas por un más claro entendimiento, moviéndose decididamente a una esfera más amplia, sexual y reproductiva, y a un conjunto más vasto e integral de garantías personales vinculadas a la libertad y autonomía sobre el cuerpo. Sin duda estos logros son una constatación de la acción política de las mujeres, siendo empujados por el feminismo desde organismos internacionales y las organizaciones de mujeres y feministas desde la sociedad civil.

Los DDSSRR, en tanto derechos humanos, son interdependientes con otros derechos, diríamos que se encuentran en un entramado que se nutre y a la vez permite el ejercicio de derechos civiles, políticos, económicos, sociales y culturales. La autodeterminación, la autonomía, la vida y la salud, entre otros, son derechos fundamentales, y están en estrecha interconexión con las decisiones libres e informadas sobre la sexualidad y reproducción que tienen lugar en el primer y más legítimo territorio propio: el cuerpo. Se trata de soberanías y libertades que deben estar reconocidas y protegidas por el Estado, paso fundamental para desandar un orden patriarcal que se sigue imponiendo en estas esferas, con altos grados de discriminación, violencia y coerción sobre lo femenino y cualquier otra subalternidad.

La mirada feminista ha aportado a entender de forma situada la complejidad y la interseccionalidad con que se viven las restricciones a los DDSSRR y sus consecuencias. Las restricciones son altamente discriminatorias cuando la sexualidad y la reproducción se centran en los procesos biológicos que ocurren dentro del cuerpo y no consideran lo que el contexto social y cultural determina sobre la biología. Astelarra (2005) devela con gran nitidez lo que el sesgo de género implica en la esfera política, pues la lectura e interpretaciones hegemónicas de la participación femenina impiden comprender cabalmente las limitaciones que el orden social impone al banalizar y relegar su participación a un rol secundario. Resulta fundamental en ese ejercicio poner el foco sobre lo sexual y lo reproductivo, ya que este ámbito requiere sin duda de políticas públicas intersectoriales y universales, pero por iguales razones se abre camino con dificultad en el espacio de discusión política. El sesgo de género gravita para no considerarlo un tema público sino privado, y para dar limitada importancia y legitimidad a la participación y voces femeninas, las que suelen venir desde la sociedad civil representando la diversidad de sus demandas. Todas las subalternidades son dibujadas como tales desde el poder tradicional en la esfera política. Esto resulta muy claro en Chile cuando revisamos las discusiones legislativas relativas a estas materias; la legitimidad que se otorga a unas voces y no a otras es parte de la asignación que el patriarcado hace desde esa visión de mundo (Palma 2015). Grandes nudos quedan así representados por la ausencia de las mujeres en la discusión política, y en el incuestionado control que el Estado asume que puede tener sobre el cuerpo femenino y sus decisiones. Esto nos hace pensar en la idea del Estado patriarcal que ha sido comentada por Bareiro (Seminario Prigepp Democracias 2021), dado que en ella visibiliza y ubica este eje de dominación, develando en su análisis las discriminaciones que desde su estructura se reproducen en nuestras sociedades. El Estado y sus agentes son el principal actor de lo que conceptualmente denominamos violencia institucional, ámbito reconocido por diversas legislaciones en materia de violencia de género en la región. Innumerables fallos de la Corte Interamericana de Derechos Humanos (CIDH) demuestran justamente la vulneración de DDSSRR con evidente participación del Estado, por acción u omisión. La CIDH realizó en 2017 un llamado a los Estados a "adoptar medidas integrales e inmediatas para respetar y garantizar los derechos sexuales y reproductivos de las mujeres"[35].

La preponderancia de lo biológico sobre lo social y cultural resuena en esta discusión; sexo sobre género sirve para mantener alejado el componente político de esta conversación. Parece demasiado obvio decirlo pero, como en cualquier otra esfera de la vida social y humana, en lo sexual y en lo reproductivo no todo lo que nos ocurre lo podemos controlar. Desde el patriarcado, de forma ambivalente, se castiga a las mujeres por no tomar control sobre su fertilidad y, por otro lado, se les restringe el acceso a herramientas que permitan la construcción de mayor autonomía para tomar esas decisiones. La tecnología ha

---

35 https://www.oas.org/es/cidh/prensa/comunicados/2017/165.asp.

permitido a las mujeres regular su fertilidad, el espaciamiento entre los embarazos, la interrupción de un embarazo no deseado, y también la fertilización asistida. Descontando la violencia y los accidentes —lamentablemente lo primero tan frecuente como lo segundo—, la maternidad/paternidad puede tratarse cada vez más de decisiones frente a las disyuntivas que se suceden cotidianamente. Estas sabemos resultan determinantes en los cursos de vida, especialmente en sociedades en que las consecuencias de lo reproductivo descansan inequitativamente sobre los recursos femeninos, comenzando por el propio cuerpo. Sin embargo, a pesar de que en lo declarativo brindar educación, información y servicios universales en salud sexual y reproductiva abunda, incluidos los objetivos de desarrollo sostenible, parece ser justamente el orden de género —desde los distintos enclaves afines, de poder político y también religioso— lo que más pesa. En nuestro país, y diría en la región, se levantan nuevas barreras para el amplio acceso a educación, información y a que recursos humanos y tecnológicos puedan estar al servicio de una mayor autonomía y ejercicio de la voluntad de las mujeres en estos ámbitos. Sin ir más lejos, la llamada ideología de género como estrategia para frenar el avance de estos derechos en la región ha estrenado en nuestro país nuevas tácticas, pretendiendo intervenir desde el Parlamento en cátedras del espacio universitario que hablan de la igualdad de género, donde un foco muy importante son justamente los DDSSRR.

Limitaciones a los derechos sexuales y reproductivos: Obstáculos al ejercicio de ciudadanía plena de las mujeres

Las limitaciones a las libertades para el ejercicio de los DDSSRR afectan a las mujeres como sujeto político. Desde un punto de vista general, Marshall (1950)[36] ofrece una concepción de ciudadanía ya ampliamente aceptada, que nos remite a la existencia del conjunto de derechos civiles, políticos y sociales. Sin necesidad de llegar al concepto de ciudadanía sexual, que ya ha sido acuñado desde el feminismo, es claro que los derechos sexuales y reproductivos son un tipo particular y complejo de derechos (Bareiro 2021). Su ejercicio tiene consecuencias directas e indirectas sobre el conjunto de derechos civiles, sociales, económicos, políticos; la integridad corporal, la autodeterminación y autonomía que en ellos se juegan ocupan un lugar preponderante para el goce de la ciudadanía en plenitud. Las restricciones en su goce son ocasionadas en un entramado igualmente complejo de estructuras y fenómenos, sociales y culturales, que trascienden incluso lo nacional, actuando en clave interseccional. Por ello Bareiro señala, con referencia a la Conferencia Regional sobre la Integración de la Mujer en el Desarrollo Económico y Social de América Latina y el Caribe (Seminario Prigepp

---

36 Ver el ensayo referencial sobre derechos civiles sociales y políticos de Thomas Marshall, acuñados en la posguerra, "Citizenship and social class", en Marshall, T.H. *Citizenship and social class and other essays*. Cambridge, at the University Press 1950.

Democracias, 2021), que debemos pensar que la ciudadanía plena debe considerar para su alcance efectivo al colectivo en toda su diversidad, lo que obliga a una mirada regional y global. La marea verde representa este reconocimiento e identificación transnacional de las demandas de despatriarcalización y conquista de estos derechos por parte del movimiento en su diversidad.

Para pensar sobre la conexión entre los DDSSRR y los derechos que posibilitan el ejercicio autónomo de la ciudadanía es necesario observar el contenido de los derechos sexuales y reproductivos y examinar sus vulneraciones. Dentro de las más próximas nos encontramos con que las niñas, las adolescentes y las mujeres adultas son víctimas de múltiples violencias, respecto de las cuales la esfera sexual ocupa un lugar muy relevante. Las cifras de abuso sexual, acoso sexual y violación son enormes en el país y en la región, a pesar del reconocido subregistro y las dificultades de denuncia[37]. Dentro de sus consecuencias, dichos eventos registran por cierto la maternidad y una variada gama de problemas de salud físicos y trastornos de salud mental, que impactan la autonomía con consecuencias en todos los campos de funcionamiento social. Es importante observar los variados contextos en que las mujeres vivencian estas violencias, y señalar que justamente la familia es en muchos casos el espacio que propicia su ocurrencia. Estas vulneraciones representan un gran obstáculo en la construcción de ciudadanía de las mujeres, puesto que marcan multidimensionalmente el recorte de un amplio conjunto de derechos. Morris (2016) señala que, para quienes sobreviven a ella, la recuperación de ciudadanía activa resulta inalcanzable si no se cuenta con redes y posibilidades ciertas de justicia y reparación, y —tal como Segato apunta (Segato, 2003)— la calidad y acceso a la justicia y la reparación de quienes sobreviven a la violencia de género están nuevamente atravesadas por lógicas patriarcales.

En la relación entre DDSSRR y ejercicio de la ciudadanía un tema relevante es la maternidad no deseada; la maternidad no planificada, precoz, temprana, en contextos sociopolíticos en los cuales las mujeres enfrentan grandes limitaciones para evitarla y también para revertirla. De no existir servicios accesibles de anticoncepción e interrupción voluntaria del embarazo, estos eventos se transformarán en una maternidad impuesta u obligada, y estas situaciones, especialmente en condiciones de vulnerabilidad social, tendrán grandes consecuencias sobre los proyectos de vida y sobre la salud mental de las mujeres.

---

37 En los tres primeros meses de 2021, a nivel nacional, la Policía de Investigaciones registró un total de 1.686 víctimas y denunciantes en casos de delitos sexuales. Cifra que representa 5% de aumento respecto a los 1.598 casos que se presentaron en 2020, durante el mismo período. De este universo, el delito más frecuente es el de abuso sexual contra niños y niñas de menos de 14 años de edad, con 589 casos en 2020 y 691 en 2021. Considerando tanto el primer trimestre de 2021 como del 2020, la mayor cantidad de víctimas se ubican en el rango de 0-13 años (781 casos); seguido por el de 14 a 17 (642). De acuerdo al género, el 85% son mujeres. https://www.pdichile.cl/centro-de-prensa/detalle-prensa/2021/05/12/delitos-sexuales-balance-primer-trimestre-2021.

Muchas veces en el marco de relaciones violentas, la maternidad en estos casos refuerza la dependencia y puede determinar un giro sin retorno en el desarrollo de un proyecto vital. En esos casos puede implicar el confinamiento de las mujeres al cuidado en la esfera doméstica en momentos en que no lo han planeado, así agravando otras vulneraciones[38].

Algunos apuntes sobre los DDSSRR y su abordaje en las constituciones para avanzar en ciudadanía

Dentro de los mecanismos para avanzar en los DDSSRR, y que permiten una aproximación al menos regional a la forma en que se está trabajando la temática, se encuentran las constituciones de los distintos países alrededor del mundo. Chile vive hoy un momento clave en la discusión constitucional, una oportunidad para revisar el contrato Estado-ciudadanía y detectar los enclaves patriarcales en la construcción de un nuevo pacto social. Al revisar los contenidos de Constituciones nacidas en el marco de convenciones constitucionales o sus símiles que han tenido lugar en la región, como Brasil (1988), Colombia (1991), Paraguay (1992), Argentina (1994), Ciudad Autónoma de Buenos Aires (1996), Venezuela (2009), Ecuador (2008), Bolivia (2008), Ciudad de México (2017), surgen observaciones interesantes en cuanto a sus contenidos. Se han incluido las de dos ciudades cuya existencia obedece a que se trata de naciones con estados federales.

Como esta mirada versa sobre la igualdad de género y su conexión con las garantías a derechos sexuales y reproductivos, no es menor señalar que todas las constituciones dedican algún artículo a la igualdad de derechos, oportunidades, entre hombres y mujeres, pero solo las más pro hablan de igualdad o no discriminación de género, incluyendo explícitamente solo una de ellas los derechos de personas LGTBI (Ciudad de México 2017, p. 51).

Los derechos sexuales y reproductivos

En el marco de constituciones que reconocen la igualdad entre hombres y mujeres como base, cabe resaltar que solo las constituciones de Ciudad Autónoma de Buenos Aires y Ciudad de México incorporan como tal la perspectiva de género. La primera de ellas dedica un artículo especial al reconocimiento de su aplicación al diseño de políticas públicas del gobierno de la ciudad.

Casi todos los textos realizan algún reconocimiento al contenido de los derechos sexuales y reproductivos, pero son pocas las que los abordan como

---

38 En Chile, según cifras del instituto Nacional de Estadísticas, cerca de 472 niñas menores de 14 años llegaron a término con un embarazo en 2017, en la mayor parte de estos casos la propia regulación chilena reconoce estos casos como abuso sexual (Instituto Nacional de la Juventud [Injuv] 2020).

tales. Como marco general, la Constitución argentina otorga jerarquía superior a los tratados internacionales suscritos por la nación sobre las leyes nacionales en materia de derechos humanos, y en general todas las constituciones reconocen y hacen suyos, aunque con distinto rango de jerarquía, los marcos normativos establecidos en los tratados internacionales suscritos. La Constitución Política de la Ciudad de México (2017) es especialmente prolífica en su compromiso con los derechos humanos, y podría decirse que, junto con ser las más reciente, es la más completa respecto a los DDSSRR, abordando con detalle y por separado ambos tipos de derechos. Detalla de forma muy completa los derechos sexuales y en el caso de los derechos reproductivos señala no solo el derecho a decidir tener los hijos, sino que también a no tenerlos: "El derecho a decidir de manera libre voluntaria e informada tener hijos o no, con quién y el número e intervalo entre estos, de forma segura, sin coacción ni violencia, así como a recibir servicios integrales para acceder al más alto nivel de salud reproductiva posible y el acceso a información sobre reproducción asistida" (p. 25). En el caso de la Constitución de la Ciudad Autónoma de Buenos Aires (1996) también se reconocen ambos tipos de derechos y en Bolivia (2008), aunque de forma escueta pero clara, se plantea que "garantiza a las mujeres y a los hombres sus derechos sexuales y sus derechos reproductivos" (p. 16).

En el resto de las constituciones, salvo Ecuador (2008), que menciona el derecho de las personas a "a tomar decisiones libres y responsables sobre su vida sexual" (Cap. 2, Art. 23, Nº 25), los abordajes son más acotados; comparten el hecho de estar centrados en lo reproductivo, desde una mirada de planificación familiar, garantizando en general el derecho a *decidir libre y responsablemente* el número y frecuencia de los hijos. Cabe comentar que además hay diferencias cuando ese derecho se explicita como personal (Ecuador y Paraguay) frente a otros casos que hablan de derechos de la pareja (Brasil, Colombia y Venezuela).

También es importante para valorar la relevancia de la articulación entre estos y otros derechos el reconocimiento explícito que pocas constituciones hacen de la interdependencia, indivisibilidad y progresividad de los derechos humanos (Bolivia, Ciudad de México).

Familia

Gran parte de las constituciones revisadas destacan la familia como núcleo básico de la sociedad, declarando explícitamente su formación a la visualización de sociedades conyugales heteronormadas. Se reconoce en ellas la igualdad de derechos entre ambos cónyuges e integrantes y es materia explícita en todas ellas la protección de las familias en las que hay solo uno de los cónyuges a la cabeza, en especial en caso de jefatura de hogar femenina, lo que devela el reconocimiento de las inequidades de género en la sociedad.

Solo en el caso de Bolivia y Ciudad de México los textos se refieren a "las familias", apelando a una diversidad que en esta última Constitución es explícita con el siguiente texto:"Todas las estructuras, manifestaciones y formas de comunidad familiar son reconocidas en igualdad de derechos, protegidas integralmente por la ley y apoyadas en sus tareas de cuidado" (Ciudad de México, 2017, p. 25). Junto con ello, dicha Constitución declara explícitamente la "igualdad de derechos a las familias formadas por parejas de personas LGBTTTI, con o sin hijas e hijos, que estén bajo la figura de matrimonio civil, concubinato o alguna otra unión civil" (Constitución Política de la Ciudad de México, 2017, p. 51). En esta Constitución y en la de Buenos Aires, si bien se reconocen roles y se establece la protección integral de las familias, no se declara como unidad básica de la sociedad.

Aunque pueda resultar contraintuitivo, la familia sin duda requiere ser revisitada en tanto núcleo básico de una organización social propuesto constitucionalmente. La familia es una entidad que remarca y viabiliza la división de los espacios público y privado y de trabajo entre los géneros, espacio que es vinculado con la esfera reproductiva y es un punto de análisis importante para esta discusión. No se trata solo de ampliar la rigidez de su lectura, importa por supuesto visibilizar la diversidad de su conformación y superar los planteamientos heteronormativos, pero junto con ello es imperativo reconocer que la familia es una forma de organización que responde a un modelo de sociedad profundamente patriarcal, funcional a formas de producción capitalista. La preocupación por el cuidado de la vida, los valores de solidaridad, de protección a otros en la sociedad son un movilizador de la organización social que excede las limitadas fronteras de una familia nuclear. Por otra parte, una realidad que tampoco puede desconocerse es que para un porcentaje importante de niñes, mujeres cis y mujeres trans la familia consanguínea es un espacio de riesgo que puede ser responsable incluso de su muerte. Desde la perspectiva interseccional, la alusión a la familia como unívoca categoría de organización y protección social invisibiliza también la existencia de determinaciones, pues homogeneiza e invisibiliza la existencia de realidades que con frecuencia pueden atentar contra la realización del conjunto de derechos que constituyen la ciudadanía.

La familia se establece como punto de partida para el reconocimiento de las personas en la sociedad, la necesidad de que como adultas obtengan el estatus jurídico o reconocimiento de una convivencia que brinda la sociedad conyugal para constituir lo que se reconoce como núcleo básico de la sociedad. Cabe preguntarse cómo la Constitución garantiza la ciudadanía, protección y recursos sociales a quienes no quieren formar familia en esos términos, no desean ni unión conyugal ni maternidad. Hay una tríada constante y visible en los textos constitucionales revisados —familia, matrimonio y maternidad— que goza de especial protección, y cuya particular luminosidad omite otras formas de estar en sociedad. En contrapartida, hay notable debilidad en la protección del derecho a la autonomía y autodeterminación en materias determinantes y socialmente determinadas, como los derechos sexuales y reproductivos.

Derecho a la autonomía

Es destacable nuevamente la Constitución de Ciudad de México en este reconocimiento, a mucha distancia del resto de otras constituciones que solo utilizan este concepto para las instituciones y no en el ámbito de los derechos humanos. Con múltiples referencias, la Constitución de Ciudad de México destaca en la transversalidad de su aplicación, que incluye en el campo de los derechos sexuales y reproductivos el respeto y protección de la autonomía de las personas por parte de los servicios de atención de salud:

> Toda persona tiene derecho a la sexualidad; a decidir sobre la misma y con quién compartirla; a ejercerla de forma libre, responsable e informada, sin discriminación, con respeto a la preferencia sexual, la orientación sexual, la identidad de género, la expresión de género y las características sexuales, sin coerción o violencia; así como a la educación en sexualidad y servicios de salud integrales, con información completa, científica, no estereotipada, diversa y laica. Se respetará la autonomía progresiva de niñas, niños y adolescentes (Constitución Política de la Ciudad de México, 2017, p. 25).

El proceso constituyente en Chile

En Chile, la Constitución aún vigente, impuesta a fuego por la dictadura cívico-militar, permitió la consolidación de un sistema marcado por el debilitamiento del rol de protección social del Estado, retrocediendo décadas en las conquistas y el reconocimiento del conjunto de derechos sociales del pueblo chileno. A partir del estallido social de octubre de 2019, el recurrente debate de años anteriores sobre la necesidad de una nueva Constitución por fin encuentra cauce, gracias a las fuerzas sociales que se levantaron en una sola voz, que permitió escuchar y ver todas las demandas y diversidades, comenzando con las y los estudiantes y su valiente rebeldía. La Constitución heredada de la dictadura evidentemente no tiene lugar para los derechos sexuales y reproductivos, pero el nuevo proceso constituyente, con sus avances y retrocesos, con perspectiva paritaria y feminista, puso desde sus inicios la mirada sobre estos derechos.

Desde lo observado en los textos analizados y su evolución en el tiempo hoy es clave reconocer que garantizar los derechos sexuales y reproductivos es clave para la construcción de igualdad sustantiva y, en ese marco, la ciudadanía plena. Para ello es fundamental fijar horizonte en la protección del derecho de las personas en toda su diversidad a tomar decisiones libres, autónomas e informadas. La identidad, sexualidades, maternidad, y también la interrupción de un embarazo son dimensiones cuya autodeterminación debe estar protegida.

Otro elemento obligado es que el género como eje de análisis debe estar en la corriente central de una nueva Constitución; desde allí es que deben garantizarse derechos. No se puede despatriarcalizar sin reconocer antes el patriarcado y sus consecuencias, y por ello llevar adelante cambios sociales sustantivos requiere transformaciones a la estructura desigual y subordinada de participación política de las mujeres, la que se articula con la falta de garantías en materia de DDSSRR.

Se debe brindar protección frente a la violencia de género, incluida la violencia institucional o de Estado cuando se vulneran los DDSSRR. La salud pública y las garantías de acceso a servicios de calidad son parte clave en políticas que los protejan y posibiliten con equidad e igualdad, siempre en un marco mayor de comprensión de los significados de su ejercicio en la sociedad.

Las constituciones son relevantes al establecer principios y acuerdos fundamentales para las sociedades, y aquellas revisadas en el marco de procesos constituyentes participativos claramente muestran una evolución en el tiempo. Respecto de la forma en que se han ido recogiendo y abordando sus garantías, la que muestra los mayores grados de comprensión y constituye un ejemplo en este campo es la Constitución de Ciudad de México y un elemento básico es considerar que se otorgue rango superior a las leyes a los tratados internacionales en materia de derechos humanos.

Quedan rondando otros temas como el tratamiento a la división de lo público y lo privado y lo comentado en relación con la familia; como señala Guzmán (2003), "la igualdad de género va mucho más allá de igualdad de oportunidades y exige la participación de las mujeres en procesos de transformación de las reglas básicas" (p. 48), lo que me parece aplica bien a este momento de potencial escritura paritaria de la nueva Constitución chilena. Bareiro (2021) ha señalado que el feminismo ha tenido logros indudables en materia de concepción y reconocimiento de los derechos de las mujeres, pero también que la cuestión de la estructuración del Estado es un ámbito vital y no suficientemente discutido ni abordado. Especial trascendencia adquiere esa mirada para entender la relevancia de despatriarcalizar Constitución y Estado, haciendo posible el diseño de políticas públicas que sintonicen con los horizontes de igualdad sustantiva y plena ciudadanía.

Como ya se ha mencionado, el primer territorio de ejercicio de la autonomía es el propio cuerpo; en 2017 la Constitución de Ciudad de México reconoció el derecho a decidir no ser madres. El 15 de marzo de 2022 la Convención Constitucional chilena, en la fase de escritura del texto constitucional a plebiscitar, dio un paso adelante. Bajo gran expectativa de la ciudadanía y los feminismos aprobó[39] el siguiente artículo:

> Artículo 16.- Todas las personas son titulares de derechos sexuales y derechos reproductivos. Estos comprenden, entre otros, el derecho a decidir de forma libre, autónoma e informada sobre el propio cuerpo, sobre el ejercicio de la sexualidad, la reproducción, el placer y la anticoncepción. El Estado garantiza el ejercicio de los derechos sexuales y reproductivos sin discriminación, con enfoque de género, inclusión y pertinencia cultural, así como el acceso a la información, educación, salud, y a los servicios y prestaciones requeridos para ello, asegurando a todas las mujeres y personas con capacidad de gestar las condiciones para un embarazo, una interrupción voluntaria del embarazo, parto y maternidad voluntarios y protegidos. Asimismo, garantiza su ejercicio libre de violencias y de interferencias por parte de terceros, ya sean individuos o instituciones[40].

---

39 Nota del editor: Artículo dentro del texto finalmente rechazado por plebiscito de septiembre de 2022.

40 Convención Constitucional. Chile. Oficio N° 622 del 15 de marzo de 2022. https://www.chileconvencion.cl/wp-content/uploads/2022/03/Oficio-622-que-comunica-las-normas-aprobadas-en-la-sesion-68a-del-Pleno-de-la-Convencion-Constitucional.pdf.

REFERENCIAS

Astelarra, J. (2005). *Veinte años de políticas de igualdad*. Madrid: Ediciones Cátedra.

Bareiro, L. (2021, 16 de julio). Asambleas o convenciones constituyentes: Construcción de derechos, obligaciones y Estado con aportes de las mujeres. [Webconferencia]. En: Seminario Prigepp Democracias (2021). Programa Regional de Formación en Género y Políticas Públicas (Prigepp). http://prigepp.org.

———— (2021). Democracias/s, ciudadanía y Estado en América Latina en el siglo XXI. Análisis de género de los caminos recorridos desde la década del '80 y futuros posibles. [Hipertexto]. Programa Regional de Formación en Género y Políticas Públicas (Prigepp). http://prigepp.org.

Constitución de la Ciudad Autónoma de Buenos Aires (1996). Recuperado el 5 de agosto de 2021, de http://www.infoleg.gob.ar/?page_id=166.

Constitución de la Nación Argentina (1994). Recuperado el 5 de agosto de 2021, de https://www.casarosada.gob.ar/images/stories/constitucion-nacional-argentina.pdf.

Constitución de la República Bolivariana de Venezuela (2009). Recuperado el 5 de agosto de 2021, de http://historico.tsj.gob.ve/gaceta_ext/febrero/190209/190209-5908-1.html.

Constitución de la República del Ecuador (2008). Recuperado el 5 de agosto de 2021, de https://www.asambleanacional.gob.ec/sites/default/files/documents/old/constitucion_de_bolsillo.pdf.

Constitución de la República Federativa de Brasil (1988).

Constitución Nacional del Paraguay (1992). Recuperado el 5 de agosto de 2021, de https://www.oas.org/juridico/spanish/par_res3.htm.

Constitución Política de la Ciudad de México (2017). Recuperado el 5 de agosto de 2021, de https://data.consejeria.cdmx.gob.mx/images/leyes/estatutos/Constitucion_Politica_de_ la_Ciudad_de_Mexico_6.2.pdf.

Constitución Política de la República de Colombia (1991). Recuperado el 5 de agosto de 2021, de http://www.secretariasenado.gov.co/index.php/constitucion-politica.

Dietz, M. (2001). El contexto es lo que cuenta: Feminismo y teorías de la ciudadanía. En M. Lamas (Comp.), *Ciudadanía y feminismo*. IFE, Unifem, Debate Feminista. Comisión Económica para América Latina y el Caribe.

Guzmán, V. (2003). Gobernabilidad democrática y género, una articulación posible. *Mujer y Desarrollo, (48)*. CEPAL.

Morris, M. (2016). A brief on the impact of A Blueprint for Canada's National Action Plan on Violence Against Women and Girls on the health of Canadians Through the Lens of the Social Determinants of Health. Technical Report. Canadian Network of Women's Shelters and Transition Houses. DOI:10.13140/RG.2.2.33591.42405.

Nueva Constitución Política del Estado de Bolivia (2008). Recuperado el 5 de agosto de 2021, de http://www.oas.org/juridico/spanish/mesicic3_blv_constpolitica.pdf.

Palma, I. (2015). Prohibición y tolerancia al aborto en el discurso de actores del debate público en Chile. *Revista Nomadías*, diciembre 2015, N° 20, 51-74.

Pateman, C. (1996). Críticas feministas a la dicotomía público/privado. En C. Castells (Ed.), *Perspectivas feministas en teoría política*. (pp. 31-52). Paidós.

Segato, Rita Laura. 2003. Las estructuras elementales de la violencia: Ensayos sobre género entre la antropología, el psicoanálisis y los derechos humanos. Buenos Aires: Universidad Nacional de Quilmes.

15. La Revolución de la Longevidad.
Elementos para una mejor comprensión del fenómeno

Rafael A. Estévez Valencia, Jorge Ramírez Flores

Estamos en medio de la "Revolución de la Longevidad" (Kalache, 2013). La gente hoy en día vive 30 años más que la generación de sus padres y necesitamos crear una sociedad más amistosa con los mayores de 65 años. Es urgente que se asuma que una gran parte de los mayores tienen capacidades, destrezas, motivación y salud para mantenerse laboral y socialmente activos por un largo periodo de tiempo después de la edad formal de jubilación.

La sociedad tradicional ha desarrollado programas asistenciales para los mayores. Pero cada vez hay más mayores saludables y altamente competentes que desean mantenerse social y laboralmente activos. Los ciudadanos mayores tienen el derecho a envejecer bien y a contribuir activamente al desarrollo de una mejor sociedad.

Necesitamos repensar nuestra sociedad no solo considerando los aspectos sanitarios del envejecimiento, que son muy importantes y que han contribuido a la prolongación de la vida de las poblaciones. Se requiere incluir otros pilares de una tercera edad activa, como son la participación y la seguridad (International Longevity Centre Brazil, 2015). La investigación sobre salud, condición física y la perspectiva de las ciencias sociales tienen mucho que aportar al rediseño de la sociedad longeva, creando condiciones de colaboración y convivencia entre los géneros y las edades, y facilitando la vida plena y activa de la primera generación longeva[41] y las que están por venir.

Algunos datos biológicos y epidemiológicos

Hace pocos años, las personas mayores de 65 años superaron en número a las menores de 5 años por primera vez en la historia (United Nations, 2010). Según estimaciones oficiales, los adultos mayores corresponderán al 30% de la población para el 2060 (CEPAL, 2017). En este contexto, Chile se proyecta como el país más longevo de Latinoamérica en los próximos años. Datos del Banco Mundial señalan que Chile es uno de los países de América Latina con mayor esperanza de vida, logrando actualmente una media de 80,3 años (Banco Mundial, 2020). Además, enfrenta la continua disminución de su proporción de población joven, de menos de 15 años, que el 2020 llegó a ser solo el 19,7%. El país ya estaría atrasado para implementar los cambios que se necesitan para

---

41 Conocidos como *baby boomers*.

que los mayores se mantengan social y laboralmente activos para beneficio de su salud física y mental.

Por otra parte, se debe agregar que las mujeres son más longevas que los hombres. A modo de ejemplo, en Australia del Sur por cada 100 hombres mayores de 65 años hay 126 mujeres, por cada 100 hombres mayores de 80 años hay 160 mujeres (Australian Bureau of Statistics, 2012). Los datos y proyecciones de promedios en Chile son similares: al observar las prospecciones de población para el año 2050 en nuestro país, las mujeres representarán el 54,4% de las personas mayores de 60 años (Pontificia Universidad Católica de Chile, 2020).

Actualmente, la vida humana se parece cada vez más a una maratón que a una carrera de cien metros. En consecuencia, tenemos que acomodar el paso para una larga distancia. Es un hecho que la revolución de la longevidad aporta treinta o más años de vida, en gran parte de los casos en condición de valerse por sí mismos. Esto lleva a considerar que, por ejemplo, una opción de carrera profesional tomada a los 16-18 años, por ejemplo, puede no ser la más apropiada y/o satisfactoria para una vida laboral que se prolonga por varias décadas.

Es clave reconocer que las políticas y prácticas actuales se basan en un supuesto tradicional de un curso típico de la vida que necesita actualizarse. Todavía se toman decisiones de políticas pensando que los mayores de 65 son una categoría homogénea. La salud de la gente mayor no es un punto en el tiempo, es el resultado de decisiones y circunstancias. Su diversidad tiende a incrementarse por el efecto acumulado de muchas de esas instancias, junto con los múltiples y diferentes procesos involucrados en el proceso biológico del envejecimiento (Campisi et al., 2019).

Casi un quinto de las ganancias en expectativa de vida se hace en base a años vividos con enfermedad (Jagger et al., 2008), siendo esta proporción aún mayor en mujeres y personas de menores recursos. Sin embargo, se ha demostrado que diversas intervenciones en los estilos de vida (ejercicio, dieta) pueden ayudar a mantenerse saludables en la vejez (Partridge et al., 2018). Esta oportunidad es reforzada por la realidad de muchas personas que tienen vidas muy dilatadas con tendencia a sufrir menor carga de enfermedad (Andersen et al., 2012; Christensen et al., 2008) y por numerosos modelos experimentales en animales que han permitido mantener procesos de envejecimiento de manera saludable (López-Otín et al., 2013).

Por otro lado, las neuronas viven, se renuevan y se activan si se abordan desafíos nuevos. Podemos generar nuevas neuronas hasta el último día de nuestra vida. Este es uno de los temas de investigación más fascinantes y hay investigadores que aportan evidencias de que los humanos pueden renovar neuronas y vivir 150 años. Evidencia que redefine la expectativa de vida para las generaciones futuras. Las neuronas pueden ser las células más longevas del cuerpo humano, lo que promueve el desafío de investigarlas para prolongar la vida sana hasta esa edad.

Uno de los descubrimientos recientes más relevantes para la longevidad de las personas es que las neuronas del cerebro humano se regeneran durante toda la vida. Se afirma que nuestro cerebro puede producir miles de neuronas todos los días y mantener nuestra capacidad cuando envejecemos. Esta renovación se ha comprobado en la amígdala, el hipotálamo, la vulva olfatoria y en la corteza cerebral. Las investigaciones en curso de la "neurogénesis" están explorando otras áreas del cerebro y los primeros resultados sugieren que la renovación de neuronas también se produce. Maura Boldrini —académica de la Universidad de Columbia— y su equipo (Boldrini et al., 2018) han descubierto por ejemplo que muchas personas mayores conservan su capacidad cognitiva y emocional intacta con neuronas tan saludables como las de los jóvenes, especialmente en el hipocampo, que es la estructura base de las emociones y la cognición.

Existe, entonces, la posibilidad de envejecer sana y activamente, y el desafío es hacer esta oportunidad extensiva a toda la población de manera equitativa.

Los *baby boomers* y la gerontolescencia[42]

La generación llamada *baby boomers* es la que está viviendo la edad en que se acostumbraba el acogerse a retiro. Ellos fueron y son una generación "revolucionaria" que luchó por la libertad social y sexual en los 60 y redefinió el rol de la mujer en la sociedad. Ellos lucharon contra el racismo, fortalecieron el feminismo y combatieron la homofobia. Nunca se vio antes a una generación que llegara a los 65 años tan bien informada, con mejores ingresos, en buena condición de salud y con un currículo robusto de activismo. Con ese legado, no puede suponerse que ellos abordaran la tercera edad como lo hicieran las generaciones anteriores.

La generación de los *boomers* transformó su juventud en un período de experimentación, creatividad y rebelión. Ellos redefinieron el rol y el impacto de los jóvenes en la sociedad y actualmente están redefiniendo lo que significa ser adulto mayor. Su intervención fue decisiva en el nacimiento de la "gerontolescencia", un período de transición enteramente nuevo en la historia de la humanidad. Dada la cantidad de longevos, es poco probable que ellos toleren que se ignoren sus derechos, o que no los consideren en sus expectativas.

Es importante considerar que la adolescencia típica dura cinco o seis años y que la gerontolescencia durará entre 20 y 30 años. Es un largo período para desarrollar y definir un patrón de sociedad totalmente nuevo. Es esencial tener un lugar y una red apropiada para los que están en condición vulnerable, pero la realidad es que cada vez hay más personas mayores que insisten en seguir trabajando activamente, en la comunidad y en la arena política.

---

42 Tomamos el término del texto de Kalache.

Hoy en día son pocas las personas mayores que se conforman con un rol pasivo, tanto en su propia vida como en su rol en su comunidad. Esto es algo que debemos valorar y que debiéramos facilitar en cada ocasión. Las personas de la actual tercera edad son una gran reserva de conocimiento, memoria, intuición y experiencia que es vital aprovechar. En todo desarrollo de políticas, son voces que aportan a desarrollar un enfoque que, desde su base, se sincronice con cualquier iniciativa que venga desde arriba.

Muchos de estos cambios históricos tienen su correlato en la evolución de los núcleos familiares. Las familias de hoy en día se ven muy diferentes de lo que eran en 1970. Algunas diferencias son que son más pequeñas y que hay más familias sin hijos. Son más comunes las separaciones, hay familias del mismo sexo y personas que viven solas. En las familias modernas hay diversas relaciones entre los miembros, como es el caso de padres adoptivos, hermanos de padre o de madre y medios hermanos.

La creciente movilidad de personas que caracteriza el mundo continúa aumentando. Mucha gente tiene un pariente que nació en otro país. Muchos tienen parientes que emigraron a otros países. Todos esos factores inciden en que hay menos certeza sobre quién cuidará de ellos en su ancianidad. En Australia y en Europa, los cuidadores más frecuentes son mujeres de 70 años que asumen ese rol con su marido que es mayor o con sus padres[43]. Cada vez es más común que hay menos niños y más personas que viven solas. Las personas tienen parejas distintas a lo largo de su vida y se destaca una presencia masiva de la mujer en la fuerza de trabajo.

Una nueva visión del proceso de envejecimiento

La salud y el bienestar están determinados por un conjunto de factores que incluyen lo social, lo económico, lo medioambiental y el contexto cultural donde las personas desarrollan sus vidas. En consecuencia, se necesita involucrar a esos diversos sectores para elaborar políticas que promuevan la salud y el bienestar, y reduzcan la cantidad de personas mayores que viven limitados en condiciones de incapacidad y enfermedad. Los individuos pueden controlar buena parte de su salud, pero muchas de las desigualdades de salud son consecuencia de factores sociales. Esos determinantes sociales de la salud son los que deben controlarse con políticas apropiadas.

Ningún país puede ignorar la revolución de la longevidad, tanto en el mundo desarrollado como en los países "en desarrollo", donde los programas de pensiones tienen grandes problemas y muchas personas mayores no disfrutan su derecho a ser valoradas y tener una vida plena. Países donde la economía

---

43 En esos países hay programas técnicos para desarrollar esa especialidad o profesión. Además de los desafíos técnicos, se necesita de profunda empatía para entender un período de la vida en transición, que no es solo un apoyo asistencial.

global está bajo presión y la incapacidad de adaptarse a la nueva realidad de la longevidad arriesga una convulsión social, una fractura que podría dividir generaciones y producir grandes conflictos de interés.

El uso del lenguaje, por ejemplo, es un componente central en el discurso de los derechos de las personas. Hay muchas expresiones que perpetúan la noción de que la gente de más edad pertenece a un grupo de personas distintas o inferiores. Esto ocurre muchas veces de forma sutil o pasiva. Términos que minusvaloran, tales como "la edad dorada" o "los últimos años de vida", parecen inofensivos, pero clasifican a los mayores como "otros". El lenguaje puede excluir, ser cruel e indiferente. Un estudio de la Universidad de Yale muestra que se difunde un impacto negativo que daña la autoestima de las personas mayores, afectando su memoria y también su longevidad (Levy et al., 2002). Todos debemos estar alertas al daño que pueden hacer estas expresiones.

Los gobiernos locales y las organizaciones comunitarias abordan la tercera edad en gran medida con un enfoque asistencial: protección, reposo y reclusión. Pero, de hecho, una gran parte de los mayores no son inválidos y al aislarlos en condición de dependencia se los daña, promoviendo su deterioro general. Más que cuidadores tradicionales, es urgente crear diversas opciones para la población mayor. Las instituciones educacionales tienen que crear opciones creativas y flexibles, que mantengan motivada y activa a la gran mayoría de la población de mayor.

En los tiempos que vivimos es muy necesario que los mayores se mantengan como usuarios frecuentes de la tecnología de la información. Por ejemplo en Chile ya constatamos una creciente demanda de los mayores por un rango de servicios educacionales, como clases nocturnas, intereses especiales de aprendizaje y certificación de graduación en cursos. *La Universidad de la Tercera Edad* y otros proveedores tendrán un incremento de la demanda por parte de la población mayor con intereses específicos.

Profundos cambios en campos del desarrollo tan relevantes, como la ocupación laboral y los diversos voluntariados siguiendo algunas de las directrices planteadas por este nuevo enfoque, constituyen grandes oportunidades que no solo pueden impactar positivamente en el bienestar de los adultos mayores, sino que también en el desarrollo económico de las sociedades. Una población mayor heterogénea y una fuerza laboral que cambia necesitan opciones amplias e imaginativas.

La edad de retirarse (jubilar) seguirá redefiniéndose y puede llegar a ser un proceso gradual o incluso descartarse como opción. Actualmente, el retiro formal de la fuerza de trabajo a los 65-70 años puede simplemente ofrecer oportunidades de actividades más selectivas y nuevas especialidades profesionales. El concepto histórico de retiro, la opción de recogerse a lo privado o a la reclusión, ya empezó a perder relevancia, deseabilidad y significado.

Reinventarse no es seguir haciendo lo mismo y continuar trabajando, por ejemplo, de 9 AM a 5 PM hasta los 95 años. Necesitamos de un enfoque totalmente diferente, una perspectiva nueva, que reconoce que el crecimiento en la tercera edad toma dos a tres décadas y que no es un cambio puntual abrupto. Debiera incluir mayor flexibilidad en el lugar de trabajo, no menos. Debiera incluir, de acuerdo a las posibilidades realistas de cada sociedad, tiempos libres, horas *part time* y más tiempos sabáticos, de manera que personas de todas las edades puedan estar fuera un periodo, "recargar sus baterías" y volver con energías renovadas y con nuevas destrezas. Los sabáticos pudiesen ser una parte esencial para todos en su experiencia de vida.

La creencia de que los mayores son una carga y que les quitan oportunidades a los jóvenes es errónea. Más aún, debiera considerarse que cuando los mayores continúan trabajando más tiempo de la edad esperada de retiro están aportando a crear riqueza, pagando impuestos, aumentando la productividad económica y, por lo tanto, ayudando a crear vacantes para los nuevos trabajadores jóvenes.

Prepararnos para una nueva y prolongada tercera edad

Las personas de todas las edades debieran pensar que tendrán su propio tiempo de adulto mayor. Heredamos una tendencia aprendida de "negar" ese tiempo futuro y ver a los mayores como una categoría sin rostro que no se relaciona conmigo ni con mi experiencia. Esa reticencia a enfrentar la edad es un ejemplo del mecanismo de defensa primitivo que Freud llamo "negación", el que distorsiona la realidad e impide asumir y resolver desafíos. Las personas necesitan reconocer su realidad y planear su prolongada longevidad. La calidad de vida de la persona, la convivencia familiar y la salud del adulto mayor serán mucho mejores al asumir que vivir 80 o 90 años productivos y con buena salud depende principalmente de cómo los motivamos, valoramos y de las oportunidades que la sociedad les ofrece para actualizarse y capacitarse, para mantenerse activos y vivir integrados y valorados su tercera edad.

Cuando las personas envejecen pueden perder independencia por enfermedad, lesiones o condiciones crónicas. Pero a pesar de su pérdida de capacidad física, la persona puede mantener autonomía en lo que respecta a sus decisiones. Una persona que perdió la capacidad de vestirse por sí misma puede tomar decisiones sobre cómo quiere vestirse. Mantener las relaciones y la capacidad de comunicarse socialmente es tan importante como la capacidad física. La persona que mantiene su autonomía tiene el derecho de tomar decisiones relacionadas con su salud, cuidado y la forma en que vive cada día.

Es así como resulta imperativo concentrarse en los derechos y no solamente en las necesidades de los mayores. Es algo lógico y un deber ético. No se trata de olvidar que tienen requerimientos, está claro que sí los tienen y que son acuciantes. Pero antes que estas necesidades están sus derechos humanos. En su rol de ciudadanos de una sociedad moderna que progresa, donde todas las personas tienen derecho a que se les cuide, tener sus propios ingresos, salud, educación y servicios sociales. Todavía, en muchas sociedades se valora la juventud y la edad mayor es vista como una "carga pesada". Eso alimenta la discriminación y el estar en desventaja cuando se envejece. La discriminación se nota en realidades concretas: menos acceso a servicios, educación y oportunidades de trabajo, abusos con los mayores, no considerarlos y abandonarlos.

Estas violaciones de los derechos de las personas mayores son frecuentes y las sitúa como uno de los grupos más vulnerables de la población. Es importante aprender a procesar la discriminación y ayudar a educar a las personas que discriminan por su propia inseguridad al sentirse amenazadas o simplemente quedarse sin conducta, al no saber qué hacer. El acceso a los derechos ciudadanos se ve limitado si la fragilidad, enfermedad, incapacidad o el aislamiento reducen la capacidad de la persona a ejercer efectivamente sus derechos y tomar sus propias decisiones. Por ejemplo, si la información se distribuye solo por internet y hay personas que no pueden acceder físicamente a un computador o teléfono, o no tienen las destrezas necesarias. El adulto mayor necesita desarrollar destrezas básicas digitales, ya que sin ello puede sufrir marginación social. Al mismo tiempo, intervenciones en este sentido utilizando las tecnologías de la información pueden ayudar a disminuir este aislamiento por diversos mecanismos (Chen & Schulz, 2016).

La perspectiva y el curso del envejecimiento activo

¿Qué es lo que quiere para Ud. a medida que envejece? ¿Cómo le gustaría vivir la experiencia de crecer en edad? ¿Qué le gustaría estar haciendo? Casi todo el mundo contesta estas preguntas diciendo que le gustaría envejecer gozando de buena salud, en la comodidad de un hogar familiar y pasando tiempo con sus amigos, la familia y celebrando la vida.

Esos ideales de salud, felicidad y realización llevaron a que la Organización Mundial de la Salud elaborara el concepto de "envejecimiento activo" para la Segunda Asamblea en Envejecimiento de la Naciones Unidas en Madrid (World Health Organization, 2002). Este concepto implica un proceso saludable, exitoso y positivo, que también alude a experiencias amplias, contribución y participación en la sociedad en asuntos sociales, económicos, espirituales y cívicos. Es decir, no solo el estar física y laboralmente activo. Este enfoque de "envejecimiento activo" se extiende a una agenda de calidad de vida para todos los mayores, incluso a los que tienen limitaciones y que necesitan de cuidados.

Como ya se ha mencionado, y siguiendo los lineamientos de la Organización Mundial de la Salud y agencias relacionadas con esta temática, los 3 pilares del "envejecimiento activo" son la salud, la participación y la seguridad

(International Longevity Centre Brazil, 2015). Todos estos pilares se ven afectados, como es lógico, por las particularidades de los determinantes sociales de la salud involucrados en el proceso de envejecimiento (Dziechciaż & Filip, 2014).

Respecto del primer pilar, el garantizar más años de vida y con mejor calidad, ya nos hemos referido a lo largo de este breve texto. Para este objetivo resultan indispensables la alimentación sana, una interacción social que permita mantener un rol en la comunidad, y una actividad física frecuente (Sowa et al., 2016). La constancia es primordial, ya que es mucho más difícil recuperar un deterioro en la salud que mantenerla y cuidarla.

La participación, como otro pilar fundamental, requiere que los adultos mayores sigan contribuyendo a la sociedad de manera activa y productiva. Esta participación en todas las edades ayuda a mantener la autoestima y el sentido de ser valioso, lo cual se puede tornar dificultoso al jubilar (retiro). Para los hombres suele ser peor y más complejo: pierden iniciativa, sufren, se sienten socialmente excluidos y pueden encerrarse en sí mismos. Es importante ayudarlos a mantenerse vigentes y construir nuevas relaciones.

Finalmente, la garantía de protección integral para los mayores, la seguridad, es una necesidad básica. Se incluyen aquí el acceso a una vivienda adecuada, a un plan de salud mínimo y a una pensión que cubra todos sus requerimientos. Lógicamente, todo esto se hace aún más necesario y urgente en caso de enfermedad o la presencia de limitaciones físicas.

La emergencia de una inédita transición en la vida humana ofrece la oportunidad de un liderazgo visionario. La sociedad que primero asuma la significación integral del impacto de los *baby boomers* en la longevidad tendrá grandes beneficios desde esa perspectiva. La gerontolescencia es un estadio totalmente nuevo del desarrollo humano y está aquí para quedarse. Nosotras y nosotros, los gerontolescentes actuales y futuros estamos envejeciendo con niveles de salud sin precedentes, riqueza, talentos y destrezas entrenadas y una historia colectiva que permite pensar en un adecuado enfrentamiento de los desafíos del envejecimiento poblacional.

REFERENCIAS

Andersen, S. L., Sebastiani, P., Dworkis, D. A., Feldman, L. & Perls, T. T. (2012). Health span approximates life span among many supercentenarians: Compression of morbidity at the approximate limit of life span. *The Journals of Gerontology. Series A, Biological Sciences and Medical Sciences, 67*(4), 395-405. https://doi.org/10.1093/GERONA/GLR223.

Australian Bureau of Statistics. (2012). *Population by Age and Sex, Regions of Australia, 2011*. Canberra.

Banco Mundial (2020). Esperanza de vida al nacer, total (años) - Latin America & Caribbean, Chile. Recuperado de https://datos.bancomundial.org/.

Boldrini, M., Fulmore, C. A., Tartt, A. N., Dwork, A. J., Mann, J. J., Boldrini, M., … Poposka, V. (2018). Human Hippocampal Neurogenesis Persists throughout Aging. *Cell Stem Cell 22, 22,* 589-599. https://doi.org/10.1016/j.stem.2018.03.015.

Campisi, J., Kapahi, P., Lithgow, G. J., Melov, S., Newman, J. C. & Verdin, E. (2019). From discoveries in ageing research to therapeutics for healthy ageing. *Nature, 571*(7764), 183-192. https://doi.org/10.1038/S41586-019-1365-2.

Chen, Y. R. R. & Schulz, P. J. (2016). The Effect of Information Communication Technology Interventions on Reducing Social Isolation in the Elderly: A Systematic Review. *Journal of Medical Internet Research, 18*(1). https://doi.org/10.2196/JMIR.4596.

Christensen, K., McGue, M., Petersen, I., Jeune, B. & Vaupel, J. W. (2008). Exceptional longevity does not result in excessive levels of disability. *Proceedings of the National Academy of Sciences of the United States of America, 105*(36), 13274. https://doi.org/10.1073/PNAS.0804931105.

Comisión Económica para América Latina y el Caribe (CEPAL) (2017). *Derechos de las personas mayores. Retos para la interdependencia y autonomía.* Santiago de Chile.

Dziechciaż, M. & Filip, R. (2014). Biological psychological and social determinants of old age: Bio-psycho-social aspects of human aging. *Annals of Agricultural and Environmental Medicine: AAEM, 21*(4), 835-838. https://doi.org/10.5604/12321966.1129943.

International Longevity Centre Brazil. (2015). *Envejecimiento activo. Un marco político ante la revolución de la longevidad.* Río de Janeiro.

Jagger, C., Gillies, C., Moscone, F., Cambois, E., Van Oyen, H., Nusselder, W. & Robine, J. M. (2008). Inequalities in healthy life years in the 25 countries of the European Union in 2005: A cross-national meta-regression analysis. *Lancet (London, England), 372*(9656), 2124-2131. https://doi.org/10.1016/S0140-6736(08)61594-9.

Kalache, A. (2013). *The Longevity Revolution. Creating a Society for All Ages. Adelaide Thinker in Residence 2012-2013.*

Levy, B. R., Slade, M. D., Kunkel, S. R. & Kasl, S. V. (2002). Longevity increased by positive self-perceptions of aging. *Journal of Personality and Social Psychology, 83*(2), 261-270. https://doi.org/10.1037//0022-3514.83.2.261.

López-Otín, C., Blasco, M. A., Partridge, L., Serrano, M. & Kroemer, G. (2013). The Hallmarks of Aging. *Cell, 153*(6), 1194. https://doi.org/10.1016/J.CELL.2013.05.039.

Partridge, L., Deelen, J. & Slagboom, P. E. (2018). Facing up to the global challenges of ageing. *Nature 2018 561:7721, 561*(7721), 45-56. https://doi.org/10.1038/s41586-018-0457-8.

Pontificia Universidad Católica de Chile. (2020). *Mujeres y envejecimiento: Brechas y Desafíos. Observatorio de Envejecimiento* (Vol. 1).

Sowa, A., Tobiasz-Adamczyk, B., Topór-Mądry, R., Poscia, A. & La Milia, D. I. (2016). Predictors of healthy ageing: Public health policy targets. *BMC Health Services Research, 16*(Suppl 5). https://doi.org/10.1186/s12913-016-1520-5.

United Nations. (2010). *World Population Prospects: The 2010 Revision.*

World Health Organization. (2002). *Active Ageing: A policy framework* (Vol. WHO/NMH/NP).

Parte V
ROL DE DIFERENTES ACTORES EN UN SISTEMA DE SALUD GLOBAL

16. Sistemas de salud y sus desafíos en un mundo de creciente complejidad

Óscar Arteaga Herrera

El campo de las políticas de salud se relaciona con ámbitos que involucran decisiones, planes y acciones en diferentes niveles de la sociedad y que tienen por propósito alcanzar determinados objetivos de salud. De manera más específica, puede señalarse que las políticas de salud se expresan en cursos de acción (o de inacción) que afectan a las instituciones y organizaciones de la salud, así como los servicios que se entregan y las modalidades de financiación del sistema de salud (Buse et al., 2012).

Convergiendo en el amplio campo de la salud pública, en su desarrollo disciplinar, las políticas de salud se orientan tanto a los problemas de salud de la población y los factores que los determinan, como a los esfuerzos por mejorar las respuestas a dichos problemas desde la organización de los sistemas y servicios de salud.

El compromiso de los Estados Miembros de las Naciones Unidas expresado en los Objetivos de Desarrollo Sostenible, como parte de la Agenda 2030, tiene como núcleo movilizador la voluntad de poner fin a la pobreza, proteger el planeta y garantizar paz y bienestar a todas las personas (ONU, 2015). La cobertura universal de salud debe entenderse como un componente fundamental en este esfuerzo global, que descansa en los principios de no dejar a nadie atrás y garantizar los derechos humanos para todos (ONU, 2015).

Conceptualmente, la cobertura universal de salud implica que todas las personas puedan acceder a servicios de salud de calidad sin sufrir dificultades económicas asociadas con el pago de la atención (WHO, 2013). Este es el fundamento que subyace en el aserto de la directora general de la Organización Mundial de la Salud ante la Asamblea Mundial de la Salud en mayo de 2012, cuando afirmó que la cobertura universal de salud "es el concepto más poderoso que la salud pública puede ofrecer" (Chan, 2012). Previamente, la OMS había dedicado su informe sobre la salud en el mundo del año 2010 al tema de la financiación de los sistemas de salud como el camino hacia la cobertura universal (WHO, 2010).

En el horizonte establecido por la Agenda 2030, en enero de 2020 el SARS-CoV-2 fue oficialmente identificado por el *Chinese Center for Disease Control and Prevention* (China CDC) como el agente causal del brote que se inició en Wuhan en noviembre de 2019 (Mizumoto et al., 2020) y tres meses después, el 11 de marzo de 2020, la OMS declaró el Covid-19 como pandemia (WHO, 2020a). De este modo, el Covid-19, definido como la amenaza sanitaria global más seria desde la influenza española de 1918-1919 (Ferguson et al., 2020), se va configurando como un enorme obstáculo en el camino hacia las metas de desarrollo sostenible y la cobertura universal de salud.

Desde su irrupción, el Covid-19 ha tenido un enorme impacto sanitario, tanto por las personas que se han enfermado y fallecido debido a esta enfermedad, así como por los impactos derivados de la suspensión o postergación de atención de otros problemas de salud, principalmente enfermedades crónicas, debido a que los recursos asistenciales han estado dirigidos a enfrentar la emergencia de la pandemia.

Más allá de la dimensión sanitaria, la pandemia de Covid-19 ha tenido consecuencias sociales que resultan dramáticas. En efecto, se ha estimado que, a nivel global, se incrementarían en 176 millones y 177 millones las personas que viven por debajo de las líneas internacionales de pobreza de USD 3,20/día y USD 5,50/día, por persona, respectivamente (World Bank, 2020).

En este panorama global, la región de América Latina y el Caribe es la más afectada por la crisis, estimándose que en 2020 el PIB se contrajo en 9,1%, que se cerraron 2,7 millones de empresas, generando 44,1 millones de personas desocupadas, y alcanzando 231 millones de personas en condición de pobreza, entre quienes 96 millones serían personas en situación de pobreza extrema (CEPAL 2020).

En el contexto descrito, la segmentación y fragmentación, inequidades en el acceso e ineficiencias en la atención, que caracterizan a los sistemas sanitarios latinoamericanos (Vásquez et al., 2009), han sido obstáculos adicionales para enfrentar el extraordinario desafío de Covid-19.

En este artículo revisaremos algunos aspectos conceptuales básicos relacionados con los sistemas de salud, para luego abordar los desafíos que se vislumbran para que estos puedan contribuir a reducir las inequidades de acceso y fortalecer la continuidad de la atención sanitaria, que permitan así garantizar el derecho a la salud en la perspectiva del compromiso de cobertura universal de salud.

Sistemas de salud y seguridad social

La definición de sistemas de salud tiene importantes variaciones, especialmente respecto de los límites de estos (Figueras y McKee, 2012). La definición más ampliamente aceptada, sin embargo, es la que propuso la OMS en su Informe Mundial de la Salud de 2000, indicando que un sistema de salud corresponde al "conjunto de organizaciones, instituciones y recursos, que tienen el objetivo de generar acciones de salud" (WHO, 2000: 151). Algunos años después, la OMS amplió la definición, señalando que un sistema de salud está conformado por todas las organizaciones, personas y acciones cuya intención principal es promover, restaurar o mantener la salud, así como compensar discapacidades permanentes, independientemente de si los agentes de salud son públicos, gubernamentales, no gubernamentales o privados (WHO, 2007).

Los sistemas de salud forman parte de sistemas mayores de seguridad social; es decir, modalidades institucionales mediante las cuales la sociedad organiza respuestas que tienen por propósito otorgar protección a las personas frente a diferentes estados de necesidad que estas puedan tener. Por lo tanto, los sistemas de salud reflejan los valores predominantes en una sociedad y que se expresan en el ámbito legal e institucional para la formulación e implementación de políticas de salud y el desarrollo de las organizaciones sanitarias. De este modo, los países organizan sus sistemas de salud de acuerdo con los valores nacionales y principios para lograr los objetivos de salud que se proponen.

Dentro de este marco conceptual, un sistema de salud, además del objetivo final de contribuir al mejoramiento global del nivel de salud, tendría también otros dos objetivos intermedios. Por una parte, responder a las expectativas de los usuarios, que no son expectativas técnicas, sino que están referidas a dignidad, confidencialidad, autonomía, atención oportuna, apoyo social, comodidades básicas y elección de prestadores (WHO, 2000). Y, por otra parte, un sistema de salud también tiene por objetivo una contribución financiera justa; es decir, cada persona contribuye al financiamiento del sistema en función de sus capacidades financieras y hace uso del sistema en función de sus necesidades (WHO, 2000). Este objetivo descansa en los conceptos de equidad y de solidaridad, que están en la base de cualquier arreglo de seguridad social.

Para alcanzar estos objetivos, en el marco conceptual propuesto en su informe del año 2000 enfocado en la evaluación del desempeño de los sistemas de salud, la OMS contempló cuatro funciones básicas de un sistema de salud: entrega o prestación de servicios, creación o generación de recursos, financiación (recaudación y distribución de recursos financieros) y rectoría (*stewardship*) (WHO, 2000). Entre estas funciones, las tres primeras podrían ser ejercidas por agentes públicos o privados, pero la rectoría sería una función indelegable del Estado. Posteriormente, la propia OMS hace un giro de enfoque desde funciones a componentes de un sistema de salud, en virtud del cual identifica seis componentes: entrega o prestación de servicios; recursos humanos para salud; información; medicamentos y tecnología; financiación, y rectoría y gobernanza (WHO, 2007). Este nuevo enfoque, que en términos prácticos desagrega la función de creación o generación de recursos del marco conceptual previo en recursos humanos para salud, información y medicamentos y tecnología, más allá de sus limitaciones, ha tenido la virtud de ir generando un lenguaje común y proporcionar una herramienta útil para los procesos de planificación, decisiones de financiación y determinación de prioridades (Sacks et al., 2019).

En una perspectiva amplia respecto de la contribución que un sistema de salud hace al bienestar de la sociedad en la que está inserto, hay autores (Figueras y McKee, 2012) que reconocen tres ámbitos: i) al producir salud, la que en sí misma es un componente del bienestar; ii) al ser el sistema de salud un importante actor de la economía, lo que significa que el sistema de salud tiene un impacto directo en el crecimiento económico, y iii) al contribuir directamente al bienestar de la sociedad, dado que la sociedad logra satisfacción de la sola existencia del sistema de salud y que las personas puedan acceder a este, independientemente incluso de que los servicios sean efectivos o que los servicios sean o no utilizados por la población.

De acuerdo con el enfoque de determinantes sociales de la salud, los sistemas de salud se consideran un determinante intermediario de la salud (WHO, 2008). Esto significa que si bien los sistemas de salud, por sí solos, no son capaces de explicar desigualdades sociales en salud, a través de su actuar sí pueden modular la vulnerabilidad diferencial de las personas y también la exposición diferencial de las personas a factores que pueden dañar su salud (WHO, 2008).

Desafíos para los sistemas de salud antes del Covid-19

Hasta antes de la irrupción de la pandemia del Covid-19, los desafíos que se habían identificado para los sistemas de salud en el tránsito hacia la cobertura universal de salud se concentraban en tres áreas: disponibilidad de recursos; elevada participación en el total del financiamiento de la salud del mecanismo de pagos directos en el momento de requerirse atención de salud (pago de bolsillo), y uso ineficiente e inequitativo de los recursos (WHO, 2010). En efecto, en su informe de 2010 sobre el financiamiento de los sistemas de salud para la cobertura de salud universal, la OMS plantea que el camino elegido por los países que se encuentran más próximos de dicha meta descansa en la distribución de riesgos en la población y la adopción de modelos de prepago y que, en consecuencia, cuando las políticas permiten que la población tenga acceso a estos mecanismos, la meta de cobertura universal de salud se hace más realista (WHO, 2010).

Sobre la base de revisar la experiencia de los países, la propia OMS plantea tres lecciones que deberían ser consideradas al formular las políticas recién mencionadas: i) en todos los países existe una proporción de la población que es demasiado pobre para contribuir al financiamiento del sistema de salud, sea esto a través de impuestos o primas de seguros (ej. contribuciones a la seguridad social en salud) y que, por lo mismo, esta población requerirá ser subsidiada a través de servicios de salud financiados por el Estado directamente o a través de subvenciones en las primas de su seguro; ii) las contribuciones deben ser obligatorias, pues de otro modo las personas ricas y las personas sanas emigrarán del sistema y los recursos financieros disponibles no serán suficientes para cubrir las necesidades de los pobres y los enfermos, y iii) los fondos mancomunados que protegen las necesidades sanitarias de una pequeña cantidad de personas no son viables a largo plazo, pues son vulnerables al impacto de unos pocos episodios de enfermedades de alto costo y segregan a la población, quedando las personas más ricas en fondos que entregan mejores beneficios y sin disposición a subvencionar a la población más pobre (WHO, 2010).

Para algunas regiones del mundo se han identificado más específicamente estos desafíos. Así, para los sistemas de salud de países asiáticos, se ha planteado como desafío para alcanzar la cobertura universal de salud el asegurar la cobertura de la población del sector informal, el diseño de planes de beneficios que puedan efectivamente responder a los desafíos actuales de salud y, a la vez, ser fiscalmente sostenibles, y, también, el asegurar la preparación de la respuesta prestadora del sistema, específicamente, disponibilidad y calidad de los servicios (Bredenkamp et al., 2015). En el caso de China, para el sistema de seguros de salud, se ha estimado que los desafíos son una limitada protección financiera, inequidades en la atención de salud, escasa portabilidad y una supervisión y administración de fondos que son inefectivas (Shan et al., 2017).

En el caso de los sistemas de salud de los países latinoamericanos —que en términos de financiamiento representan arreglos con diferentes fuentes financieras, incluyendo contribuciones específicas para salud (*payroll taxes*), así como impuestos generales y pagos de bolsillo—, los desafíos que se han planteado están centrados en fortalecer la equidad. Esto significaría aumentar el gasto público en salud, lo que se traduciría en disminuir la proporción del componente de gasto de bolsillo dentro del gasto de salud y aumentar el gasto fiscal (Titelman et al., 2015). Además, los desafíos requerirían el desarrollo de un modelo de financiamiento que efectivamente integre las diferentes fuentes de financiamiento del sector salud; es decir, aporte fiscal, contribuciones de la seguridad social y gasto privado (Titelman et al., 2015). El gasto en salud como porcentaje del PIB oscila entre 5% y poco más de 9% en los países de América Latina, pero en la mayoría de ellos el gasto público en salud es inferior al 6% del PIB, pudiendo el gasto de bolsillo llegar al 43% y, si bien en varios países el financiamiento del sistema descansa en impuestos generales, existen en ellos altos niveles de economía informal, lo que dificulta la recaudación (Kanavos et al., 2019).

Las lecciones aprendidas en torno al Covid-19

Para poder hacer frente al enorme impacto sanitario, económico y social que el Covid-19 ha tenido en todos los países, la OMS indicó que la estrategia de respuesta debía implicar una precoz toma de decisiones a nivel nacional respecto de las acciones de salud pública, así como el involucramiento de todos los sectores (WHO, 2020b), lo que se encuentra en línea con el enfoque de salud en todas las políticas, lema establecido por la Unión Europea bajo la presidencia de Finlandia en 2006 (Euro Obs Health Syst Pol, 2006) y que posteriormente fuera adoptado por la OMS (WHO, 2014).

Lo anterior implicaría una respuesta nacional integral que debería incluir intervenciones de salud pública orientadas a romper la cadena de transmisión del virus entre las personas, identificando los casos, con el respectivo aislamiento de los mismos, exámenes y atención clínica para todos aquellos casos que lo requieran, así como seguimiento y aislamiento (cuarentena) de los contactos. Además, para abordar los diferentes ámbitos afectados, en dicha respuesta deberían estar incluidos distintos sectores y actores (individuos, instituciones, comunidades, gobiernos locales y nacionales), los que desde sus especificidades deberían contribuir al objetivo de controlar o detener la propagación comunitaria del Covid-19 (WHO, 2020c); por ejemplo, si no se entregan subsidios económicos suficientes para que las familias vulnerables puedan contar con recursos que les permitan cumplir con cuarentenas, el cumplimiento de estas es menor, pues los integrantes de esas familias continúan saliendo a buscar su diario sustento (MOVID-19, 2020).

En este contexto, la demanda sobre los sistemas de salud, especialmente en las Unidades de Cuidados Intensivos (UCI), proveniente de un gran número de personas que enferman simultáneamente, ha estresado los sistemas sanitarios a límites que en otros momentos podrían haber parecido inimaginables, lo que también ha requerido una movilización también sin precedentes de los sistemas de salud (WHO, 2020c).

La amenaza del Covid-19 depende del número de casos nuevos que ocurren simultáneamente en un momento dado y de la capacidad del sistema de atención de salud del país para responder a la creciente demanda de atención de salud (WHO, 2020c). Por lo mismo, la capacidad del sistema de salud para responder eficazmente a la demanda depende de los recursos disponibles; particularmente camas de hospital, capacidad de UCI y recursos humanos especializados (WHO, 2020a), y de un nivel primario de atención fuerte y resolutivo, trabajando coordinadamente con las poblaciones de las que realmente se hace cargo (Arteaga & Fuentes García, 2020).

Los países y sus sistemas de salud han tenido diferentes capacidades de respuesta al Covid-19, lo que ha hecho emerger el concepto de resiliencia, que si bien ha sido central en el ámbito de la reducción de riesgos, su aplicación a sistemas de salud es bastante nuevo (Haldane et al., 2021).

En este caso, resiliencia ha sido definida como la capacidad del sistema de salud para prepararse, gestionar (absorber, adaptar y transformar) y aprender de los *shocks*, entendidos estos como alteraciones repentinas y extremas, como epidemias, desastres naturales, crisis financieras y otros (Sagan et al., 2020). Más recientemente, Haldane et al. —sobre la misma base conceptual de capacidades de las instituciones y los agentes sanitarios orientados a la preparación para recuperarse y absorber los golpes, mientras mantienen las funciones básicas y atienden las necesidades de atención aguda y continua de sus comunidades— han expandido el concepto de resiliencia para incluir las dimensiones de gobernanza y financiación, personal sanitario, productos y tecnologías médicas, funciones de salud pública, prestación de servicios de salud y participación de la comunidad para prevenir y mitigar la propagación del Covid-19 (Haldane et al., 2021).

De este modo, los países cuyos sistemas de salud han sido más resilientes corresponden a sistemas que activan respuestas integrales, que consideran la salud y el bienestar como elementos imbricados con sus consideraciones económicas y sociales, que adaptan capacidades dentro y fuera del sistema de salud para satisfacer las necesidades de las comunidades, que mantienen funciones y recursos dentro y más allá del sistema de salud para continuar con atención sanitaria relacionada con la pandemia, a la vez que atención de rutina y aguda no relacionada con la pandemia y que reducen la vulnerabilidad a pérdidas catastróficas, tanto en términos de salud y bienestar, como en el aspecto financiero de individuos y hogares (Haldane et al., 2021).

Sin dudas que la crisis sanitaria, social, económica y política que ha generado el Covid-19 es de gran envergadura y ha hecho emerger de manera más evidente, especialmente en los países de América Latina, las enormes desigualdades que subsisten en nuestras sociedades. Adicionalmente, en términos de gobernanza, la irrupción de la pandemia sorprende a muchos países latinoamericanos en medio de situaciones políticas extremadamente complejas y precarias, caracterizadas por desconfianza de la ciudadanía en las capacidades de los gobiernos y muy bajos niveles de apoyo a estos, haciendo que la conducción de la respuesta a la crisis sanitaria, social y económica generada por el Covid-19 se vea aún más dificultada por la reducida legitimidad de dichos gobiernos.

No obstante lo anterior, la mayor visualización de las inequidades también ha abierto oportunidades para actuar y generar cambios que se requieren con urgencia. En el ámbito más específico de los sistemas de salud, la respuesta a la pandemia también ha permitido visualizar la importancia de los sistemas de salud integrados y coordinados, y en especial de los sistemas públicos, lo que queda bien reflejado en los reconocimientos públicos que han hecho destacadas personalidades políticas, como el primer ministro del Reino Unido y el Presidente de Francia, a sus respectivos sistemas sanitarios (Macron, 2020).

Una experiencia interesante de analizar es la respuesta del sistema de salud al Covid-19 en Chile, en el cual la autoridad sanitaria, en virtud del estado de excepción constitucional de catástrofe que decretó el gobierno debido al Covid-19, estableciendo desde el inicio de la respuesta a la pandemia una gestión centralizada de camas hospitalarias, tanto de prestadores públicos como privados, bajo el concepto de sistema integrado de salud (Minsal, 2020). Esto permitió derivar a los pacientes que lo requirieran e independiente de su sistema previsional, a hospitales públicos y privados que tuvieran disponibilidad de camas UCI. En los hechos, esto significó integrar el funcionamiento de los sectores prestadores público y privado en un mismo sistema de salud con un objetivo compartido. Además, esto generó una señal de equidad muy importante, pues, en una situación en la que el sistema hospitalario tuviera totalmente copada su capacidad, una persona de nivel socioeconómico alto que siempre hubiera accedido sin dificultad a atención de salud en función de sus altos ingresos, al momento de requerir atención, podría no encontrar camas de cuidados intensivos disponibles por estar estas ocupadas por personas que la autoridad sanitaria hubiera derivado previamente. La angustia que seguramente generaría en esa persona de altos ingresos el no poder acceder a atención de salud es una vivencia de cotidiana normalidad para los segmentos más pobres y vulnerables de la población y, por lo mismo, quizás el grado de conciencia social respecto de la necesidad de asegurar acceso a atención de salud para todas las personas, independientemente de sus niveles de ingresos, pueda aumentar y así fortalecer el principio de la solidaridad y facilitar los cambios requeridos en el sistema de salud.

Para mejorar la equidad de acceso y fortalecer la continuidad de la atención sanitaria, resulta fundamental fortalecer redes integradas de servicios de salud (OPS, 2010). En esta perspectiva, dos ámbitos que requieren especial mención son, en primer lugar, los recursos humanos para salud, y, en segundo lugar, los sistemas de información. En relación con los primeros, es necesario asegurar que los recursos humanos sean apropiados en cantidad y calidad, lo que requerirá políticas de Estado reflejadas en acuerdos estables de largo plazo entre los gobiernos y los centros formadores, que se construyan sobre la base de objetivos de país que trasciendan la temporalidad de los gobiernos de turno. Respecto de los sistemas de información, el mayor desafío es la integración de la información de salud pública y de los sistemas prestadores de atención, de manera que se puedan tomar decisiones oportunas basadas en información confiable.

En el escenario internacional, los desafíos no son diferentes que los observados en el nivel nacional, pues las inequidades también se reproducen entre países. Por ejemplo, cuando en algunas naciones de más altos ingresos se discute la implementación de dosis de refuerzo para sus poblaciones, en la mayoría de los países en vías de desarrollo sus poblaciones ni siquiera han recibido la primera dosis, incluidos los trabajadores de la salud. Más aún, en los países de más bajos ingresos menos del 1% de la población ha recibido vacunas (World Bank, 2021). La respuesta a estas realidades ha movilizado iniciativas para fortalecer la solidaridad entre países, lo que se expresa, respecto del acceso a las vacunas, en llamados como el del Fondo Monetario Internacional para asegurar la aplicación de ellas al 40% de la población en todos los países a fin de 2021 y al 60% a fin de 2022 (Agarwal & Gopinath, 2021) y el programa de acceso global a vacunas (COVAX) de OMS (WHO, s. f.), cuya agencia de distribución en la región de las Américas es el Fondo Rotatorio de Vacunas de la Organización Panamericana de la Salud (OPS, 2021).

En otra dimensión, la experiencia del Covid-19 también ha desnudado las fragilidades del sistema internacional para generar las alertas que podrían haber permitido reaccionar precozmente y haber evitado la pandemia. El panel de expertos independientes nombrado por la OMS para examinar el origen y desarrollo del Covid-19 no solo estableció que la pandemia pudo haberse evitado, sino también que si surgiera un nuevo virus infeccioso el mundo seguiría sin estar aún preparado (ONU, 2021). Sobre este diagnóstico, se ha propuesto establecer un nuevo sistema mundial de vigilancia basado en total transparencia, que autorice a la OMS, sin necesidad de aprobación, a informar sobre brotes potencialmente pandémicos de forma inmediata, así como a enviar expertos a investigar, si fuera necesario (ONU, 2021).

En un contexto de mayor valoración de lo público en salud, a pesar de las adversas circunstancias de este último tiempo, se podrá seguir avanzando en el fortalecimiento del derecho a la salud en línea con el compromiso de cobertura universal de salud, que en nombre de todos los pueblos adoptó la Asamblea Mundial de la Salud de la OMS.

Conclusiones

En el contexto de los compromisos derivados de la Agenda 2030 y la meta de Cobertura universal de salud, garantizando los derechos humanos para todas las personas y no dejando a nadie atrás, los sistemas de salud enfrentan grandes desafíos.

La pandemia del Covid-19, con sus enormes impactos sanitarios, económicos y sociales, ha incrementado las dificultades para que los sistemas de salud avancen hacia las metas de desarrollo sostenible y cobertura universal de salud. Sin embargo, más allá de estos impactos, hay también lecciones aprendidas respecto de la respuesta de los sistemas de salud a la pandemia.

En medio de estrategias de respuesta al Covid-19, con procesos de toma de decisiones a nivel nacional respecto de acciones de salud pública que sean precoces y con involucramiento de todos los sectores, en un enfoque de salud en todas las políticas, los países y sus sistemas de salud han tenido diferentes capacidades de respuesta, lo que se relaciona con la resiliencia de estos sistemas.

El Covid-19 ha hecho mucho más evidentes las dramáticas desigualdades e inequidades que existen en los países, especialmente a nivel latinoamericano. Sin embargo, la pandemia también ha permitido visualizar y valorar la importancia de los sistemas de salud integrados y coordinados, y en especial de los sistemas públicos, así como mayores grados de conciencia sobre las desigualdades existentes y la necesidad de desarrollar políticas orientadas a reducir las inequidades.

La experiencia del Covid-19 no ha hecho sino fortalecer la urgencia de desarrollar políticas orientadas a incrementar la disponibilidad de recursos financieros para salud, reduciendo la participación del gasto de bolsillo en el total del financiamiento, mejorar un uso eficiente y equitativo de los recursos, como fortalecer el desarrollo de sistemas de salud integrados y coordinados, desde un enfoque de derechos que pone a las personas y poblaciones en el centro para responder a sus necesidades.

REFERENCIAS

Agarwal, R. & Gopinath, G. (2021). A Proposal to End the Covid-19 Pandemic. Staff discussion notes. International Monetary Fund. https://www.imf.org/en/Publications/Staff-Discussion-Notes/Issues/2021/05/19/A-Proposal-to-End-the-COVID-19-Pandemic-460263. Acceso: 4 de junio de 2021.

Arteaga, O. & Fuentes García, A. (2020). Covid-19 en América Latina: Más allá de los datos epidemiológicos. *Rev. Med. Cine. 16* (e), 119-127. DOI: https://doi.org/10.14201/rmc202016e119127.

Bredenkamp, C., Evans, T., Lagrada-Rombaua, P. & John Langenbrunner, J. (2015). Emerging Challenges in Implementing Universal Health Coverage in Asia. *Social Science & Medicine (145)*: 243-248. Doi: 10.1016/j.socscimed.2015.07.025. Epub 2015 Jul 26. PMID: 26271404.

Buse, K., Mays, N. & Walt, G. (2012). *Making Health Policy*. 2nd. Edition. Berkshire, England: Open University Press. McGraw-Hill Education.

CEPAL (2020). El Covid-19 y la crisis socioeconómica en América Latina y el Caribe. *Revista CEPAL, N° 132*, Diciembre 2020. https://www.cepal.org/sites/default/files/publication/files/46838/RVE132_es.pdf. Acceso: 5 de mayo de 2021.

Chan, M. (2012). Chan M. Best days for public health are ahead of us, says WHO Director-General. Address to the Sixty-fifth World Health Assembly; Geneva, Switzerland; May 21, 2012. http://www.who.int/dg/speeches/2012/ wha_20120521/en/index.html. Acceso: 4 de mayo de 2021.

Euro Obs Health Syst Pol (2006). Health in All Policies: Prospects and potentials. European Observatory on Health Systems and Policies. En: Ståhl, T., Wismar, M., Ollila, E., Lahtinen, E., Leppo, K. (Eds.). Helsinki, Finlandia: Ministry of Social Affairs and Health. 2006. https://www.euro.who.int/en/health-topics/health-determinants/social-determinants/publications/pre-2007/health-in-all-policies-prospects-and-potentials-2006. Acceso: 22 de mayo de 2021.

Ferguson, N. M., Laydon, D., Nedjati-Gilani, G., Imai, N., Ainslie, K., Baguelinet, M. et al. (2020). Impact of non-pharmaceutical interventions (NPIs) to reduce Covid19 mortality and healthcare demand. https://www.imperial.ac.uk/media/imperialcollege/medicine/sph/ide/gida-fellowships/Imperial-College-COVID19-NPI-modelling-16-03-2020.pdf. Acceso: 16 de marzo de 2020.

Figueras, J. & McKee, M. (2012). Health systems, health, wealth and societal well-being: Assessing the case for investing in health systems. Berkshire: Open University. European Observatory on Health Systems and Policies.

Haldane, V., De Foo, C., Abdalla, S. M., Jung, A. S., Tan, M., Wu, S., Chua, A., Verma, M., Shrestha, P., Singh, S., Perez, T., Tan, S. M., Bartos, M., Mabuchi, S., Bonk, M., McNab, C., Werner, G. K., Panjabi, R., Nordström, A. & Legido-Quigley, H. (2021). Health systems resilience in managing the Covid-19 pandemic: Lessons from 28 countries. *Nat Med.* 2021 May 17. Doi: 10.1038/s41591-021-01381-y. Epub ahead of print. PMID: 34002090.

Kanavos, P., Colville Parkin, G., Kamphuis. B. & Gill, J. (2019). Latin America Healthcare System Overview. A comparative analysis of fiscal space in healthcare. London School of Economics and Political Science. https://www.lse.ac.uk/business-and-consultancy/consulting/assets/documents/latin-america-healthcare-system-overview-report- english.pdf. Acceso: 15 de mayo de 2021.

Macron, M. (2020). Citado en *Página 12*, 14 de marzo de 2020. https://www.pagina12.com.ar/pirulo/252868. Acceso: 20 de mayo de 2021.

Minsal (2020). Subsecretario de Redes Asistenciales establece plan de trabajo con hospitales y clínicas para generar red integrada de salud. Ministerio de Salud. https://www.minsal.cl/subsecretario-de-redes-asistenciales-establece-plan-de-trabajo-con-hospitales-y-clinicas-para-generar-red-integrada-de-salud/. Acceso: 4 de junio de 2021.

Mizumoto, K., Kagaya, K. & Chowell, G. (2020). Transmissibility of 2019 Novel Coronavirus: Zoonotic vs. human to human transmission, China, 2019-2020. *medRxiv* preprint. Doi: https://doi.org/10.1101/2020.03.16.20037036.

MOVID-19 (2020). ¿Cuál ha sido la respuesta de la población a las cuarentenas? Monitoreo Nacional de Prácticas y Síntomas Covid 19. https://www.movid19.cl/publicaciones/tercer- informe/. Acceso: 20 de mayo de 2021.

ONU (2015). La Agenda para el Desarrollo Sostenible. Naciones Unidas. Resolución 70/1. Transformar nuestro mundo: La Agenda 2030 para el Desarrollo Sostenible. https://www.un.org/ga/search/view_doc.asp?symbol=A/RES/70/1&Lang=S/. Acceso: 4 de mayo de 2021.

——— (2021). La pandemia de Covid-19 pudo haberse evitado y, sin embargo, el mundo aún no está preparado para frenar otra. Noticias ONU. 12 de mayo de 2021. Organización de las Naciones Unidas. https://news.un.org/es/story/2021/05/1491922. Acceso: 4 de junio de 2021.

OPS (2010). Redes integradas de servicios de salud. Conceptos, opciones de política y hoja de ruta para su implementación en las Américas. Organización Panamericana de la Salud (OMS). Washington, DC: OPS/OMS. https://iris.paho.org/bitstream/handle/10665.2/31323/9789275331163-spa.PDF?sequence=1&isAllowed=y.

——— (2021). Fondo Rotatorio de la OPS. Organización Panamericana de la Salud. https://www.paho.org/es/fondorotatorio. Acceso: 4 de junio de 2021.

Sacks, E., Morrow, M., Story, W. T. et al. (2019). Beyond the building blocks: Integrating community roles into health systems frameworks to achieve health for all. *BMJ Global Health; 3*: e001384.

Sagan, A., Thomas, S., McKee, M., Karanikolos, M., Azzopardi-Muscat, N., de la Mata, I. & Figueras, J. (2020). Covid-19 and health systems resilience: Lessons going forwards. *Eurohealth 2020; 26*(2): 20-24.

Shan, L., Wu, Q., Liu, C., Li, Y., Cui, Y. et al. (2017). Perceived challenges to achieving universal health coverage: A cross-sectional survey of social health insurance managers/administrators in China. *BMJ Open* 2017; 7: e014425. Doi:10.1136/bmjopen-2016-014425.

Titelman, D., Cetrángolo, O. & Acosta, O. L. (2015) Universal health coverage in Latin American countries: How to improve solidarity-based schemes. *Lancet*. Apr 4; 385 (9975): 1359-63. Doi: 10.1016/S0140-6736(14)61780-3. Epub 2014 Oct 15. PMID: 25458734 así.

Vásquez, M. L., Vargas, I., Unger, J. P., Mogollón, A., Silva, M. R. F. & Paepe, P. de (2009). Integrated health care networks in Latin America: Toward a conceptual framework for analysis. *Rev Panam Salud Publica, 26* (4): 360-367.

WHO (2000). WHO. Improving Performance. The World Health Report 2000, Health Systems: WHO, Geneva, 2000: 151.

———— (2007). Everybody business: Strengthening health systems to improve health outcomes: WHO's framework for action. https://www.who.int/healthsystems/strategy/everybodys_business.pdf. Acceso: 15 de mayo de 2021.

———— (2008). Closing the gap in a generation: Health equity through action on the social determinants of health. In Final report: WHO commission on social determinants of health. Geneva: WHO.

———— (2010). The world health report. Health systems financing: The path to universal coverage. World Health Organization. http://apps.who.int/iris/bitstream/handle/10665/44371/9789241564021_eng.pdf;jsessionid= 9506DBCA27B16D549F-6642CA994578B6?sequence=1. Acceso: 6 de mayo de 2021.

———— (2013). What is universal health coverage? World Health Organization. https://www.who.int/health-topics/universal-health-coverage#tab=tab_1. Acceso: 6 de mayo de 2021.

———— (2014). Health in all policies: Helsinki statement. Framework for country action. The 8th Global Conference on Health Promotion. World Health Organization. WHO Library Cataloguing in Publication; Finlandia. 2014. https://apps.who.int/iris/bitstream/handle/10665/112636/9789241506908_eng.pdf;jsessionid=C43A098B9087F137DC9DAB9076A1CD2A?sequence=1.

———— (2020a). WHO Director-General's opening remarks at the media briefing on Covid-19 - 11 March 2020. World Health Organization. https://www.who.int/director-general/speeches/detail/who-director-general-s-opening-remarks-at-the-media-briefing-on-covid-19-11-march-2020.

———— (2020b). Critical preparedness, readiness and response actions for Covid-19: Interim guidance; 24 June 2020. https://www.who.int/publications/i/item/critical-preparedness- readiness-and-response-actions-for-covid-19.

———— (2020c). Overview of Public Health and Social Measures in the context of Covid-19. https://www.who.int/publications/i/item/overview-of-public-health-and-social-measures-in-the-context-of-covid-19.

———— (s. f.) COVAX. With a fast-moving pandemic, no one is safe, unless everyone is safe. World Health Organization. https://www.who.int/initiatives/act-accelerator/covax. Acceso: 4 de junio de 2021.

World Bank (2020). Projected poverty impacts of Covid-19 (coronavirus). The World Bank. Brief. 8 de junio de 2020. https://www.worldbank.org/en/topic/poverty/brief/projected-poverty- impacts-of-COVID-19. Acceso: 15 de septiembre de 2020.

———— (2021). A new commitment for vaccine equity and defeating the pandemic. Georgieva, K., Adhanom Ghebreyesus, T., Malpass, D. & Okonjo-Iweala, N. World Bank Blogs. https://blogs.worldbank.org/voices/new-commitment-vaccine-equity-and-defeating-pandemic. Acceso: 4 de junio de 2021.

17. Impacto de la Cooperación Regional y los Tratados de Libre Comercio en el acceso a medicamentos

Tatiana Tobar Aravena

Introducción y una mirada histórica nacional

En este artículo se revisarán varios aspectos de propiedad industrial que han impactado en el acceso a los medicamentos, analizando parte de los acuerdos comerciales que ha suscrito Chile, y algunas de las iniciativas de integración y colaboración regional en que ha participado con el objetivo de avanzar hacia la obtención de precios justos. El análisis toma como premisa que los medicamentos desempeñan un papel social de importancia, en la medida en que son parte integral en el logro de un derecho humano fundamental: el derecho a la salud. De ahí que se clasifiquen como bienes esenciales, haciendo énfasis en que deben ser accesibles para todas las personas (OMS, 2001), tema en pleno desarrollo en la discusión del proyecto de la denominada Ley de Fármacos 2 (Gobierno de Chile, 2015).

Un hecho significativo en este campo fue la creación en Chile del Formulario Nacional de Medicamentos (FN) en 1969, siendo pioneros en la región de las Américas en elaborar una política pública de salud basada en el acceso a los medicamentos genéricos, iniciativa previa a la publicación del Listado de Medicamentos Esenciales por la Organización Mundial de la Salud. Según el Código Sanitario, este FN contendrá la nómina de los productos farmacéuticos indispensables en el país para una eficiente terapéutica: un arsenal básico que debe existir en todo establecimiento sanitario para dar respuesta y tratamiento a las enfermedades más comunes de la sociedad (Gobierno de Chile, 1968b).

Para entender la importancia de la medida no basta solo con analizarla desde el punto de vista del acceso físico a los medicamentos, sino que además debemos considerar que se trata de un listado de "productos genéricos"; esto es, medicamentos que se distribuyen libres de una marca comercial, libres de la vinculación a una empresa farmacéutica y de la eventual fidelización de los profesionales prescriptores. Corresponden a productos identificados solo por la nomenclatura sanitaria oficial definida por la OMS, conocida como Denominación Común Internacional, o DCI.

La nomenclatura DCI fue establecida en 1950 para otorgar un nombre único, exclusivo, de uso público y no apropiable a los principios activos —que son los que ejercen la acción terapéutica dentro del producto farmacéutico—, de manera que médicos, farmacéuticos, científicos y pacientes puedan reconocerlos e identificarlos fácilmente en todo el mundo (OMS, 2018). Es una herramienta útil para identificar moléculas químicas, ya que asigna a los principios activos un nombre simplificado de su denominación química o nomenclatura IUPAC[44]; por ejemplo, el antihistamínico, cuya DCI es Clorfenamina Maleato, posee como nombre químico 3-(4- clorofenil)-N,N-dimetil-3-piridin-2-il-propan-1-amina, nombre imposible de aprender y de incluir en una prescripción para un paciente alérgico.

Chile, en la década de los 60, además de elaborar el listado del Formulario Nacional invitó a toda la industria farmacéutica a plegarse a la iniciativa de producción de estos medicamentos (Vergara, 1997). Sin embargo, esta solo fue aceptada por el Laboratorio Chile, empresa constituida en aquellos tiempos como una sociedad anónima con aportes estatales del Servicio de Seguro Social, la Caja de Empleados Particulares, el Fondo Nacional de Salud y la Caja de Previsión de Carabineros, que abastecía tanto al sector público como al privado. El objetivo de esta medida fue promover el acceso de toda la población a medicamentos esenciales a precios justos, permitiendo a las farmacias un margen de ganancia de hasta 30% por sobre el precio de costo.

El problema de las diferencias de precios de medicamentos con DCI y los de marca existe desde aquellos tiempos. En febrero de 1972, fue el subsecretario de Salud, doctor Carlos Molina, quien, ante el desabastecimiento de un producto, señalaba: "No hay ninguna droga o principio activo que no esté al alcance del consumo popular, sea a través del SNS[45] o de las farmacias. Se ha dicho que falta Epamin, que es el nombre de fantasía de un producto cuya droga es la fenitoína, que se fabrica normalmente en el Laboratorio Chile como producto del Formulario Nacional a la cuarta parte del precio del Epamin y se encuentra en todas las farmacias del país" (Vergara, 1997).

En esta misma línea, el diario *El Mercurio* en 1974 señalaba:"Así, el cotejo entre los precios del Formulario Nacional y los fármacos que no forman parte de él señala que los del primero llegan a ser hasta 80% más bajos en ciertos casos que los de laboratorios competidores. Puede decirse, en síntesis, que el Formulario Nacional cumple en esta etapa un eficaz papel regulador dentro de la sana libertad económica" (Vergara, 1997).

Esta política de genéricos fue tan exitosa que la producción del Laboratorio Chile aumentó en 600% entre los años 1969 y 1972, y aun cuando culmina en el año 1987, todavía existe en la memoria de los chilenos y chilenas la imagen del rotulado que identificaba aquellos productos con las palabras

---

44 La nomenclatura IUPAC es aquella establecida por la International Union of Pure and Applied Chemistry.
45 En 1952 se promulga la Ley N° 10.383, que establece el Sistema Nacional de Salud (SNS), organismo encargado de la protección de la salud para toda la población y del fomento y recuperación de la salud de los obreros, esposa e hijos hasta los 15 años. Para su creación se fusionaron la Dirección General de Beneficencia y Asistencia Social, el Servicio Médico de la Caja de Seguro Obrero, el Servicio Nacional de Salubridad, la Dirección General de Protección a la Infancia y a la Adolescencia, la sección técnica de Higiene y Seguridad Industrial de la Dirección General del Trabajo, los servicios médicos y sanitarios de las municipalidades y el Instituto Bacteriológico de Chile.

"Formulario Nacional" o la sigla "FN" en envases de color blanco con inscripciones de color rojo y azul, asociándolo con precios bajos. El Laboratorio Chile actualmente es una empresa privada transnacional de capital israelí perteneciente al grupo TEVA y ha mantenido en sus rótulos gráficas similares a lo que fue el Formulario Nacional.

Durante la dictadura militar (1973-1990), se acaba con gran parte de los logros que el país había conseguido en materia de acceso a medicamentos, como fue el sistema de producción de genéricos y regulación de precios. Fue derogada la Ley de Circuito de Farmacias, que definía una distancia mínima de 400 metros entre aquellas, con el fin de facilitar el acceso y expandir la oferta de medicamentos territorialmente (Gobierno de Chile, 1942). Cabe mencionar que por lo general estas instalaciones eran propiedad de químicos farmacéuticos (Colegio Químico Farmacéutico y Bioquímico de Chile A. G., 2003).

Es así como ese lugar, donde antiguamente se buscaba orientación farmacéutica y de salud, con el tiempo se transformó en una entidad mercantil, cuyo objetivo principal de maximizar ganancias se privilegió por encima de los objetivos sanitarios para las personas. Esto se vio facilitado por la integración vertical, figura en la que una empresa posee una cadena de farmacias y un laboratorio de producción farmacéutica, donde los colaboradores, sean estos químicos farmacéuticos o auxiliares especializados, debían recomendar los productos del laboratorio vinculado a la farmacia, recibiendo comisiones adicionales a su salario, dependiendo de qué tan convincentes e influyentes fuesen con los usuarios. También existía la "canela", un sistema de comisión por venta para ciertos productos de marca y de elevados precios. En resumen, un nefasto conjunto de incentivos.

La situación ha cambiado desde la modificación del Código Sanitario en 2014 que, entre otras cosas, prohibió las prácticas que incentivaban o privilegiaban unos productos por sobre otros (Gobierno de Chile, 2014), gracias al trabajo de los profesionales químicos farmacéuticos y lo expuesto y denunciado por los auxiliares de farmacia[46] que se oponían a recibir su salario bajo estos mecanismos. Otro factor importante y decisivo fue el escándalo de colusión de las tres principales cadenas de farmacias Ahumada, Salcobrand y Cruz Verde, que fueron acusadas por la Fiscalía Nacional Económica (FNE) de haberse coludido para subir el precio de más de 200 productos entre noviembre de 2007 y abril de 2008 (Cruz, s. f.). Aun cuando este proceso terminó con sanciones muy por debajo de lo esperado, favoreciendo al empresariado (Sernac, 2019), dejó en evidencia las indebidas maniobras comerciales.

Sin duda que esta práctica ilegal influyó en el apoyo masivo de la ciudadanía hacia la iniciativa de las farmacias populares (Contraloría General de la República, 2017) que el alcalde de Recoleta Daniel Jadue lanzó en octubre de

---

46 Fenatrafar es la Federación Nacional de Trabajadores de Cadenas de Farmacias de Chile.

2015 y que, como él señaló, eran una medida de acceso y un golpe al modelo económico (García, 2015). Dicha iniciativa crea farmacias para la venta de medicamentos al público, obtenidos desde la Cenabast[47], manteniendo su valor sin cobro adicional; es decir, es una intermediación, no una actividad comercial, permitiendo no solo bajar el gasto de bolsillo, sino que también crear una política pública desde las bases que fue muy bien recibida y replicada por otros municipios, y que al año 2021 supera los 150 establecimientos a lo largo del país.

En el mundo de los medicamentos, mención aparte merecen las vacunas que, aun cuando se trata de un producto farmacéutico biológico y se regulan de manera similar, por su carácter estratégico en materia de salud, que incluye aspectos de autonomía y soberanía sanitaria, se tratan por separado. El desarrollo de la pandemia por Covid-19 ha puesto en el centro del debate el mercado de las vacunas.

La producción de vacunas y sueros por el Estado chileno entre 1887 y 2005 comprende la transición del Estado desarrollista, en el que se produjeron vacunas en una industria nacional, al Estado neoliberal que se institucionaliza con la Constitución de 1980 y en el cual, por decisión política y producto de la desinversión en la producción de vacunas en el ISP (Ibarra, et al., 2020), se cierra su planta y Chile queda dependiendo absolutamente del mercado privado para estos productos de primera necesidad en materia de salud pública. Para profundizar en este tema, se invita a revisar un completo artículo de Cecilia Ibarra y Mirtha Parada, de reciente publicación, que trata en detalle la producción de vacunas y sueros por el Estado de Chile en el período ya mencionado (Ibarra y Parada, 2020).

Patentes farmacéuticas y medicamentos en la Salud Global

A través de las patentes farmacéuticas de invención y la protección de datos, se relacionan el mundo de los Derechos de Propiedad con el de los Derechos de Salud de las personas, ambos establecidos en la Constitución Política de Chile de 1980. La Propiedad Intelectual tiene que ver con las creaciones de la mente; con las invenciones, las obras literarias y artísticas, los símbolos, los nombres, las imágenes y los dibujos y modelos utilizados en el comercio[49] que, según la clasificación más aceptada, se divide en dos categorías: la Propiedad Industrial, que incluye las invenciones, patentes, marcas, diseños, dibujos y modelos industriales e indicaciones geográficas, y los Derechos de Autor, que abarcan las obras literarias y artísticas, las obras de arte, los diseños arquitectónicos, entre otros.

Como se señala en la historia de la ONU, cuando la Segunda Guerra Mundial estaba a punto de terminar, las naciones estaban en ruinas y el mundo

---

47 La Central de Abastecimiento del Sistema Nacional de Servicios de Salud (Cenabast) es una institución pública, descentralizada dependiente del Ministerio de Salud. Página web: www.cenabast.cl.

quería paz, representantes de 50 países se reunieron en junio de 1945 en la Conferencia de las Naciones Unidas sobre Organización Internacional, procediendo a redactar y firmar la Carta de las Naciones Unidas, que creó una nueva organización internacional con organismos e instituciones, como la Organización Mundial de la Propiedad Intelectual (OMPI)[48] y la Organización Mundial de la Salud, entre otras (ONU, s. f.).

En la misma década, además de recomponer la institucionalidad internacional, algunos países consideraron necesario organizar el sistema de comercio de mercancías de servicios y productos, por lo que se reunieron en torno a un acuerdo conocido por su sigla en inglés GATT (1948-1994), que es el Acuerdo General sobre Aranceles Aduaneros y Comercio[49], una de cuyas metas era crear una organización internacional de comercio, lo que se concreta en 1994 durante la última ronda del GATT o Ronda de Uruguay, de la que surge la Organización Mundial de Comercio (OMC) para liberalizar el comercio internacional.

Los acuerdos de la OMC obligan a los gobiernos con normas jurídicas de comercio internacional que favorecen a los importadores, exportadores y productores de bienes y servicios de países desarrollados (OMC, 2017), y fijan estándares comunes para todos los miembros independientemente de su estado de desarrollo y avance; a lo más, se otorga un plazo diferenciado de implementación de las obligaciones suscritas.

En la Ronda de Uruguay, además de la creación de la OMC y la regulación del comercio de bienes y servicios, se reguló el comercio de ideas o de conocimiento a través del Acuerdo sobre los Aspectos de los Derechos de Propiedad Intelectual Relacionados con el Comercio[50] (ADPIC), incorporándose así la Propiedad Intelectual como una actividad más dentro del flujo comercial de los países. La firma del ADPIC, según Joseph Stiglitz[51], fue la firma de la sentencia de muerte para los países más pobres, ya que se termina abruptamente con el proceso de desarrollo sanitario gradual de cada país, obligando a la estandarización de la legislación de Propiedad Intelectual de todos los Estados miembros, incluyendo la protección de los productos farmacéuticos (Rengifo, 2021). Según Marco Arellano, el ADPIC es tal vez la expresión más potente de presión política y comercial con la que nace la obligación casi global de proteger los productos farmacéuticos, pasando por alto el reproche ético que podría significar vincular la salud humana con el establecimiento de un sistema de solución de controversias sujeto a cuestiones puramente comerciales (Arellano & Tobar, 2012).

---

48 Organización Mundial de la Propiedad Intelectual (OMPI, y por su sigla en inglés: WIPO). Página web de la organización: http://www.wipo.int/portal/index.html.es.
49 General Agreement on Tariffs and Trade.
50 El ADPIC fue firmado en Marrakech, Marruecos, el 15 de abril de 1994. Disponible en: https://www.wto.org/spanish/tratop_s/trips_s/trips_s.htm.
51 Joseph Stiglitz, economista, analista de políticas públicas y profesor estadounidense. Recibió el Premio Nobel de Economía el año 2001.

El ADPIC obliga el patentamiento de moléculas farmacéuticas o principios activos por un período mínimo de 20 años, entregando no solo el derecho de comercialización exclusiva a las empresas farmacéuticas, sino que además, durante ese período, los países que no cuentan con sistemas de regulación de precios están obligados a pagar el valor que la industria imponga, hasta que puedan entrar al mercado otras alternativas que generen la baja de precios por la competencia.

A pesar de su carácter principalmente comercial, el ADPIC incluye ciertas excepciones o limitaciones para temas de salud pública respecto de medicamentos patentados que se requieran con urgencia en situaciones de emergencias sanitarias, señalando que los miembros, al formular o modificar sus leyes y reglamentos, podrán adoptar las medidas necesarias para proteger la salud pública y la nutrición de la población, incluyendo el uso por el gobierno o por terceros autorizados por el gobierno (OMC, 2017). Ante una situación de emergencia, para lograr que un medicamento patentado pueda ser usado por la población, un gobierno puede hacer uso de la licencia obligatoria, que es el permiso que otorga/entrega dicha entidad para producir un producto patentado sin el consentimiento del titular de la patente cuando, luego de negociaciones, no se otorgó una licencia voluntaria (OMC, 2017).

El año 1996 la OMS, basándose en las propuestas de Irán, discutió en su Asamblea Mundial las consecuencias de los acuerdos de globalización y comercio sobre el acceso a los medicamentos, adoptándose la Resolución de Estrategia Revisada en Materia de Medicamentos (OMS, 1996), evidenciando la necesidad de establecer un vínculo y trabajo conjunto entre la OMS y la OMC. Si bien la OMS presta apoyo técnico a los países en base a recomendaciones que los gobiernos pueden incorporar a sus normas nacionales, muchas de las iniciativas de la OMS han sido fruto de las presiones no de los países, sino que de las organizaciones de la sociedad civil. Por ejemplo, el documento Globalización y Acceso a los Medicamentos, Perspectivas sobre el Acuerdo ADPIC/OMC (OMS, 1997), publicado por el Programa de Acción de Medicamentos Esenciales de la OMS en 1997, identifica desde un punto de vista sanitario todas las salvaguardias que el ADPIC contiene y que permiten a los países proteger la salud y promover el acceso a los medicamentos (Tobar, 2015).

En 1997, Sudáfrica implementó la Medicines Act, o Ley de Enmienda sobre el Control de Medicamentos y Substancias Relacionadas, que reglamentaba asuntos como la sustitución genérica y las importaciones paralelas en su Política Nacional de Medicamentos (Republic of South Africa, 1997), a lo que Estados Unidos se opuso firmemente, tanto su industria farmacéutica como el gobierno de Clinton, con Al Gore a la cabeza de este litigio. Dylan Mohan Gray señala, en su documental *Fire in the Blood* (2012), que a Washington le tomó 40 años amenazar a Sudáfrica con sanciones por el *apartheid* y menos de tres meses amenazar al gobierno de Mandela por los medicamentos contra el VIH/SIDA, tras el *apartheid*.

Aun cuando Mandela no estaba infringiendo lo establecido en los ADPIC, la situación generada por las presiones de EE.UU. contra el gobierno de Sudáfrica por tratar de entregar tratamientos para el VIH provocó que en la Asamblea Mundial de la Salud de 1999 se acordara que la OMS debía analizar e informar a los Estados miembros acerca de los problemas de salud pública relacionados con los acuerdos internacionales de comercio, y expresar que los intereses de salud pública priman en la formulación de las políticas públicas farmacéuticas y de salud (OMS, 1999).

Finalmente y como producto de la convergencia de acciones como la enmienda sudafricana, seguida de la amenaza de Brasil de implementar licencias obligatorias para la entrega de antirretrovirales a los enfermos de sida el año 2001, la propuesta del Grupo Africano de incluir la discusión sobre acceso a los medicamentos en la Agenda del Consejo sobre los ADPIC y también una petición específica de Zimbabue a la OMC para emitir una declaración especial en materias de Salud Pública, todo ello apoyado por la OMS (OMC, 2001b), en la 4.a Conferencia Ministerial de la OMC, realizada en Doha, Qatar (2001), aparte de los acuerdos principales (OMC, 2001a) se establece un acuerdo específico en materias de Salud Pública: la Declaración de los Aspectos de Propiedad Intelectual Relacionadas con la Salud Pública (OMC, s. f.). Aun cuando no incorporó nuevos temas ni flexibilidades en lo fundamental, marcó un antes y un después acerca de la seguridad que se les ha entregado a los Estados para poder usar estas flexibilidades en materias sanitarias y ha servido como herramienta para frenar las presiones y las acusaciones de ilegalidad de la industria, carentes de todo fundamento.

La declaración establece que los ADPIC no impiden ni deberán impedir que los miembros adopten medidas para proteger la salud pública, que deberá apoyar el derecho de los Estados de proteger la salud pública y, en particular, de promover el acceso a los medicamentos para todas las personas (OMC, 2001a), el derecho de conceder licencias obligatorias, la libertad de determinar las bases sobre las cuales se conceden tales licencias, el derecho de cada país a determinar lo que constituye una emergencia nacional u otras circunstancias de extrema urgencia, quedando entendido que las crisis de salud pública pueden representar una emergencia nacional u otras circunstancias de extrema urgencia (Correa, 2002).

Esta herramienta sanitaria dentro del mundo del comercio internacional se ha ido desarrollando con cierta dificultad y, mientras las necesidades de salud pública aún existen, hay pocos ejemplos exitosos de implementación de licencias obligatorias como el de Malasia, Indonesia, Mozambique, Zimbabue, Zambia, Eritrea y Tailandia. En nuestra región solo tenemos los casos de Brasil en 2007 y de Ecuador en 2010. Sin embargo, la implementación no ha estado exenta de dificultades, como es el caso de Canadá-Ruanda, proceso que duró alrededor de 5 años (Correa, 2002).

Muchos factores pueden incidir en las dificultades de implementación de una licencia obligatoria, tales como la voluntad política, el desconocimiento y temor de los funcionarios de Estado a cargo, la presión de la industria, la amenaza de países desarrollados, la incorporación de esta herramienta a la legislación nacional, la elaboración de reglamentos, las funciones y atribuciones de las distintas instituciones sean del área económica o sanitaria y la relación entre ellas.

Patentes y registros sanitarios en Chile

Chile, como parte de la OMC y cumpliendo con los ADPIC, a través del Instituto Nacional de Propiedad Industrial (Inapi), otorga patentes a los medicamentos; es decir, derecho de comercialización exclusiva para un producto o un procedimiento por un período de 20 años desde que se solicita la patente. En lo que a productos farmacéuticos respecta, una patente se puede otorgar a una molécula o principio activo; a un procedimiento de elaboración de una formulación farmacéutica, o a un segundo uso o nueva indicación terapéutica de un compuesto, cumpliendo con los requisitos de nivel inventivo, aplicación industrial y novedad (Gobierno de Chile, 2006).

Las empresas que cuenten con una patente farmacéutica, de acuerdo con lo establecido en el Código Sanitario (Gobierno de Chile, 1968a), solo pueden ejercer los derechos de comercialización exclusiva del producto farmacéutico una vez obtenido el registro sanitario que le permite la distribución en el país, otorgado por el Instituto de Salud Pública en Chile (ISP) luego de una exhaustiva evaluación y debiendo cumplir con parámetros de seguridad, de eficacia y de calidad (Gobierno de Chile, 2011). Los productos farmacéuticos pueden tener la categoría de nuevo o de similar, los nuevos son aquellos que, entre otras novedades, pueden contener una molécula nueva que es un nuevo principio activo o una nueva entidad química, en cambio los similares son aquellos que no se diferencian de uno ya registrado[52].

Es necesario destacar que para el registro sanitario de productos nuevos se deben acompañar estudios preclínicos y clínicos. Para registro de productos similares no se puede exigir la presentación de dichos estudios, ya que, estando comprobada su seguridad y eficacia, no se puede experimentar nuevamente en las personas si no hay un beneficio para la humanidad, lo que está estipulado en la Declaración de Helsinki (Asociación Médica Mundial, 1964) como resultado de las atrocidades cometidas en personas durante la Segunda Guerra Mundial.

De lo anterior, podemos concluir que respecto de un producto farmacéutico que se distribuye en Chile y que contiene un nuevo principio activo este debe contar con registro sanitario; sin embargo, podría o no contar con patente.

---

52 Un medicamento similar tiene la misma forma farmacéutica, concentración, principio activo, vía de administración e indicación terapéutica que uno ya registrado (N. de la A.).

Para acceder a ciertos medicamentos que no se encuentran registrados en Chile el ISP podrá autorizar provisionalmente la venta o uso, sin previo registro, para empleo medicinal urgente, investigación científica o ensayos clínicos y cuando no esté disponible en el país (Gobierno de Chile, 2011). Esta autorización se hace previa evaluación y mediante una resolución que hace las veces de una resolución de registro.

La situación puede presentarse por ejemplo cuando los privados deciden no registrar un medicamento en el país, como el polémico caso de la píldora del día después (anticonceptivo de emergencia), en que hubo una postura ideológica de la industria farmacéutica para no registrar el medicamento en Chile, de manera que la Cenabast y la Aprofa[53] debieron hacer las gestiones ante el ISP para importarlo por esta vía excepcional y ponerlo a disposición de las usuarias que lo requerían. Así, el Levonorgestrel, además de ser parte de los programas ministeriales de salud sexual y reproductiva, estaba incluido en el Formulario Nacional. Este proceso de autorización excepcional es el mecanismo que se está usando para la distribución de vacunas para el tratamiento del Covid-19, pues no hay registros sanitarios otorgados por el ISP, solo autorizaciones excepcionales para la distribución en el país.

Acuerdos comerciales internacionales y acceso a medicamentos en Chile

Sorprendentemente, Chile es el país que más acuerdos posee en el mundo —30 acuerdos con 65 economías—, que son compromisos u obligaciones comerciales de diferentes categorías: Acuerdos de Asociación Estratégica (AAE), Tratados de Libre Comercio (TLC), Acuerdos de Complementación Económica (ACE) y Acuerdos de Alcance Parcial (AAP).

La cronología política de Chile nos muestra que en el año 1949 el país suscribió acuerdos comerciales y, según cuenta la historia, no por ser visionarios sino porque la catástrofe del salitre lo obligó a insertarse en el comercio internacional. Chile fue miembro fundador del GATT y en el año 1995 fue miembro fundador de la OMC, estableció un ACE con el Mercosur[54]; acuerdos con Centroamérica, con la Unión Europea, China y Japón entre otros. Sin embargo, en materia de salud, el acuerdo de mayor impacto es el TLC suscrito el año 2004 con EE.UU., ya que muchas de las obligaciones del ADPIC relacionadas con medicamentos se incorporaron a este texto con cláusulas más exigentes, por lo que a este acuerdo se lo denomina ADPIC Plus[55].

---

53 Asociación Chilena de Protección de la Familia. Página web de la organización: www.aprofa.cl.

54 Mercado Común del Sur. Página web de la organización: https://www.mercosur.int/.

55 El Tratado de Libre Comercio entre Chile y Estados Unidos fue firmado el 6 de junio de 2003, entrando en vigencia en Chile el 1 de enero de 2004. Disponible en: https://www.subrei.gob.cl/acuerdos- comerciales/acuerdos-comerciales-vigentes/ee-uu.

Por otro lado tenemos el Trans-Pacific Partnership (TPP), que es un acuerdo liderado por EE.UU., de muy alto impacto en salud, que introduce fuertes medidas de protección de la propiedad intelectual. El TPP tiene su origen en el Acuerdo Estratégico Trans-Pacífico de Asociación Económica o Acuerdo P4, y nace al alero del Foro de Cooperación Económica Asia-Pacífico (APEC, por su sigla en inglés); es un tratado de libre comercio que el año 2006 Chile firma con Brunéi, Nueva Zelanda y Singapur. Posteriormente, el ingreso y toma de control de EE.UU. en este bloque bajo el gobierno de Bush (hijo) lo transforma en el Acuerdo Transpacífico de Cooperación Económica al que ingresan luego Australia, Canadá, Japón, Malasia, México, Perú y Vietnam.

Como resultado del ADPIC y del TLC con EE.UU., nuestra Ley de Propiedad Industrial de 1991 fue modificada en 2005 y 2007, aumentando el plazo de protección de las patentes de 15 a 20 años. Además, se les entrega un plazo adicional de protección suplementaria por demoras administrativas injustificadas en el otorgamiento de la patente o del registro sanitario, lo que se hace una vez otorgada la patente por el Inapi o el registro sanitario por el ISP. Este plazo extra se solicita en el Tribunal de Propiedad Industrial (TDPI)[56]. En el caso de patentes se podría justificar este beneficio; sin embargo, la demora en el otorgamiento de un registro sanitario que contiene un nuevo principio activo está justificada si no ha sido demostrada su seguridad y su eficacia; de ninguna manera se puede otorgar el registro hasta que la autoridad sanitaria cuente con todos los antecedentes que le den certeza de que es seguro para la población.

Otra de las incorporaciones del TLC con EE.UU. es la definición en la ley de propiedad industrial de la nueva entidad química, que corresponde a un nuevo principio activo que incluye medidas de protección sanitaria para los estudios que acompañan el registro sanitario de un producto farmacéutico con un nuevo principio activo, otorgándole el beneficio de comercialización exclusiva por 5 años a este medicamento una vez registrado. Esta medida podría favorecer a aquellos productos que contienen principios activos nuevos pero que no calificaron para la obtención de una patente por falta de nivel inventivo, por ejemplo, la invención de un Omeprazol podría obtener una patente, no así sus derivados como Esomeprazol y Lansoprazol, por corresponder a modificaciones menores. Por tratarse de un producto nuevo en el ámbito sanitario puede optar a obtener la protección sanitaria conocida como *data exclusivity*, información no divulgada o protección de datos, beneficio que otorga el ISP por un período durante el cual no se pueden registrar productos similares aun cuando la autoridad sanitaria ya se ha formado la convicción de que ese principio activo es eficaz y seguro (OMS, 1997).

Cuando existe un medicamento registrado que cuenta con protección sanitaria, el ISP no puede usar durante 5 años la información de que dispone

---

para otorgar el registro de similares; si una empresa quisiera registrar un producto similar dentro de este período debería presentar sus propios estudios, obligando a repetir ensayos en humanos, situación que atenta contra lo señalado en la declaración de Helsinki de la Asociación Médica Mundial, al obligar a experimentar en seres humanos no existiendo beneficio para la humanidad, solo un beneficio económico para una empresa privada. Estas formas de protección incorporadas en el TLC con EE.UU. se encuentran agregadas en el TPP y se han denominado líneas rojas en materia de salud, que por su impacto negativo en materia de acceso llevaron a que el Ministerio de Salud emitiera un informe acerca del impacto del TPP (Ministerio de Salud de Chile, 2015), y solicitara además en la Subrei[57], en una de las reuniones de Cuarto Adjunto[58], la salida de Chile de este tratado, lo que por supuesto no fue considerado.

Una de las líneas rojas es el *linkage*, que obligaría a vincular administrativamente al ISP e Inapi, obligando al ISP a no otorgar registros sanitarios ante un eventual conflicto entre empresas por patentes farmacéuticas. En Chile los registros sanitarios los otorga el ISP y las patentes las otorga el Inapi, ambas instituciones actúan de forma independiente la una de la otra, no están relacionadas en su actuar y se rigen por distintas leyes. La industria debe recurrir a los tribunales de justicia en caso de conflictos generados en estas materias.

Otra línea roja del TPP son las patentes de segundos usos, con criterios laxos; es decir, otorgar patente a una nueva indicación de un producto ya conocido, lo cual no cumpliría con el requisito de novedad ya que dicha indicación siempre fue una acción del producto ya patentado y de seguro estaba descrita en su monografía, por lo que no procede otorgarle beneficio alguno.

Las líneas rojas relacionadas con la agencia sanitaria son el aumento del plazo de la protección sanitaria otorgada por el ISP de 5 a 8 años para productos farmacéuticos nuevos de origen biológico; este tema fue uno de los más discutidos en las rondas de negociación. El TPP también establece la creación de una protección sanitaria por 3 años para las nuevas indicaciones terapéuticas, situación bastante compleja, ya que impediría usar o prescribir un producto para una segunda indicación, restricción bastante difícil de controlar en la práctica médica.

Por último se estableció como línea roja el registro por referencia, que trata de otorgar un registro sanitario por el solo hecho de que está registrado en otra agencia sanitaria, sin pasar por un proceso de evaluación, otorgándole además todos beneficios de protección sanitaria que estos posean, transformándonos

---

57 Subsecretaría de Relaciones Económicas Internacionales. Página de la institución: www.subrei.
    gob.cl.
58 "El Cuarto Adjunto es una instancia que ha dispuesto la Subrei para informar, ya sea el inicio
    de una negociación comercial, o bien comunicar sus avances en el transcurso del proceso, a fin
    de generar un diálogo con las partes interesadas". Subrei (2021) "¿Qué es el Cuarto Adjunto?".
    Disponible en: https://www.subrei.gob.cl/participacion-ciudadana/cuarto-adjunto.

en un país buzón. Cabe destacar que los cambios en la reglamentación sanitaria ya han incorporado este mecanismo.

Otro tema que se ha discutido en el TPP, pero que no se comentará aquí, es el eventual patentamiento de especies vegetales, lo relacionado con proveedores de servicios de internet y la existencia de tribunales especiales que dificultarían la implementación de mejoras regulatorias o de políticas públicas que pueden ser objeto de demandas por las empresas internacionales (Hassan Akram, 2019).

Después de años de intensas negociaciones, el TPP se cierra en octubre de 2015 en Atlanta, EE.UU. En el año 2017 el gobierno de Trump informa que Estados Unidos se retira del tratado y los once países restantes continúan negociando el tratado, ahora conocido como TPP-11, con algunas medidas "suspendidas" pero no eliminadas. Michelle Bachelet, presidenta de Chile, lo firma en 2018 y solo falta su ratificación por el Parlamento, proceso que se encuentra en desarrollo desde entonces.

Iniciativas regionales de colaboración sanitaria para el acceso a medicamentos

Los medicamentos, considerados un bien social esencial y el soporte terapéutico principal para la mantención de la salud, presentan respecto de su disponibilidad un gran desafío para la región, por lo que se han debido implementar diversas estrategias o iniciativas de colaboración técnica entre los países con el objetivo de poder acceder a medicamentos de calidad y a precios justos. Como casos emblemáticos de colaboración, cooperación, negociaciones y compras conjuntas mencionaremos el de Oras Conhu[59] y el de Mercosur, en los que los ministros de Salud, apoyados por la Organización Panamericana de Salud y usando el mecanismo del Fondo Estratégico[60], han podido acceder a medicamentos a precios mucho menores de los de mercado para dar cobertura sanitaria a su población.

El año 2003, Oras Conhu acompañado de la OPS logra gestionar un proceso de negociación y compras conjuntas de medicamentos antirretrovirales y reactivos en la Subregión Andina para el VIH; esta fue una iniciativa exitosa en sus dos primeras versiones, obteniendo rebajas de hasta 93% en precios de los esquemas de terapia triple de primera línea. No obstante, la industria farmacéutica dueña del monopolio de los tratamientos y de sus patentes no participó

---

59 Organismos Andinos de Salud (Oras) del Convenio Hipólito Unanue (Conhu). Página web de la organización: https://www.orasconhu.org/.

60 El Fondo Estratégico OPS es un fondo de abastecimiento regional al que postulan las empresas de producción farmacéutica a precios muy bajos. Disponible en: https://www.paho.org/es/fondo-estrategico-ops.

de la tercera negociación, dejando estancado el avance de este proceso, considerándose un ejemplo de organización exitosa para el acceso a medicamentos.

En el año 2015 y durante las reuniones de técnicos en materia de medicamentos de Mercosur, nuevamente comienza a gestarse la posibilidad de negociaciones y compras conjuntas entre los países parte y los Estados asociados, acompañados de Unasur[61] y de la OPS. En dicha negociación liderada por Brasil, se incorporaron medicamentos para el VIH y para Hepatitis C, se invitó a las empresas con registros de estos productos, algunas decidieron no participar, otras no modificaron sus precios puesto que tenían patentes y consideraban que, al no existir alternativas a sus medicamentos, los países estaban obligados a pagar lo que ellas estimaran, cautivos de sus tratamientos.

Para el tratamiento de VIH el Darunavir era un producto que estaba a punto de perder su patente en Chile y cuyo precio de adquisición era de 7 dólares[62] por comprimido; fruto de las negociaciones el producto quedó finalmente a un precio de 1,2 dólares por comprimido obtenido de una empresa genérica de la India que participa del Fondo Estratégico de la OPS ya mencionado, mecanismo por el cual se ponen a disposición de los países medicamentos a bajos precios. Este mecanismo es similar al Fondo Rotatorio de la OPS desde donde se ofrecen las vacunas para los programas de inmunización regional. Comienza así el proceso para la adquisición vía Cenabast del Darunavir a 1,2 dólares, situación ante la cual la empresa titular del registro de Darunavir, cuya patente había expirado, presenta un reclamo ante la Contraloría General de la República, debiendo emitir informes tanto el Ministerio de Salud como el ISP, la Cenabast, e incluso OPS Chile. Finalmente el dictamen establece que no hay ilegalidad en la gestión de compra a través de Fondo Estratégico OPS (Contraloría General de la República, 2018).

Respecto de la negociación para tratamiento de Hepatitis C, el procedimiento incluido en GES[63] era Interferón y Ribavirina, no dando buenos resultados, mientras que en el mundo ya se contaba con tratamientos de última generación que curaban completamente la enfermedad, evitaban llegar a la etapa de cirrosis, trasplante y muerte, razón por la cual fue elegido para la negociación. Esta nueva familia de medicamentos, denominados Antivirales de Acción Directa (AAD), tienen como base al Sofosbuvir, el que se asocia a otros de la misma familia de AAD para ejercer su acción. El tratamiento con Sofosbuvir tenía un precio inicial de mercado de 84.000 dólares, al momento de la

---

61 Unión de Naciones Suramericanas, organismo de integración suramericano, surge el año 2011 y el 2018 con los cambios en las tendencias políticas de los gobiernos de la región, Chile junto a otros países se retiran. Disponible en: https://parlamentomercosur.org/innovaportal/v/4503/1/parlasur/unasur.html.

62 Se usa el precio en dólares como una forma de estandarizar los valores entre todos los países (N. de la A.).

63 Garantías Explicitas en Salud. Más información en: http://www.supersalud.gob.cl/difusion/665/w3- propertyvalue-1962.html.

negociación se podía conseguir a 30.000 dólares; no obstante, era un precio impagable, incluso para los países ricos, los que por primera vez se encontraron en una situación de acceso inalcanzable. Los representantes de los países negociadores acompañados de la OPS se reunieron con las empresas, logrando obtener el tratamiento con Sofosbuvir a 7.800 dólares; aunque no fue posible una rebaja para otros AAD. Podríamos señalar entonces que las negociaciones fueron un éxito; sin embargo, en Egipto y en India se podía conseguir el mismo tratamiento con los medicamentos genéricos a un valor de 925 dólares. Este ejemplo nos permite dimensionar el impacto de las patentes en los precios.

¿Una licencia obligatoria para Chile?

Un importante e histórico hecho sanitario se origina en marzo de 2017 cuando la Corporación Innovarte[64] junto a algunos parlamentarios y agrupaciones de pacientes solicitaron al Ministerio de Salud que emitiera una Declaratoria de Necesidad de Salud Pública para algunos medicamentos, entre los que estaba el Sofosbuvir ya mencionado. Esta Declaratoria establecería las condiciones requeridas para la emisión de una licencia obligatoria o quiebre de patente en caso de emergencia sanitaria, para acceder a los tratamientos para la Hepatitis C, lo que se estaba discutiendo en muchos países. El Ministerio de Salud junto a otros ministerios debían resolver la forma de enfrentar la petición no solo desde un punto de vista sanitario, sino que también legal y sobre todo político. Había sólidos argumentos sanitarios. Sin embargo, las autoridades estaban indecisas por las presiones en su contra que manifestaban sectores del ámbito privado y también del sector público.

El proceso fue largo y complejo, casi un año de dedicación al tema, con la conformación de un equipo de trabajo interministerial, coordinación internacional, y una petición que debía resolverse antes de que asumiera la nueva administración por el cambio de gobierno en marzo de 2018. Es así como el 9 de marzo de 2018 se promulga la Resolución N° 399 del Ministerio de Salud que Declara Razones de Salud Pública, que justifican un pronunciamiento en materia de otorgamiento de licencias no voluntarias relacionadas con derechos patentarios que afecten a Sofosbuvir y cualquiera de sus asociaciones con otros Antivirales de Acción Directa (Gobierno de Chile, 2018b). Este proceso aún no llega a su fin. Existe la declaratoria de necesidad de salud pública, pero no se ha continuado con el proceso de nulidad de patente en el Inapi. No obstante, se generó una propuesta de modificación a la Ley de Propiedad Industrial en materias de licencias obligatorias en la Ley de Fármacos 2.

El proceso de la Declaratoria de Necesidad de Salud Pública fue un hito sanitario de gran magnitud que fue saludado por los países de la región, y su

---

64 Página web de la organización: https://www.corporacioninnovarte.org/.

impacto mediático fue fundamental para comenzar la actualización del Decreto GES incorporando los AAD para el tratamiento de la Hepatitis C. Algo sorprendente fueron las reacciones que generó la declaratoria en la industria farmacéutica internacional y varias de las embajadas donde estaban las casas matrices de dichas empresas, recopiladas en una investigación en detalle que hizo *CIPER*, medio de prensa chileno, en el artículo titulado "Agresivo *lobby* de laboratorios contra resolución que baja millonario precio de medicamento" (Sepúlveda, 2018).

Es así como se actualizó el decreto GES incorporando Sofosbuvir como medicamento base junto a otros AAD para el tratamiento de la Hepatitis C: varias alternativas dependiendo de los distintos genotipos de los pacientes, teniendo algunos de los medicamentos incluidos precios elevadísimos debido a que las empresas se restaron de la negociación. Una vez emitido el Decreto GES (Gobierno de Chile, 2017) en febrero de 2018, la empresa con la cual se negoció el Sofosbuvir registra en Chile un producto farmacéutico constituido por una asociación pangenotípica; es decir, podía tratar a todo tipo de pacientes con Hepatitis C sin distinción.

Considerando que el Decreto incluía alternativas que iban desde los 7.800 dólares a los 26.000 dólares y que estaba en proceso la Declaratoria, el ambiente era adecuado para una nueva revisión de precios, por lo que se decide convocar a las empresas titulares de estos registros para que presentaran nuevas ofertas de precios. Algunos ofrecieron rebajas mínimas y la empresa que ofertó el Sofosbuvir a 7.800 dólares mantuvo ese precio y ofreció la nueva asociación pangenotípica de AAD a 5.100 dólares por tratamiento, muy por debajo incluso de lo conseguido en las negociaciones conjuntas. La magnitud de rebaja fue tan considerable que justificó ante las autoridades una rápida modificación del Decreto GES (Gobierno de Chile, 2018a) recién emitido. Podemos decir que esta vez el éxito fue para el Estado y para los pacientes.

En el actual período de pandemia ha resurgido nuevamente la discusión sobre el derecho a la salud y acceso a medicamentos patentados en caso de emergencia sanitaria. En octubre de 2020, India y Sudáfrica levantan una petición a la OMC para flexibilizar los ADPIC, que consiste específicamente en eximir de ciertas obligaciones de los ADPIC respecto de la prevención, tratamiento y contención del Covid-19.

En Chile, la Corporación Innovarte junto a otras organizaciones de la sociedad civil, como la Iniciativa Medicamentos para Enfermedades Olvidadas (DNDI, por su sigla en inglés) y el Colegio de Químicos Farmacéuticos de Chile, presentaron una solicitud al gobierno para que asuma un liderazgo activo en la lucha mundial contra el Covid-19 que se traduzca en manifestar su apoyo frente a esta propuesta; sin embargo, este aún no se ha pronunciado. Para sorpresa del mundo, en mayo de 2021 el presidente de EE.UU., Joe Biden, se suma a la propuesta manifestando su apoyo para flexibilizar los ADPIC; parte de la Unión

Europea y Rusia también se han manifestado a favor y Brasil lo está considerando, generándose a su vez un movimiento internacional ciudadano denominado "suelten las patentes"para presionar a los países y a las empresas.

Analizadas- algunas situaciones reales del impacto de las patentes en el acceso a medicamentos, coincidimos con Marco Arellano en que"existen múltiples formas que ha ido desarrollando la industria farmacéutica para intentar sobreexplotar el sistema de patentes y obtener de él un provecho superior al que su naturaleza reclama. El listado de instrumentos que se han usado es vasto y se extiende desde la presión política hasta el diseño e imposición de leyes, pasando por la interpretación extensiva de los requisitos tradicionales de patentabilidad"(Arellano & Tobar, 2012). Podemos concluir entonces que los acuerdos comerciales solo han favorecido a la industria y a los países desarrollados, y que han sido los acuerdos de integración regional y de colaboración sanitaria los que han permitido a los Estados negociaciones y compras conjuntas para favorecer el acceso a medicamentos de calidad para todas las personas sin distinción de su nivel socioeconómico.

En Chile en el último tiempo las acciones relacionadas con el acceso a los medicamentos han surgido como iniciativas locales y colaborativas y no desde el nivel central, y la defensa de la salud como un derecho ha surgido principalmente desde organizaciones de la sociedad civil. Finalmente, ha sido la manifestación ciudadana la que ha contribuido a generar un cambio constitucional que podría permitir consagrar finalmente la salud como un derecho.

Referencias

Arellano, M. & Tobar, T. (2012). *Una visión sobre las sentencias que marcan tendencia en propiedad industrial en la industria farmacéutica en Chile.* Biblioteca Jurídica Virtual del Instituto de Investigaciones Jurídicas de la UNAM.

Asociación Médica Mundial (1964). *Declaración de Helsinki de la AMM - Principios Éticos para las Investigaciones Médicas en Seres Humanos.* Helsinki, Finland.

Colegio Químico Farmacéutico y Bioquímico de Chile A. G. (2003). *Historia de una profesión. Memoria Chilena.*

Contraloría General de la República (2017). *Farmacias Populares, dictamen de la Contraloría General de la República N° 14.646.* Fecha: 25 de abril de 2017.

———— (2018). Dictamen N° 9889/2018 de Contraloría General de la República.

Correa, C. (2002). *Repercusiones de la Declaración de Doha Relativa al Acuerdo sobre los ADPIC y la Salud Pública.* Organización Mundial de la Salud.

Cruz, M. E. (s. f.). María Elina Cruz se refiere a la colusión de las farmacias: A estudiar ética ¿la respuesta de la justicia penal ante una colusión? Recuperado de: https://derecho.uc.cl/es/noticias/derecho-uc-en-los-medios/13625-maria-elina-cruz-se-refiere-a- la colusión de las farmacias: A estudiar ética ¿la respuesta de la justicia penal ante una colusión?

García, M. (2015, noviembre 12). El golpe del PC al modelo: La farmacia popular y el orgullo de Recoleta. *The Clinic*.

Gobierno de Chile (1942). Decreto N° 70/1791 del Ministerio de Salubridad, Previsión y Asistencia Social, promulgado el 31/12/1942 y derogado el 30/12/1989.

——— (1968a). DFL N° 725 Código Sanitario.

——— (1968b). Inciso primero del artículo 100. Código Sanitario de la República de Chile.

——— (2006). DFL N° 3 que Fija el Texto Refundido, Coordinado y Sistematizado de la Ley de Propiedad Industrial de Chile.

——— (2011). Decreto N°3/2010 del Ministerio de Salud que Aprueba Reglamento del Sistema Nacional de Control de los Productos Farmacéuticos de uso Humano.

——— (2014). Ley N° 20.724 que Modifica el Código Sanitario en Materia de Regulación de Farmacias y Medicamentos, promulgada el 30/01/2014.

——— (2015). Boletín 9914-11 Modifica el Código Sanitario para regular los medicamentos bioequivalentes genéricos y evitar la integración vertical de laboratorios y farmacias. Proyecto de Ley.

——— (2017). Decreto N° 22/2017 del Ministerio de Salud que Modifica el Decreto N° 3, de 2016, que Aprueba Garantías Explícitas en Salud del Régimen General de Garantías en Salud.

——— (2018a). Decreto GES N° 8/2018 del Ministerio de Salud, que Modifica Decreto N° 3, de 2016, que aprobó Garantías Explícitas en Salud del Régimen General de Garantías en Salud.

——— (2018b). Resolución N° 399/2018 del Ministerio de Salud que Declara Razones de Salud Pública, en el contexto del numeral 2° del artículo 51° del Decreto con Fuerza de Ley N° 3, de 2006, del Ministerio de Economía, que fija texto refundido, coordinado y sistematiza.

Hassan Akram (2019)."El TPP fue diseñado como un traje a la medida de EE.UU.". *CNN Chile*.

Ibarra, C. & Parada, M. (2020). Production of vaccines in Chile, the importance of local supply. *Revista Chilena de Infectología*, 37(4), 413-421. https://doi.org/10.4067/S0716-10182020000400413.

Ministerio de Salud de Chile (2015). Resumen Ejecutivo: Impacto Económico y Sanitario de la Extensión de la Protección de Datos de Productos Farmacéuticos Biológicos, contenida en el TPP.

OMC (s. f.). Los ADPIC y la salud pública. Recuperado de https://www.wto.org/spanish/tratop_s/trips_s/pharmpatent_s.htm.

——— (2001a). Declaración Ministerial WT/MIN(01)/DEC/1.

——— (2001b). Los miembros de la OMC continuarán el examen emprendido en el "enriquecedor debate"sobre los medicamentos. Recuperado de http://www.wto.org/spanish/news_s/pres01_s/pr233_s.htm.

——— (2017). *Los acuerdos de la OMC. El acuerdo de Marrakech por el que se establece la Organización Mundial del Comercio y sus Anexos.*

OMS (1996). *Estrategia Revisada en Materia de Medicamentos WHA 49.14.*

——— (1997). *Globalización y Acceso a los Medicamentos, Perspectivas sobre el Acuerdo ADPIC/OMC. Serie Economía de la Salud y Medicamentos N° 7 (Segunda Ed.).*

————— (1999). *Resolución sobre estrategia revisada en materia de Medicamentos, WHA52.1999.* Ginebra.

————— (2001). *La globalización, el Acuerdo sobre los ADPIC y el acceso a los productos farmacéuticos. Perspectivas políticas sobre medicamentos de la OMS, N° 3.*

————— (2018). La importancia del nombre. Recuperado de etail/what-s-in-a-name-#:~:text=Grupo de Expertos en denominación, los 8.500 que me precedieron.

ONU. (s. f.). Historia de las Naciones Unidas. Recuperado de https://www.un.org/es/about- us/history-of-the-un.

Rengifo, D. (2021, octubre 2). Propiedad intelectual y pandemia: La deuda pendiente con el Sur Global. *El Espectador*.

Republic of South Africa. (1997). *South African Medicines and Related Substances Control Amendment Act 90.*

Sepúlveda, N. (2018, julio 24). Agresivo *lobby* de laboratorios contra resolución que baja millonario precio de medicamento. *CIPERChile*.

Sernac. (2019). Justicia condena a cadenas de farmacias al pago de US$2,6 millones como compensación tras colusión de medicamentos.

Tobar, T. (2015). *Productos farmacéuticos y propiedad intelectual.* Disponible en: https://www.paho.org/hq/dmdocuments/2015/productos-farmaceuticos-tatiana-tobar-2015.pdf.

Vergara, H. (1997). *Historia del Formulario Nacional de Medicamentos.* Academia de Ciencias Farmacéuticas de Chile., Disponible en: https://repositorio.uchile.cl/handle/2250/121455.

18. Diplomacia en Salud. Reporte de un proyecto de investigación en curso

Jorge Ramírez Flores

Como muchos aspectos abordados en este libro, las definiciones si bien son necesarias, se encuentran en un estatus de "trabajo en progreso" debido al carácter en expansión de las áreas consideradas al alero de la perspectiva global en salud. En el caso de la Diplomacia en Salud Global, esto no es distinto. Es más, el transcurrir de más de dos años de la pandemia Covid-19 ha contribuido de manera inusitada al desarrollo y estudio de las herramientas diplomáticas en salud. Como en una especie de experimento natural acelerado, hemos sido testigos de las pruebas empíricas de diversas teorías surgidas durante las últimas décadas respecto a los procesos que se verifican en la Diplomacia en Salud Global (Solimano et al., 2021).

La vigilancia y alerta epidemiológica, el mercado de dispositivos médicos (ventiladores), la disrupción en el flujo transfronterizo, el desarrollo y financiamiento de nuevas vacunas así como su distribución mundial, y el enorme impacto que la pandemia está generando en el devenir económico de las naciones son solo algunos de los elementos que, en un corto periodo de tiempo y con una intensidad no vista desde las guerras mundiales, han puesto en el centro del debate global a la salud y a las relaciones internacionales. Las lecciones van apareciendo con el correr de las semanas, pero muchas de ellas demorarán años en establecerse.

En el presente artículo haremos una síntesis de la reciente emergencia del concepto de la Diplomacia en Salud Global en el concierto y literatura internacionales, y comentaremos algunos de los principales hallazgos de un proyecto multipaís que intenta comprender mejor este campo de conocimiento aportando miradas desde el Sur Global. Finalmente enunciaremos algunos desafíos para el país, que consideramos relevantes de considerar para el mediano plazo.

Necesarias consideraciones conceptuales

Hasta hace escasos años, los textos sobre diplomacia en general no contenían especificidades respecto a salud, y habitualmente la consideraban meramente un aspecto en la esfera de lo "humanitario" (Drager & Fidler, 2007). Hacia fines de la primera década del presente siglo se introduce el término "Diplomacia en Salud Global" (Kickbusch et al., 2007) y se empieza reflexionar de manera un poco más sistemática respecto de la interacción entre los Estados, las organizaciones internacionales, las organizaciones no gubernamentales y la sociedad civil, en temas relativos a la Salud Global. Acá se produce una tensión entre el enfrentamiento a escala mundial de aquellos desafíos sanitarios propiamente tales y el uso de motivaciones o procesos de salud como medios para alcanzar fines de corte político, social o económico (Smith & Irwin, 2016).

Hasta antes de la pandemia de Covid-19, diversas situaciones de escala regional o mundial habían contribuido a una creciente preocupación desde la vereda de la política de relaciones internacionales respecto de la salud. Las epidemias de síndrome respiratorio agudo severo (SARS, por su sigla en inglés) en 2003, Ébola en 2014 y Zika desde el 2015, junto con las pandemias del VIH/SIDA desde los ochentas e influenza A H1N1 en 2009, entre otras, no solo habían actuado como potentes señales de alerta sobre el potencial de propagación de las enfermedades asociadas, sino que han sido consideradas amenazas directas a la seguridad nacional e intereses económicos y políticos de los países (Khazatzadeh-Mahani et al., 2020). La "respuesta organizada" de la comunidad internacional, como por ejemplo las reformas al Reglamento Sanitario Internacional y eventuales iniciativas de cooperación internacional (acuerdos comerciales regionales principalmente), había sido materia de estudio desde un punto de vista crítico por diversos investigadores debido al potencial deletéreo de algunas de estas iniciativas (Fidler & Drager, 2006; Owen & Roberts, 2005; Ruckert et al., 2017).

La relación entre política internacional y salud es un entramado complejo y fascinante. De manera didáctica y siguiendo el Manual de Oxford sobre Políticas de Salud Global (Khazatzadeh-Mahani et al., 2020), estas interacciones pueden ser encasilladas en cuatro dinámicas generales. En primer lugar, tenemos que la política exterior puede poner en riesgo algunos aspectos de salud de las poblaciones. El análisis de variados acuerdos comerciales regionales establece que, por ejemplo, podrían generar barreras en el acceso a medicamentos esenciales en países más vulnerables, en pos de la protección del interés económico de los productores.

Otro modo de relación se establece cuando la salud sirve a otros propósitos de la política internacional. Este es el caso de la actividad habitualmente conocida como "Asistencia para el Desarrollo" (Development Assistance, DA): en general, los países más ricos la utilizan para "promover sus propios intereses estratégicos, objetivos de seguridad y valores en lugar de promover mejores resultados de salud en el Sur Global como un fin en sí mismo" (Khazatzadeh-Mahani et al., 2020).

De manera inversa, una tercera forma en que se puede correlacionar es utilizando la política exterior para promover objetivos sanitarios. Esta forma de acción tiene bases conceptuales menos categóricas y no existe consenso en que la salud pueda constituirse como un objetivo singular y "puro" de la política exterior. A pesar de ello, existen indicios en normativas y declaraciones de algunos países, junto con la evidencia de la íntima relación entre la salud de la población de países más pobres con la de los más ricos, como lo ha demostrado dramáticamente la actual pandemia en curso.

Finalmente, la salud efectivamente puede formar parte de una política internacional integral. El creciente financiamiento de los distintos tipos de ayuda entre países, el documentado impacto negativo de acuerdos comerciales injustos en los indicadores de salud y la gran preocupación por elementos sanitarios de la seguridad nacional (por ejemplo, políticas de migración) son fiel reflejo de un cambio de paradigma hacia la inclusión de la salud en materias de política exterior.

La diversidad de actores, temáticas, enfoques y nivel de especialización sanitaria hace de la Diplomacia en Salud Global un terreno difícilmente abarcable para los investigadores y también para quienes, incluso sin considerarlo su campo principal de desarrollo, realizan acciones dentro de ella. Esta complejidad se puede ejemplificar de buena manera intentando entender el entramado de organizaciones internacionales que actualmente hacen frente a la pandemia de Covid-19. Una buena y completa revisión del panorama organizativo de la institucionalidad internacional puede encontrarse en los nueve capítulos al respecto de la parte XIV del *Handbook of Global Health* publicado recientemente (Haring, 2021).

Entonces, ¿cuáles son las motivaciones, implícitas y explícitas, de la Diplomacia en Salud Global? ¿Qué podemos deducir de los discursos y las acciones de los distintos gobiernos al respecto? Un estudio innovador en el cual participamos arroja algunas luces de aquello, desde la perspectiva de un país sudamericano.

Principales resultados del estudio multipaís. La perspectiva de Chile

Intentando responder las cuestiones planteadas, desde 2016 se desarrolló un estudio que contó con la guía técnica y financiamiento de la Universidad de Ottawa[65], y con investigadores en Chile y Canadá, además de Brasil y México. Desde un enfoque cualitativo, que incluyó tanto revisión documental como entrevistas con actores clave, en cada país se intentó establecer las dinámicas más usuales en la Diplomacia en Salud, tanto en el discurso explícito como en los elementos implícitos en documentos oficiales y la interpretación propia de diplomáticos y agentes de salud. Algunas publicaciones científicas ya se encuentran disponibles, tanto a nivel de cada país (Guerra et al., 2021; Proulx et al., 2017; Ramírez et al., 2018) como colectivas (Ruckert et al., 2021), y otras se encuentran en pleno desarrollo. Es importante hacer notar que tanto la recolección de la información como los primeros análisis se han efectuado en periodos previos a la pandemia de Covid-19.

---

65 Grant number 136927"Canadian Institutes of Health Research".

En el caso de Chile, tras una revisión narrativa de la literatura (Ramírez et al., 2018), se pudo concluir, de manera muy general y en un escenario de escasez relativa de artículos relativos a la temática, que las acciones sanitarias en el escenario de las relaciones internacionales "aún están motivadas principalmente por intereses de política exterior más tradicionales que por un deseo de satisfacer necesidades de salud *per se*". Sin embargo, existen indicios de que en el contexto de la cooperación Sur-Sur en que Chile ha participado la solidaridad y la consideración de la salud dentro de los objetivos diplomáticos han ido ganando un terreno de mayor relevancia.

Estas ideas iniciales pudieron ser estudiadas en mayor profundidad a través de la exploración de la literatura gris relacionada[66]. Es así como se confirma la tendencia a enmarcar los temas de salud en política internacional como pertenecientes a la esfera de la seguridad nacional, especialmente en el análisis de los acuerdos comerciales internacionales en que Chile ha tomado parte. Junto a ello, la preponderancia de aspectos económicos con enfoque neoliberal en toda la política exterior, y específicamente en los aspectos sanitarios, resulta notoria y se constituye en, probablemente, la motivación principal de las acciones diplomáticas en salud.

Pero, al mismo tiempo, algunos elementos específicos dan pistas de un curso distinto de acción, alejándose de los patrones tradicionales de funcionamiento de las relaciones internacionales en el campo de la salud. En este sentido, podemos analizar la integración regional (o colaboración Sur-Sur), la interacción con instituciones internacionales con enfoque de Derechos Humanos y los esfuerzos por anteponer consideraciones sanitarias por sobre intereses comerciales.

La integración regional ha sido priorizada, con la participación de Chile, en iniciativas subregionales como Unasur por sobre las relaciones económicas neocoloniales con países como Estados Unidos. Unasur busca aumentar la representación de los países de la región en procesos de diplomacia mundial en salud que involucren aspectos comerciales. En el mismo sentido, Chile ha desarrollado influencia regional al colaborar con otros países, por ejemplo, para abordar amenazas a la salud pública y brindar apoyo financiero para la respuesta a emergencias y desastres.

También en este contexto de integración regional, el país ha recibido ayuda de actores internacionales, principalmente la Organización Mundial de la Salud, para abordar problemas de salud pública importantes, en especial las enfermedades no transmisibles, como el consumo de tabaco o la salud mental. También la Organización Internacional para las Migraciones y otras organizaciones del sistema de Naciones Unidas han proporcionado apoyo técnico para

---

66 Parte de estos hallazgos se encuentran en el Informe preliminar de trabajo de la revisión de la literatura gris del equipo chileno, y junto con el análisis de las entrevistas formarán parte de futuras publicaciones académicas.

la formulación y la implementación de políticas públicas respecto del creciente fenómeno migratorio dentro del país.

Resulta interesante que todas estas instancias de interacción con países de la región se basan en gran medida en fundamentos relativos a los DD.HH., un enfoque que ha seguido ganando apoyo público desde que el país volvió a la democracia en 1990. Unasur considera a la salud como un tema de esencialmente de DD.HH.: mejora en acceso a medicamentos, medidas de seguridad poblacional y erradicación de la pobreza. Las directrices internacionales y la capacidad de asesoramiento de la OMS al colaborar con el gobierno chileno se enmarcan también como cuestiones relativas a estos derechos esenciales. De la misma forma, la migración en Chile ha ganado atención como un asunto de DD.HH., ya que la falta de una política integral permitió que los inmigrantes quedaran rezagados en el sistema de salud. La necesidad de una reforma migratoria que tenga en cuenta los derechos de los inmigrantes ha sido sostenida apelando a diversos tratados internacionales firmados por Chile y ha sido reconocida por grupos políticos del más amplio espectro, posicionándola como una prioridad política durante varios años.

Si bien, debido a estructuras políticas previas, ha sido difícil establecer el derecho pleno a la salud en Chile[67], existe una tradición de políticas orientadas a la salud pública, aunque tradicionalmente han estado sujetas a consideraciones económicas o comerciales. Los gobiernos han buscado reducir la incidencia de enfermedades cardiovasculares, por ejemplo, a través de la ley de etiquetado de alimentos. Esta iniciativa debió enfrentar importantes críticas por parte de otros países a través de la Organización Mundial de Comercio, pero también ha sido felicitada internacionalmente como un logro legislativo en la lucha contra la obesidad. A pesar de la esperable oposición de la industria de alimentos y bebidas en Chile, la ley fue finalmente implementada[68].

Otro ejemplo en esta línea lo constituye el esfuerzo por disminuir el alto consumo de tabaco. Las restricciones legislativas recientes han estado basadas en el Convenio Marco para el Control del Tabaco (CMCT) (Acuña, 2017), en donde la OMS y la OPS han jugado un rol muy relevante en la defensa de las

---

67 Esto pudo haber cambiado con el proceso constituyente —nacido a partir del estallido social y posterior acuerdo político transversal de fines del 2019—, cuya propuesta de nueva Constitución obtuvo una respuesta negativa de la población chilena en septiembre de 2022.

68 La evaluación sanitaria de la ley ha sido mayormente positiva. Ver por ejemplo:
Reyes, M., Smith Taillie, L., Popkin, B., Kanter, R., Vandevijvere, S. & Corvalán, C. (2020). Changes in the amount of nutrient of packaged foods and beverages after the initial implementation of the Chilean Law of Food Labelling and Advertising: A nonexperimental prospective study. *PLoS Medicine, 17*(7), e1003220.
Taillie, L. S., Bercholz, M., Popkin, B., Reyes, M., Colchero, M. A. & Corvalán, C. (2021). Changes in food purchases after the Chilean policies on food labelling, marketing, and sales in schools: A before and after study. *The Lancet. Planetary health, 5*(8), e526-e533.
Taillie, L. S., Reyes, M., Colchero, M. A., Popkin, B. & Corvalán, C. (2020). An evaluation of Chile's Law of Food Labeling and Advertising on sugar-sweetened beverage purchases from 2015 to 2017: A before-and- after study. *PLoS Medicine, 17*(2), e1003015.

medidas de control del tabaco para disminuir la carga de la enfermedad asociada, a pesar de las conocidas trabas de la industria internacional que influyen en el *lobby* hacia autoridades locales.

Una perspectiva que resulta relevante es la de los propios actores de la Diplomacia en Salud Global de Chile[69]. Si bien es cierto sus interpretaciones necesariamente tienen un grado de subjetividad importante, no es menos cierto que aportan mayor profundidad en este campo científico en construcción. En general, no existen mayores contradicciones respecto de aquellas conclusiones emanadas de fuentes escritas, en particular sobre lo novedoso de la intersección de la diplomacia y la salud o la evidente tensión entre aspectos comerciales y sanitarios. Sin embargo, aparecen nuevos elementos que resultan interesantes de explicitar.

La participación de Chile en la arena internacional en los aspectos relativos a la salud es considerada como un área en franco desarrollo y expansión. Para ello, se suele citar como ejemplo el involucramiento en la iniciativa de los Objetivos de Desarrollo Sostenible proveniente del sistema de Naciones Unidas. Si bien Chile participa en iniciativas multilaterales de desarrollo (OPS, OCDE, Onusida, APEC, la Alianza del Pacífico, Mercosur, CELAC, etc.), existe cierto consenso en que el país no toma el liderazgo de presentar nuevas ideas para tales esfuerzos.

En cuanto a la implementación de iniciativas de Salud Global, resulta muy decidor que no se identifican procesos formales o sistemáticos para colocar los temas de salud en la agenda chilena. Pueden ser impulsadas por organismos internacionales como la OMS/OPS, por países de referencia para Chile, o por una real necesidad nacional. Muchos de los procesos diplomáticos asociados a la Salud Global han aparecido, como es esperable, en contextos de emergencias (SARS, Influenza H1N1 y Ébola)[70]. Al analizar la larga lista de circunstancias que se declaran como barreras a la implementación de la Diplomacia en Salud Global en el país, resulta llamativa la ausencia de coordinación real entre la institución del Ministerio de Salud y la del Ministerio de Relaciones Exteriores.

Es importante resaltar que, por diversos motivos metodológicos y de factibilidad, la mayor parte de los actores claves entrevistados pertenecían al mundo público o estatal. Podemos considerar que la actividad diplomática es eminentemente una labor de Estado y que las prioridades sanitarias también debiesen emanar del mismo sector. Sin embargo, un hallazgo narrativo muy relevante fue observar las luchas de poder entre las instituciones y partes interesadas con influencia en estos temas, como la industria o la sociedad civil, para imponer agendas en variados temas sanitarios.

---

69 Parte de estos hallazgos se encuentran en el informe preliminar de trabajo del análisis de entrevistas a informantes clave, y serán parte de futuras publicaciones académicas.

70 A esto se suma, sin duda, todo el trabajo relacionado con la actual pandemia de Covid-19 en los últimos dos años.

Escenario a futuro

A través de los resultados del estudio comentado, podemos entregar un sustrato más empírico a un abordaje inicial del concepto de la Diplomacia en Salud. Aquí podemos verificar cómo la visión desde un país de alto ingreso, pero en una región que sufre muchos de los problemas habituales del Sur Global o del "sub-desarrollo", puede aportar importantes lecciones al concierto mundial. Posterior a estos dos años de pandemia, a un importante giro en la posición política del gobierno de turno y con un proceso constituyente en curso, la Diplomacia en Salud Global desde Chile se desenvolverá en un escenario incierto, pero en el que deberá adquirir mayor relevancia.

La coordinación de la vigilancia epidemiológica, la gestión de las vacunas y el enfrentamiento del impacto económico del Covid-19, en el contexto de un importante flujo migratorio, son ejemplos en que la actividad internacional, con foco sanitario, se volverá un eje muy relevante de la política exterior del país. Hasta el momento, existe la percepción de que ha existido más bien un afán competitivo entre los países latinoamericanos en el manejo de la pandemia, pero la misma dinámica de la infección, con la recurrente aparición de variantes, hace más patente aún la necesidad de esfuerzos colaborativos, en particular el acceso a inmunización de manera equitativa entre las regiones y países.

En tanto, la redacción de una eventual nueva Carta Magna que lidia con cuestiones tan centrales como el Derecho a la Salud o el respeto retrospectivo por los tratados internacionales que Chile ha firmado (que incluye los tratados comerciales) pone también a la Diplomacia como una herramienta muy relevante. Así, deberemos enfrentar definiciones respecto del acceso de la población en condición migrante a la atención de salud o del modelo de desarrollo y producción sustentable, respetando aspectos medioambientales o culturales frente a inversiones extranjeras.

En especial en Sudamérica, el signo de los gobiernos conservadores de los últimos años resultó en un paréntesis de uno de los esfuerzos integradores de la región, Unasur; e intentaron, por diversos motivos, reemplazarla por otra estructura, Prosur, en que si bien se conjugó la afinidad ideológica de sus integrantes, no existió ningún tipo de proyección. Esta inestabilidad, tan propia de la región, que liga importantes instituciones de cada país a la evolución del ciclo político contingente a nivel nacional, trasunta los esfuerzos de cooperación Sur-Sur. Es la receta para un fracaso permanente. El nuevo gobierno en Chile (2022), al menos en el discurso, se ha declarado abiertamente latinoamericanista y estará por verse cómo este aspecto de las relaciones internacionales permite la emergencia de las temáticas sanitarias más urgentes.

Referencias

Acuña, M. (2017). El Convenio Marco para el Control del Tabaco de la Organización Mundial de la Salud. *Revista Chilena de Enfermedades Respiratorias, 33*(3), 180-182. https://doi.org/10.4067/s0717-73482017000300180.

Drager, N. & Fidler, D. P. (2007). Foreign policy, trade and health: At the cutting edge of global health diplomacy. *Bulletin of the World Health Organization, 85*(3), 162-162.

Fidler, D. & Drager, N. (2006). Health and Foreign Policy. *84 Bulletin of the World Health Organization 687* (2006).

Guerra, G., Orozco, E., Jiménez, P., Ruckert, A., Labonté, R. & Snyder, N. S. de (2021). Global health diplomacy in Mexico: Insights from key actors in the field. *Globalization and Health, 17*(1), 1-11. https://doi.org/10.1186/s12992-021-00789-y.

Haring, R. (2021). *Handbook of Global Health*. (I. Kickbusch, D. Ganten & M. Moeti, Eds.), *Handbook of Global Health*. Cham, Switzerland: Springer. https://doi.org/10.1007/978-3-030-45009-0.

Khazatzadeh-Mahani, A., Ruckert, A. & Labonté, R. (2020). Global Health Diplomacy. *The Oxford Handbook of Global Health Politics*, (July), 101-121. https://doi.org/10.1093/oxfordhb/9780190456818.013.7.

Kickbusch, I., Silberschmidt, G. & Buss, P. (2007). Global health diplomacy: The need for new perspectives, strategic approaches and skills in global health. *Bulletin of the World Health Organization, 85*(3), 230-232. https://doi.org/10.2471/BLT.06.039222.

Owen, J. & Roberts, O. (2005). Globalisation, health and foreign policy: Emerging linkages and interests. *Globalization and Health, 1*(1), 12. https://doi.org/10.1186/1744-8603- 1-12.

Proulx, K. R., Ruckert, A. & Labonté, R. (2017). Canada's flagship development priority: Maternal, newborn and child health (MNCH) and the Sustainable Development Goals (SDGs). *Canadian Journal of Development Studies, 38*(1), 39-53. https://doi.org/10.1080/02255189.2016.1202103.

Ramírez, J., Valdivia, L., Rivera, E., Da Silva Santos, M., Sepúlveda, D., Labonté, R. & Ruckert, A. (2018). Chile's role in global health diplomacy: A narrative literature review. *Globalization and health, 14*(1), 108. https://doi.org/10.1186/s12992-018- 0428-8.

Ruckert, A., Almeida, C., Ramírez, J., Guerra, G., Salgado, V. N., Snyder, D., ... Da, M. (2021). Global Health Diplomacy (GHD) and the integration of health into foreign policy: Towards a conceptual approach. *Global Public Health, 0*(0), 1-14. https://doi.org/10.1080/17441692.2021.1900318.

Ruckert, A., Schram, A., Labonté, R., Friel, S., Gleeson, D. & Thow, A.-M. (2017). Policy coherence, health and the sustainable development goals: A health impact assessment of the Trans-Pacific Partnership. *Critical Public Health, 27*(1), 86-96. https://doi.org/10.1080/09581596.2016.1178379.

Smith, R. & Irwin, R. (2016). Measuring success in global health diplomacy: Lessons from marketing food to children in India. *Globalization and Health, 12*(1), 28. https://doi.org/10.1186/s12992-016-0169-5.

Solimano, G., Ramírez, J. & Valdivia, L. (2021). Pandemias y Salud Global. En M. González & P. Oyarce (Eds.), *Ciencia, Conocimiento, Tecnología e Innovación. Nuevos mapas para la diplomacia* (pp. 215-242). Academia Diplomática de Chile "Andrés Bello", Ministerio de Relaciones Exteriores.

19. Salud Pública y Protección Civil frente a riesgos de potencial global

Alberto Maturana Palacios

Introducción

Al tratar un tema tan arduo e interesante como el de las emergencias y desastres globales, no se puede dejar de constatar que el siglo recién pasado fue, sin lugar a dudas, el más catastrófico que conociera la humanidad. Un siglo que conoció guerras mundiales, emergencias nucleares, una feroz multiplicación de la población, los primeros signos del cambio climático y el vertiginoso desarrollo de la inteligencia artificial (IA) (Bostrom, 2016) no podría habernos legado sino un enorme conjunto de desafíos para el siglo XXI. Lamentablemente, los primeros veinte años que llevamos de este siglo no han sido particularmente generosos en señales o indicios que nos permitan abandonarnos al optimismo. Al contrario, las dudas acerca del futuro de la especie humana acechan. Como sostuviera el reconocido historiador Eric Hobsbawm al final de su *Historia del siglo XX*: "Cuanto he escrito hasta aquí no puede decirnos si la humanidad es capaz de resolver los problemas a los que se enfrenta el final del milenio, ni tampoco cómo puede hacerlo" (Hobsbawm, 2014: 493).

Juicio bastante desalentador el anterior, es cierto. Lo que no puede obstar, sin embargo, a reconocer y valorar algunos esfuerzos encomiables que se han llevado a cabo para erigir instancias internacionales que permiten a los países del globo enfrentar de manera coordinada y eficaz algunas emergencias que, por su magnitud y potencial daño, nos conciernen a todos y todas, en tanto habitantes de una misma comunidad global.

Uno de esos primeros esfuerzos puede remontarse al que llevaron a cabo algunas ciudades europeas para acudir en ayuda de la ciudad de Lisboa, tras el devastador terremoto sufrido el año 1755 (Revet, 2011: 541). Otro tanto tuvo lugar luego del terremoto de Caracas en 1812 (Revet, 2011). Sin embargo, este tipo de ayudas tuvo su origen en el buen criterio y sentido de comunidad que exhibían, de vez en cuando, algunos países. Debemos esperar recién al siglo XX para que, catástrofes mediante, este tipo de respuestas cristalicen al interior de instituciones multilaterales de carácter supranacional. Fenómenos como el terremoto de Messina (1908), la Primera Guerra Mundial (1914-1918), la Segunda Guerra Mundial (1939-1945), la Guerra Fría y la permanente amenaza de la "destrucción mutua asegurada" (MAD, por su sigla en inglés) producto de la bomba atómica, inundaciones y ciclones en Pakistán oriental (1970), la Primera Guerra del Golfo (1990-1991) (Revet, 2011), y un largo etcétera de desastres naturales, bélicos y sociales aceleraron la creación de redes internacionales de gestión del riesgo, ayuda humanitaria, ONGs y organizaciones ciudadanas que, en palabras de Raúl Sohr, "vieron con claridad lo que muchos gobernantes querían negar" (Sohr, 2001: 48).

Así, por ejemplo, el año 1984, el Dr. Frank Press[71], notable sismólogo norteamericano, instó a la comunidad científica mundial a realizar un esfuerzo global que permitiera crear una red sismológica mundial. Junto con otros 25 expertos, Press fue invitado por Naciones Unidas para la preparación de un informe que desarrollara en detalle el proyecto "Decenio Internacional para la Reducción de los Desastres Naturales" (DIRDN) (Revet, 2011: 542). Dicho informe sirvió de antecedente directo para formular la Declaración de Tokyo (1989) (Revet, 2011), a la que siguió la dictación de una resolución[72] suscrita por 156 países de Naciones Unidas que decretaba que el decenio iniciaría la última década del milenio (Revet, 2011: 542). Como hemos anticipado, estos intentos por institucionalizar a nivel internacional la gestión del riesgo constituyen chispazos de esperanza al interior de un escenario en sumo incierto y que, ahora último, se ha visto tensionado al extremo por la emergencia sanitaria provocada por el SARS CoV-2 (coronavirus).

¿Qué ha motivado respuestas institucionales como la del Dr. Press? ¿Cuáles han sido estas respuestas? ¿Qué objetivos han trazado y qué grado de cumplimiento exhiben? Y, probablemente la pregunta más inquietante de todas: ¿Podríamos calificar estas instancias como *suficientes* para enfrentar los desastres antrópicos o los de origen natural? Estas interrogantes intentarán ser respondidas a lo largo de este trabajo. Para ello (1) examinaremos algunos eventos que pueden ser calificados como *desastres*, (2) nos referiremos al impacto y daño que causaron, (3) nos detendremos en la respuesta internacional que dichos desastres motivaron y, por último, (4) esbozaremos una conclusión en torno a la suficiencia o insuficiencia de dichas respuestas teniendo a la vista el desafío global que ello supone.

Desastres: Un preámbulo

La literatura sobre desastres es muy amplia, como también lo es el listado de emergencias y catástrofes que han tenido lugar en la historia. La sismóloga Lucy Jones, en un sugerente libro, ha trazado la historia de los desastres desde la erupción del Vesubio en Pompeya (79 d. C.) hasta nuestros días, mostrando cómo cada uno de esos desastres moldeó nuestro mundo y el progreso

---

71 Frank Press fue un notable geofísico norteamericano, asesor científico de los presidentes Kennedy, Johnson, Nixon y Carter, y tres veces presidente de la Academia de Ciencias de los EE.UU.

72 Resolución 44/236 de diciembre del año 1989.

civilizatorio[73]. Los desastres, dicho de otro modo, nos han acompañado desde los albores de la humanidad.

Otro punto que cabría constatar es que, año a año, *aumentan* fenómenos calificados como desastres. Si bien el desarrollo tecnológico ha contribuido enormemente al control que el ser humano puede ejercer sobre la naturaleza, en muchos casos han sido justamente estos avances en materia tecnológica los que han provocado no solo la ocurrencia de desastres, sino que también que estos puedan ser más destructivos y afecten a un mayor número de personas. Una muestra elocuente de lo anterior dice relación con la construcción y desarrollo de megalópolis en las que habita una enorme cantidad de población (fenómeno que el reconocido historiador del arte Ernst Gombrich calificó como la principal catástrofe del siglo XX) (Hobsbawm, 2014: 11). Entre un desastre que afecta a una pequeña comunidad rural y uno que afecta a Tokyo (30 millones de habitantes) existen diferencias cualitativas que inciden en cuanto a gravedad del fenómeno, número de víctimas, extensión geográfica, colapso de servicios de salud y emergencia, así como producción de daños tanto patrimoniales como extrapatrimoniales. De acuerdo con estimaciones del Swiss Re Institute, los desastres naturales que tuvieron lugar el año 2020 produjeron costos ascendentes a la suma de 83 mil millones de dólares, cifra que lo ubica como uno de los años más costosos para la industria desde 1970[74].

De este modo, como apunta Patrick Deneen, eminente politólogo norteamericano: "Actualmente nos hemos acostumbrado a argumentar que debemos seguir a la ciencia en asuntos tales como el cambio climático, ignorando que nuestra crisis es el resultado de una larga cadena de triunfos científico-técnicos en los que *seguir a la ciencia* equivalía a progresar como civilización" (Deneen, 2018: 36). Pareciera coincidir con lo anterior el filósofo Michael Sandel, quien ha criticado duramente a las elites norteamericanas por enfrentar desafíos como el cambio climático desde un punto de vista estrictamente tecnocrático, evadiendo los problemas que la propia técnica ha introducido consigo, así como sus implicancias éticas y morales (Sandel, 2020).

En suma, nuestro tema de análisis puede abordarse desde numerosos ángulos y perspectivas. Sin embargo, dada la breve extensión que debe exhibir nuestro trabajo, hemos optado por analizar cinco eventos: 1) Desastre de Bhopal, 2) Desastre de Seveso, 3) Terremoto de Kobe, 4) Terremoto y Tsunami del Océano Índico y, por último, 5) Huracán Mitch.

Todos estos casos iniciaron como *emergencias locales*, requirieron acciones de contención o mitigación y no tardaron en sobrepasar a las autoridades

---

73 Para un sugerente estudio histórico de los desastres que han cambiado el mundo, recomiendo el libro de Lucy Jones: *Desastres. Cómo las grandes catástrofes moldean nuestra historia* (2021, Editorial Capitán Swing).

74 Ver el siguiente enlace: https://www.swissre.com/media/news-releases/nr-20201215-sigma-full-year- 2020-preliminary-natcat-loss-estimates.html.

locales. Esto último configuró cuadros de *desastre* progresivo, *catástrofes* y, en ocasiones, *cataclismos* (Maturana, 2011). Antes de iniciar con nuestra revisión de casos, por tanto, debemos detenernos someramente en la definición de cada uno de estos diferentes escenarios. Esto nos dejará en mejores condiciones para lograr un entendimiento más cabal de los fenómenos en estudio.

En primer lugar, la *emergencia* se define como la alteración o interrupción intensa y grave de las condiciones normales del funcionamiento de una comunidad humana. Es consecuencia de un evento (actual o inminente) que requiere de una reacción inmediata de las instituciones estatales, autoridades locales y medios de comunicación (Maturana, 2011: 549).

El *desastre*, por su parte, es aquella emergencia que sobrepasa la capacidad de respuesta de una comunidad y la obliga a solicitar asistencia de niveles superiores del entramado jurídico-administrativo de emergencia (Maturana, 2011).

En tercer lugar, la *catástrofe* tiene lugar en aquellos desastres que provocan el colapso de servicios o instituciones indispensables para la calidad de vida de una comunidad. Algunas catástrofes son, por ejemplo, el terremoto de Ciudad de México (1985), el terremoto de Kobe (1995) y el terremoto del Eje Cafetero en Armenia, Colombia (1999) (Maturana, 2011).

Finalmente, un *cataclismo* es la destrucción de gran parte de un determinado biotopo (Haeckel, 1866), que se extiende a sistemas ecológicos. Un ejemplo reciente de un evento de este tipo es el terremoto del 27 de febrero del año 2010 que afectó a nuestro país: fue una catástrofe que exhibió características de cataclismo en el borde costero, producto del tsunami que arrasó con vidas humanas, casas, embarcaciones y, en general, estructuras vulnerables en zonas de alto impacto (Maturana, 2011).

Por último, los eventos y emergencias con características desastrosas han sido seleccionados con diferentes criterios: número de víctimas fatales, impacto socioeconómico y extensión geográfica. Como ya se anticipara, empero, el criterio común más relevante a la hora de seleccionarlos fue el de las respuestas globales que estos eventos provocaron y que se manifestaron en forma de acciones multilaterales, agencias especializadas, fondos especiales para la mitigación y prevención, conferencias de alcance mundial, centros de investigación de alto nivel académico, entre otras.

Análisis de casos

Desastre de Bhopal

En la noche del 2 al 3 de diciembre de 1984, en la región de Bhopal (India), se produjo una fuga de isocianato de metilo en una industria de plaguicidas, de propiedad de Union Carbide (EE.UU.) y del gobierno de la India. La nube tóxica (compuesta por diversos gases de altísima letalidad como fosgeno, metilamina, soda cáustica y ácido cianhídrico) corrió valle abajo, a ras de piso, asfixiando a miles de habitantes, así como flora y fauna local. Fue una verdadera pesadilla: ahogos, desmayos y hemorragias sin que los afectados supieran qué ocurría ni por qué. El saldo de víctimas fatales superó el número de 25.000 y el de enfermos por lesiones de piel y ojos excede a los 500.000 (Varma & Varma, 2005).

Numerosas investigaciones e informes (Eckerman, 2005) establecieron que el accidente se produjo por falta de mantenimiento preventivo de la planta industrial: el sistema de enfriamiento y catalizador de gases se encontraba desactivado por ahorros operativos durante vacaciones. Luego de tres décadas de transcurrido el accidente, sus efectos contaminantes aún persisten. Pero ¿qué podemos decir de sus efectos en cuanto al avance en materia de emergencia global?

En primer lugar, el día 3 de diciembre fue declarado Día Mundial del NO Uso de Plaguicidas. Su establecimiento ha contribuido a generar mayor conciencia a nivel internacional acerca del uso indiscriminado de dichas sustancias. Por otra parte, la tragedia motivó la creación de instituciones destinadas a sanar y ayudar a las víctimas y a sus descendientes, muchos de los cuales presentan malformaciones y daños genéticos. Así, por ejemplo, The Bhopal Medical Appeal realiza diversas donaciones a organismos, como el Chingari Rehabilitation Center (que presta ayuda médica a los niños indios afectados) o a la clínica Sambhavna.

Finalmente, desde una perspectiva más global, el fatídico desastre sirvió, según algunos autores, de *catalizador* para mejorar la legislación internacional referida a la seguridad, manejo y prevención de accidentes químicos (Kahn, 2007). E, incluso, la legislación laboral internacional pudo perfeccionarse desde que el Convenio 174 de la Organización Internacional del Trabajo configurara una nueva tipología de desastre, el así llamado "Accidente Mayor", con el fin de brindar mayor protección a los trabajadores y a la población vulnerable que trabaje o resida cerca de plantas industriales (Uriel, 2019).

Desastre de Seveso

En julio de 1976, en una pequeña planta química del municipio de Seveso (Italia), ubicada a 25 km de la ciudad de Milán, se produjo un incendio que provocó la liberación de importantes volúmenes de dioxina TCDD. Dicha sustancia está considerada por los expertos como de la más alta letalidad conocida y es uno de los componentes del "Agente Naranja", ampliamente utilizado en la Guerra de Vietnam por el ejército de los EE.UU. (Kletz, 2001: 103-109). También se utiliza como inhibidor en los incendios forestales masivos y solo recientemente se ha dejado de utilizar en Chile y muchos otros países.

Si bien el incendio, imputable a un error humano, generó una nube tóxica de más de 5 kilómetros de diámetro, el pánico colectivo que suscitó el accidente fue, con probabilidad, el factor más difícil de manejar. La incontrolada reacción de la población hizo que en la práctica los procedimientos de seguridad existentes fueran absolutamente irrelevantes, toda vez que no estaban diseñados para hacer frente a un evento de este tipo (Kletz, 1998).

¿Qué consecuencias produjo este desastre en cuanto a daños? Ante todo, no hubo mortalidad humana directamente asociada al evento tóxico. Las lesiones más comunes fueron el cloracné provocado por la dioxina. La comunidad debió sacrificar a más de 80.000 aves y animales de corral para impedir que la dioxina penetrara en la cadena alimentaria. Finalmente, las publicaciones científicas hasta el año 2009 muestran incrementos en la tasa de incidencia de cáncer en la provincia (Bertazzi et al., 2001; Eskenazi et al., 2004).

Ahora bien, ¿cuáles fueron sus efectos en cuanto a la salud global? Adelantábamos que, según los especialistas, el pánico colectivo e irrefrenable fue el componente más difícil de manejar, volviendo patente la necesidad de mejorar los protocolos para el manejo comunicacional de emergencias y desastres. Como consecuencia de ello, el efecto globalizador más importante fue la respuesta de la Unión Europea, la que elaboró las Directivas de Seveso[75], ampliamente utilizadas en el mundo industrial. Estas normas, en especial la así llamada "Directiva III", tiene por finalidad que los países europeos identifiquen las zonas industriales potencialmente riesgosas y elaborar los procedimientos pertinentes para mitigar y evitar daños a personas y al medio ambiente. En síntesis, tienen por objetivo fijar un alto estándar de protección al interior de la Unión Europea.

Hoy, dichas normas de seguridad tienen aplicación universal.

Terremoto de Kobe

El terremoto de Kobe (Japón) alcanzó una magnitud de 6,9 en la escala de magnitud de momento. Ocurrió el 17 de enero de 1995 en la parte sur de la prefectura de Hyōgo y tuvo una duración de 20 segundos. El foco de origen se encontraba a escasos 16 km por debajo de la superficie, en el extremo norte de la isla Awaji, a 20 km de distancia de la ciudad de Kobe, cuya población asciende a un millón y medio de habitantes. Por esta zona discurre la falla Nojima, responsable de causar este sismo (Kitamura et al., 1998).

Se estima que, producto de este sismo, alrededor de 6.434 personas perdieron la vida. Dado que Kobe era la ciudad más cercana al epicentro y a la fractura, fue la que sufrió las ondas de choque con mayor fuerza, registrando un máximo de XI grados en la escala de Mercalli. Ha sido el peor terremoto en Japón desde el gran terremoto de Kanto en 1923, que cobró 140.000 vidas (UNCRD, 1995).

---

75 Ver: Original Seveso Directive 82/501/EEC; Directiva Seveso II 96/82/CE; Directiva Seveso III 2012/18/UE.

No obstante que Japón era uno de los países más avanzados en tecnologías de resistencia sísmica, el terremoto produjo un elevado nivel de daños en obras públicas, como puentes, autopistas, vías férreas, servicios esenciales, entre otros. Estos daños se explican a partir de la superficialidad del sismo (apenas 16 kilómetros de profundidad) y la cercanía a su epicentro (20 kilómetros de distancia).

Por su parte, los numerosos incendios que se produjeron en distintos barrios de la ciudad contribuyeron a dificultar y enlentecer la respuesta de las autoridades a cargo.

Ahora bien, ¿qué consecuencias globales pueden identificarse a partir de este terremoto? Este sismo ha sido, desde 1995, fuente permanente de estudio, a tal punto que Kobe ha sido sede de encuentros mundiales, conferencias y seminarios, los cuales han contribuido a enriquecer la discusión en torno a los desafíos globales en el manejo de los sismos. Ejemplos de lo anterior son el Marco de Acción Hyogo para 2005-2015, acordado durante la Conferencia Mundial sobre la Reducción de los Desastres, celebrada en Kobe, así como el Marco de Sendai para la Reducción del Riesgo de Desastres, 2015-2030.

Este último instrumento internacional tiene por finalidad aumentar la resiliencia de las naciones a partir de la adopción de siete objetivos mundiales, como lo son que cada Estado es responsable de prevenir y reducir el riesgo de desastres, la necesidad de que la responsabilidad sea compartida entre los gobiernos centrales y las autoridades, que la gestión del desastre requiere del compromiso de la sociedad en su conjunto y, muy relevantemente, la urgencia de una alianza mundial eficaz y significativa y el mayor fortalecimiento de la cooperación internacional (United Nations, 2015: 13-14).

De modo que es muy claro cómo el terremoto de Kobe contribuyó a cristalizar, a nivel internacional, esfuerzos dirigidos a la prevención y gestión de desastres naturales.

Terremoto y tsunami del océano Índico

El terremoto del océano Índico de 2004, conocido por la comunidad científica como el terremoto de Sumatra-Andamán, fue un devastador evento submarino que ocurrió a fines de diciembre de 2004, con epicentro en la costa de Banda Aceh (Tsuchiya & Nobuo, 1995). Se estima que el número de muertos ascendió a más de 227 mil personas.

El terremoto se originó en el océano Índico, al norte de las islas Simeulue, en la costa occidental de Sumatra del norte. El tsunami resultante del terremoto devastó las costas de Indonesia, Sri Lanka, India, Tailandia y de otros países con olas que llegaron a los 30 m. Causó muertes y daños serios hasta la costa del este de África. En total, ocho personas murieron en Sudáfrica debido a los altos niveles de las olas del mar. El Océano Índico, a la fecha, carecía de un centro de alerta y alarma de tsunamis.

El terremoto provocó que numerosos tsunamis se registraran en las costas que bordean el Océano Índico (Tsuchiya & Nobuo, 1995).

¿Cuáles fueron sus consecuencias globales? La conferencia mundial sobre desastres en enero del 2005 en Kobe, solo 1 mes después del devastador terremoto y tsunami, acordó entre sus múltiples avances un centro, integrado por el Centro de Alertas de Tsunami del Pacífico (US Geological Survey) y el Centro de Alertas de Japón para la monitorización y vigilancia de estos fenómenos en el Océano Índico (Tsuchiya & Nobuo, 1995).

Huracán Mitch

Al igual que muchos huracanes, inició su recorrido en África como una onda tropical e ingresó en el Océano Atlántico el día 10 de octubre de 1998. Al entrar en el Caribe no tardó en transformarse en tormenta tropical. Para dimensionar la catástrofe que causó, basta leer uno de los titulares que conmemoró los 20 años de su ocurrencia: "El huracán que borró Centroamérica" (Olmos, 2018).

El huracán Mitch ha sido uno de los ciclones tropicales más poderosos y mortales que se han visto en la era moderna. Llegó a alcanzar una velocidad de 290 km/h y no tardó en ocupar la categoría más destructiva en la escala de huracanes Saffir-Simpson. ¿El resultado? 15.000 muertos, 8.000 desaparecidos y 2 millones de refugiados. Por su parte, los daños materiales ascendieron a la suma de 5 mil millones de dólares (IDB, 2004). Además, tras su paso, se produjeron brotes de enfermedades en todo Centroamérica, incluyendo cólera, leptospirosis y dengue (IDB, 2004).

Ahora bien, desde el punto de vista internacional, el huracán Mitch obligó al Banco Interamericano de Desarrollo a redefinir sus políticas en materia de emergencias extremas y desastres globales: 11 países habían caído en *default*, nada menos. En dicha oportunidad, el autor de estas páginas fue invitado a proponer una Red de Desastres para el Banco que no tardó en convertirse en una convocatoria dirigida a todos los países miembros. Así, a fines del año 2000, Chile pudo presidir la Red de Desastres, en cuyo interior se examinaron temas globales para la reducción de desastres, tales como cambio climático, educación, marginalidad y pobreza (así como otros relacionados con la política crediticia del banco, fondos de emergencia, inversión en prevención, entre otros) (IDB, s. f.).

Conclusiones finales

Esta breve revisión muestra innumerables ejemplos del esfuerzo innovador de muchos y que se expresa en nuevas instituciones, colaboración intergubernamental, innovaciones tecnológicas, nuevas normas y leyes, soluciones de carácter transnacional, etc. Todo ello apunta a buscar enfoques globales para resolver problemas sanitarios, ambientales, tecnológicos, socioeconómicos, en un mundo que ofrece un abanico de situaciones extremas, de variadas causas y en escenarios muy diversos.

La salud global y la gestión para la reducción del riesgo de desastres comparten estrategias y desafíos comunes. La globalización no es una utopía irrealizable. La actual pandemia Covid-19 ha demostrado una inédita voluntad y disposición de países, regiones y comunidades del mundo para enfrentar unidos esta amenaza y crear las vacunas necesarias para controlar y, en lo posible, erradicar el virus. Todos los días nos sorprenden buenas y malas noticias que muestran aspectos contradictorios de una humanidad que no advierte que las amenazas globales pueden poner en jaque la propia existencia del ser humano y la sustentabilidad de su único hábitat: la Tierra.

¿Será esta nuestra última oportunidad y aún no nos percatamos?

REFERENCIAS

Bertazzi, P. A., Consonni, D., Bachetti, S., Rubagotti, M., Baccarelli, A., Zocchetti, C. & Pesatori, A. C. (2001). Health Effects of Dioxin Exposure: A 20-Year Mortality Study. *American Journal of Epidemiology, 153*(11), 1031-1044. https://doi.org/10.1093/AJE/153.11.1031.

Bostrom, N. (2016). *Superinteligencia. Caminos, peligros, estrategias.* TEELL Editorial.

Deneen, P. (2018). ¿Por qué ha fracasado el liberalismo? Santiago de Chile: IES.

Eckerman, I. (2005). *The Bhopal Saga-Causes and Consequences of the World's Largest Industrial Disaster.* India: University Press.

Eskenazi, B., Mocarelli, P., Warner, M., Needham, L., Patterson, D. G., Samuels, S., … Brambilla, P. (2004). Relationship of serum TCDD concentrations and age at exposure of female residents of Seveso, Italy. *Environmental Health Perspectives, 112*(1), 22. https://doi.org/10.1289/EHP.6573.

Haeckel, E. (1866). Generelle morphologie der organismen. *[Morfología general de los organismos]* (Vol. II). Berlin: G. Reimer.

Hobsbawm, E. (2014). *Historia del siglo XX.* Buenos Aires: Crítica.

IDB. (s. f.). *Disaster risk management network. Regional Policy Dialogue.*

————— (2004). *Central America After Hurricane Mitch.*

Kahn, M. (2007). Environmental disasters as risk regulation catalysts? The role of Bhopal, Chernobyl, Exxon Valdez, Love Canal, and Three Mile Island in shaping U.S. environmental law. *Journal of Risk and Uncertainty, 35,* 17-43.

Kitamura, R., Yamamoto, T. & Fujii, S. (1998). Impacts of the Hanshin-Awaji Earthquake on Traffic and Travel – Where did all the traffic go? En S. Cairns, C. Hass-Klau & P. Goodwin (Eds.), *Traffic Impact of Highway Capacity Reductions: Assessment of the Evidence* (pp. 239-261). London, UK: Landor Publishing.

Kletz, T. (1998). *What went wrong? Case histories of process plant disasters. pp. 327-370.* Gulf Professional Publishing.

———— (2001). *Learning from Accidents. pp. 103-109.* Oxford U.K.: Gulf Professional Publishing.

Maturana, A. (2011). Evaluación de riesgos y gestión en desastres. 10 preguntas para la década actual. *Revista Médica, Clínica Las Condes, 22*(5), 545-555.

Olmos, P. (2018, octubre 22). Mitch: El huracán que borró Centroamérica. *El Mundo*.

Revet, S. (2011). El mundo internacional de las catástrofes"naturales". *Política y Sociedad, 48*(3). https://doi.org/10.5209/rev_POSO.2011.v48.n3.36424.

Sandel, M. (2020). *La tiranía del mérito. ¿Qué ha sido del bien común?* Navarra: Debate.

Sohr, R. (2001). *Las guerras que nos esperan. El primer golpe.* Santiago de Chile: Ediciones B.

Tsuchiya, Y. & Nobuo, S. (1995). *Tsunami Progress in Prediction, Disaster Prevention and Warning. Proceedings in the international symposium on Tsunami.* Kluwer Academic Publishers. https://doi.org/10.1007/978-94-015-8565-1.

UNCRD. (1995). *Comprehensive study on the Great Hanshin Earthquake. UNCRD Researches Report Series* (Vol. 12).

United Nations. (2015). *Marco de Sendai para la Reducción del Riesgo de Desastres, 2015-2030.*

Uriel, A. (2019). 3 de diciembre: Día Mundial del No uso de Plaguicidas. *Laboreal, 15*(2), 1-3. https://doi.org/10.4000/laboreal.15344.

Varma, R. & Varma, D. (2005). The Bhopal Disaster of 1984. *Bulletin of Science, Technology & Society, 25*, 37-45.

20. Cuando los datos no bastan: Desafíos y aprendizajes para las comunicaciones pospandémicas en salud

Mariela Ravanal Ponce, Claudia Lagos Lira, Ximena Póo Figueroa

Introducción

La pandemia es un anuncio de lo que puede venir (otras pandemias o la destrucción del planeta) si no reaccionamos con profundas transformaciones; si quienes, en tiempos del Antropoceno, tenemos una responsabilidad principal sobre nuestro medio no cambiamos nuestros estilos de vida.
Dra. Rosa Devés, rectora Universidad de Chile[76].

Communicating science is much more than publishing an article in a journal.
(León et al., 2022: 18).

Desde hace varios años, distintos estudios han documentado un declive sostenido en la confianza de las audiencias y la ciudadanía en los medios, en general, y el periodismo, en particular (Newman et al., 2022). El fenómeno responde a diversas razones, dependiendo del contexto o ciertas crisis específicas. Por ejemplo, en el caso chileno, la revuelta social de octubre de 2019 acrecentó la crítica social y masiva a los medios, en particular a la televisión (Lagos, 2020), que se recuperó solo relativamente durante los primeros meses de la pandemia. A modo de ejemplo, para mayo de 2020, los chilenos y chilenas veían unas siete horas de televisión al día (CNTV, 2020a).

Uno de los elementos que juegan un rol relevante en esta desconfianza es que medios y periodistas son percibidos como parte de las elites[77] locales y/o globales que, a su vez, sufren, también, descrédito; en particular, las elites políticas y económicas. Con colores y sabores locales, las instituciones tradicionales de las democracias liberales han visto horadado su prestigio. En Chile, según distintas encuestas, los niveles de aprobación de instituciones como el Congreso o los partidos políticos marcan apenas 10 puntos porcentuales —o menos—, en una caída sostenida desde el retorno a la democracia. La confianza en la

---

76 Ceremonia "Reconocimiento a la comunicación de la evidencia científica durante la pandemia". Instituto de Salud Pública (ISP) e Instituto Milenio en Inmunología e Inmunoterapia (IMII), 4 de agosto de 2022. Disponible en: https://www.youtube.com/watch?v=1Fp1Ab64jP0 (recuperado el 5 de agosto de 2022).

77 Presentadores de televisión que son, también, rostros de campañas publicitarias del *retail* u otras empresas, y hombres y mujeres anclas que tienen tratamiento contractual distinto al de sus compañeros de trabajo (Carmona, 2016; Contreras, 2021; Ramos & Guzmán, 2013).

televisión llega apenas al 16% y las radios no superan el 50% de menciones (CEP, 2022).

A nivel global se advierte, también, cierta desconfianza e, incluso, desprecio hacia el "conocimiento técnico" o "experto" (Kakutani, 2019; Waisbord, 2021). En el caso de la ciencia, distintos fenómenos o eventos (históricos o coyunturales) han minado su poder. Por ejemplo, la manipulación e, incluso, abusos hacia poblaciones marginadas y la memoria colectiva de ello en dichas poblaciones las mantuvo distanciadas o suspicaces de las políticas masivas de salud pública, incluyendo las campañas de vacunación. Experimentos como el de Tuskegee en la población afroamericana en Estados Unidos (Breed, 2022; CDC, 2021), el llamado extractivismo académico y su contribución a la suspicacia en el rol de la ciencia, el temor de migrantes indocumentados a ser deportados ante el endurecimiento de políticas migratorias en la última década en todo el mundo o las desigualdades y discriminaciones estructurales basadas en raza, etnia, género y clase minan la confianza de estas poblaciones en las autoridades, en general, y en los sistemas y políticas de salud y científicos, en particular.

A ello se suman fenómenos crecientes, como los movimientos antivacunas (Deer, 2020) o que niegan el cambio climático (Samantray & Pin, 2019; Schraer & Devlin, 2021), fenómenos que configuran un ecosistema que afecta las estrategias comunicacionales en salud. La proliferación y circulación de desinformación o información engañosa multiplicada por la rapidez y alcance de las redes sociales dificulta, aún más, la reflexión sobre las intersecciones entre comunicaciones y salud global, así como el diseño de estrategias efectivas orientadas a garantizar una salud integral de las personas.

Lo que acá presentamos no es un estado del arte exhaustivo sobre los elementos que juegan un rol gravitante en la configuración de un espacio comunicacional, desde el cual pensar y tejer las estrategias comunicacionales en salud. Sin embargo, retrata el contexto en el cual se desarrolló la pandemia del Covid-19 y los desafíos comunicacionales derivados de esta, con particular énfasis en el caso chileno.

El presente artículo revisa algunas dimensiones claves en el campo de las comunicaciones, en general, y en salud, en particular. Esta revisión explora críticamente los desafíos que identificamos en momentos de la comunicación y sus actores: el de la producción profesional (en particular, desde los medios y el periodismo) y en relación con las audiencias (con particular énfasis en las que enfrentaron la crisis estando más desprotegidas).

Reportear la pandemia

Demandar respuestas definitivas de parte de científicos y periodistas de ciencia es no comprender la ciencia.
Sven Stockrahm, editor de ciencia de Zeit Online
(Blau, 2021).

Una de las primeras reporteras —si no la primera— que se refirió al Covid-19 en Chile, Alejandra Matus (2020), publicó en marzo de 2020 en *The Clinic* un artículo que llamaba a poner atención al avance del Covid-19, cuyos primeros casos se habían reportado en China y en Italia[78], al menos desde enero de 2020; a no minimizar su gravedad y a prepararse sobre la base de la evidencia que, poco a poco, iba acumulándose, sobre todo en Asia y Europa (Kupferschmidt & Cohen, 2020; Sheahan & Frieman, 2020). El texto fue publicado el 2 de marzo del 2020, antes de reportarse el primer contagiado en el país[79], antes de que las autoridades chilenas decretaran alerta sanitaria, confinamiento y suspensión de clases, y semanas antes del reporte de la primera persona fallecida[80]. Matus llamó a estar en guardia antes de que la Organización Mundial de la Salud (WHO, por su sigla en inglés) declarara el Covid-19 como una pandemia global, el 11 de marzo de 2020.

No es que la periodista o *The Clinic* supieran algo que el resto de los actores relevantes no supieran; pero prestaron atención a los signos que fueron apareciendo en esos primeros meses en que la crisis se veía lejana en tiempo y geografía. Las portadas de los diarios de circulación nacional dan un atisbo de cuál era la agenda esos primeros días de marzo de 2020 y, por lo tanto, lo relativamente secundario o, al menos, lejano, hasta entonces, del interés informativo que generaba el virus que parecía confinado a China o Europa. *Las Últimas Noticias* (*LUN*) llevó en portada el 4 de marzo "Cómo será el aislamiento en su casa del paciente chileno con coronavirus" y el 5, "Científico chileno diseña vacuna candidata contra el coronavirus". Recién el 11 vuelve a haber portada en *LUN* que informa sobre las cuarentenas para viajeros que ingresan a Chile desde países que se encontraban bajo emergencia sanitaria, como Italia o España, y desde donde habían aterrizado los primeros contagiados. *El Mercurio*, en tanto, el 3 de marzo, incluía en portada algunas noticias internacionales sobre el nuevo

---

78 Casos inexplicables de neumonía fueron reportados en Wuhan (China) asociados a un mercado de productos marinos, el que fue clausurado el 1 de enero de 2020 (WHO-China, 2021).

79 Al día siguiente, 3 de marzo de 2020. "Ministerio de Salud confirma primer caso de coronavirus en Chile". Disponible en: https://www.minsal.cl/ministerio-de-salud-confirma-primer-caso-de-coronavirus-en-chile/ (recuperado el 6 de agosto de 2022).

80 "Fallece la primera persona por coronavirus en Chile", *La Tercera*, 21 de marzo de 2020.

virus, como la cuarentena de los pasajeros de un crucero en Asia[81], la posible cancelación de las Olimpíadas programadas para ese año, las medidas de la Unión Europea para, decía el diario, "enfrentar la crisis" y los tímidos controles en el aeropuerto internacional de Santiago[82]. Por esos días, y ante la declaración de emergencia sanitaria por parte del gobierno[83], la agenda mediática empieza tímidamente a empalmarse con la política y la de gestión de la crisis.

Los reportes informativos de esas primeras semanas son cautos y aún confusos. Los periodistas y trabajadores de medios reconocían cierta precaución para cubrir una pandemia. "Ni siquiera concordábamos en cómo escribir el nombre del virus. En algunos medios se referían al virus chino"[84], desoyendo las recomendaciones de no asociar enfermedades virales a nacionalidades específicas que gatillan discriminación y xenofobia, como la experiencia y la historia demuestran (Holt et al., 2022).

La cautela o, en ocasiones, confusión en la entrega y producción de información de parte de distintos actores fue propia de esas primeras semanas. El carácter disímil e, incluso, opuesto de la investigación científica y el de la producción noticiosa conspiraban para generar mecanismos de información más fluidos. Como bien lo dice Daniel Silva, periodista chileno especializado en ciencia y tecnología[85], "el tiempo de la ciencia difiere mucho del tiempo de los medios"[86]. En efecto, mientras la prensa lidia con un ciclo noticioso de 24/7 y requiere respuestas certeras y urgentes, la comunidad científica puede demorar años en establecer el origen y el camino de infección inicial de una enfermedad nueva[87]. Como destaca el periodista Francisco Aravena[88], "una de las cosas que permitió la pandemia fue poner en evidencia de manera más patente cómo el conocimiento científico está siempre en construcción. Cómo partimos sabiendo muy poco, o nada, para ir poco a poco descifrando. Y lo íbamos contando día a día"[89].

---

81 "Coronavirus: La evacuación del crucero Diamond Princess, el 'peligroso' lugar con más casos de la infección fuera de China", *BBC Mundo*, 17 de febrero de 2020.

82 Para mediados de marzo de 2020, ya había dos cruceros en Chile o que habían pasado por el país declarados en cuarentena por casos positivos entre sus pasajeros. *France 24*, 14 de marzo de 2020.

83 Resolución Exenta Núm. 325, Ministerio de Salud, Chile, 7 de marzo de 2020.

84 Corresponsal extranjero acreditado en Santiago de Chile. Comunicación personal, 7 de agosto de 2022.

85 Conductor de "Planeta Futuro", en el canal de televisión abierta *Mega*, y del *podcast* "La ciencia del futuro", en radio *online TXS+* (https://txsplus.com/ciencia-del-futuro/).

86 Ceremonia "Reconocimiento a la comunicación…", ISP e IMII, 4 de agosto de 2022.

87 "From Wuhan to Paris to Milan, the search for 'patient zero'", *The Washington Post*, 7 de julio de 2021.

88 Mantiene un espacio estable para entrevistar a científicos y científicas en el programa de radio *Duna* "Aire Fresco" (https://www.duna.cl/programas/aire-fresco/). Durante la pandemia, mantuvieron el *podcast* "Coronavirus al día" en el que cubrían los datos sobre contagios, las medidas de regreso a clases, los avances en cuanto al desarrollo, producción y distribución de las vacunas, por ejemplo.

89 Ceremonia "Reconocimiento a la comunicación…", ISP e IMII, 4 de agosto de 2022.

En efecto, el libro *Spillover* (Quammen, 2012) parece una crónica de lo que vendría. La obra demuestra lo difícil que es determinar cómo, cuándo y por qué un virus de seres vivos no humanos contagia a seres humanos, cuál es el vector, cuál es el patrón de contagio o su velocidad de reproducción y, sobre todo, cuánto —mucho— falta por conocer sobre los virus. Quammen reportea en profundidad casos como los del hendra, el Ébola, el SARS o el sida, pero las dudas (que son más que las certezas) caben para el Covid-19 y los virus que vinieron (y vendrán). Así, la necesidad de enfrentar esta crisis de salud ha hecho que la sociedad le exija a la ciencia información precisa, "a pesar del hecho de que en muchos casos solo hay incertidumbre" (León et al., 2022: 6).

Un escenario incierto como el que genera una pandemia es terreno fértil en el campo de las comunicaciones para activar fenómenos como la desinformación o mala información, la fatiga informativa, los desafíos éticos en la cobertura de fenómenos y procesos que involucran tanto la salud y la vida o muerte de las personas, como la necesidad de desplegar estrategias narrativas que contribuyan a una mejor comprensión de la crisis en todas sus dimensiones (sanitarias, políticas y sociales, económicas o íntimas).

Infodemia

Hay una maquinaria de extracción de pequeñas cosas en la comunicación,
aunque uno las emita de buena intención, para generar falsedades.
Uno tiene que estar consciente del ecosistema donde se mueve.
Francisco Aravena, editor y productor, Copesa[90]

A inicios del 2020, el director general de la Organización Mundial de la Salud, Dr. Tedros Adhanom Ghebreyesus, afirmó que "no combatimos solo una epidemia; combatimos una infodemia. Las noticias falsas se extienden más rápido y más fácilmente que este virus y son tan peligrosas como este". Ghebreyesus aseguró por entonces que la OMS trabajaba con las grandes compañías de telecomunicaciones globales "para contrarrestar la difusión de rumores y desinformación"[91].

La OMS ha definido la infodemia como la sobreabundancia de noticias, algunas precisas y otras no tanto, que dificultan que las personas encuentren fuentes confiables para tomar decisiones sobre qué hacer en este contexto de crisis de salud (PAHO & WHO, 2020; World Health Organization, s. f.). Sin embargo, es importante mencionar que "infodemia" no es un concepto desarrollado

---

90 Ceremonia "Reconocimiento a la comunicación…", ISP e IMII, 4 de agosto de 2022.
91 Munich Security Conference, 15 de febrero de 2020. Disponible en: https://www.who.int/director- general/speeches/detail/munich-security-conference (recuperado el 8 de agosto de 2022).

o que estuviera asentado en las ciencias sociales antes del 2020. Hay registros de prensa a menciones como "epidemia de información" o "epidemia informativa"; esto es, la mezcla de algunos pocos hechos con miedo, especulación y rumor y amplificados por tecnologías de comunicación (Nielsen et al., 2020).

La literatura se refiere a patologías informacionales o desórdenes informativos (Wardle y Derakhshan 2017, citados en León et al., 2022). Hay consenso en distinguir tres categorías dependiendo de su intencionalidad, en inglés *misinformation* (se trata de información falsa, pero publicada sin la intención de dañar a otros); *disinformation* (cuyo propósito es desinformar y afectar a instituciones o personas) y *malinformation* (es correcta, pero no debe difundirse por razones éticas) (Ireton & Posetti 2018; Turcilo & Obrenovic 2020, citados por León et al., 2022).

Distintos autores han propuesto tipologías para precisar la categoría de desinformación: sátira o parodia, contenido confuso, contenido impostor, contenido fabricado, así como también tres tipos de procedimientos para producir este tipo de contenidos: establecer conexiones falsas, contexto falso o contexto manipulado (León et al., 2022). Otros autores distinguen entre los que buscan generar tráfico (*clickbaits*) a través de titulares exagerados o imágenes espectaculares; teorías conspirativas, contenido falso, fuentes o contenidos que promueven distintas formas de discriminación, ciencia basura (*junk science*) y rumores (Carrasco-Farré, 2022).

En sus formas más dañinas, la desinformación tiene consecuencias. En el escenario menos grave, por ejemplo, puede alimentar el escepticismo hacia cualquier tipo de mensaje público, incluyendo los que son confiables. En el peor de los casos, puede animar a comportamientos que pueden ser peligrosos para las personas y las comunidades. Los contenidos falsos o engañosos suelen ser más fácil de procesar en términos cognitivos (Carrasco-Farré, 2022), las emociones juegan un rol determinante en que las personas acepten e incorporen contenidos falsos o engañosos y la efectividad de desmontar las desinformaciones o falsedades (cortar su circuito) o contrarrestarlas (cuando ya circulan) tienen resultados disímiles (Ecker et al., 2022).

Este escenario de desorden informativo (o patologías informativas) no nació con el Covid-19. En el campo científico, materias como el tabaco, el calentamiento global o el impacto de metales pesados en la salud de las personas han estado atravesadas por la propaganda, la manipulación informativa y la desinformación, incluso de actores del mundo científico y tecnológico. Las campañas electorales y las crisis sociales han sido, también, campos fértiles para la producción y circulación de contenidos falsos, mañosos o que buscan desinformar a propósito.

De la misma manera, la verificación de datos, o *fact-checking*, es una práctica que no nació, tampoco, con la cobertura periodística sobre ciencia o sobre el virus. En términos ideales, se entiende como parte constitutiva del ejercicio periodístico ("si tu madre dice que te ama, confírmalo"). En cuanto a su aplicación, distintos medios estadounidenses (como *Rolling Stone* o *The New Yorker*) desarrollaron procesos de chequeo de datos y crearon unidades especializadas dedicadas a ello desde la década de 1960. En los 1990, la práctica se extendió a algunas revistas latinoamericanas, como *Gatopardo* (México), *Etiqueta Negra* (Perú) o *El Malpensante* (Colombia). El campo de las afirmaciones de autoridades políticas es el más clásico en que se ha desarrollado el chequeo de datos en medios internacionales y locales[92].

En medio de una ecología digital y multimedia, la práctica se ha extendido a la pesquisa y verificación de material que circula en entornos digitales (Ramon-Vegas et al., 2020). La pandemia del Covid-19 gatilló que los medios reactivaran (o crearan) unidades de chequeo de datos y contenidos sobre el asunto. En el caso iberoamericano, las áreas más críticas descritas por la literatura se refieren al origen, expansión y letalidad del virus, las recomendaciones y prácticas curativas y la gestión de la pandemia por parte de las administraciones públicas locales y de organismos internacionales ("Más de 100 sitios para verificar desinformación sobre el Covid-19", 2020; Ramon-Vegas et al., 2020).

En la experiencia chilena, la revuelta social de octubre de 2019 propició una ecología de organizaciones dedicadas a la verificación de datos (independientes, universitarias o dependientes de medios de comunicación[93]). Aunque no todas sobrevivieron al paso de los meses posrevuelta (Martínez, s. f.; Núñez-Mussa, 2019), algunas reverdecieron laureles durante la pandemia. De hecho, a inicios del 2021, fundaron la Asociación de Verificadores y Verificadoras de Chile (Varela, 2021).

Quienes trabajan chequeando datos no tienen la capacidad de verificar cada una de las piezas de desinformación o información engañosa que circula en distintas plataformas y soportes, incluidas aplicaciones de mensajería instantánea. Resulta muy difícil desmontar o desandar el camino de un contenido falso o engañoso cuando este ya se ha viralizado (Carrasco-Farré, 2022). Por lo tanto, el trabajo profesional de verificadores implica, necesariamente, que focalicen sus recursos y tomen decisiones respecto a enfoques editoriales sobre en qué fijarse y, por lo tanto, qué contenidos chequear.

Se ha demostrado, también, un impacto disímil en la viralización de contenido mañoso o falso dependiendo de si quienes lo difunden son personajes de alta relevancia o visibilización pública. O, en otras palabras, un texto o video o tuit falso o descontextualizado genera mayor tráfico si lo comparte

---

92 Uno de los modelos más influyentes es el estadounidense PolitiFact.com, que nació en 2007 para específicamente cubrir las elecciones de ese año y se mantiene hasta hoy.

93 A modo de ejemplo, y sin pretender exhaustividad, se cuentan #24Data de *TVN*, fact checking de *La Tercera*, Fast Check, factchecking.cl, Mala Espina o Watchdog, entre otras iniciativas que también emergieron y se mantuvieron durante los meses más duros de la cobertura informativa sobre la pandemia, abordaron solo cuestiones referidas al Covid-19 o tienen una agenda más amplia, publican con mayor o menor regularidad y abordan dichos de personajes públicos o, bien, chequean si un contenido viralizado es o no real o ha sido manipulado.

un *influencer* o un político o líder de opinión que si la fuente es desconocida (Simon et al., 2020). El trabajo colaborativo global ha sido clave para identificar bulos o desinformación o información mañosa en la cobertura del Covid-19 y, además, cómo estos han mutado[94], abordando material en distintos soportes.

La mayoría de los encuestados en un estudio aplicado en seis países afirmaron que los medios informativos ayudaron a comprender la crisis y a explicar qué podían hacer individual y colectivamente. Aun así, uno de cada tres también siente que los medios exageraron la pandemia. Además, los encuestados respondieron correctamente, en general, preguntas fácticas sobre el coronavirus. En cuatro de los seis países, quienes utilizaban medios informativos como fuentes respondían correctamente en mayor proporción que quienes no lo hacían (Nielsen et al., 2020). Evidentemente, la variable de si una persona consume o no medios informativos no explica completamente su comportamiento ni sus decisiones frente a la pandemia: depende del contexto, de actitudes políticas, de creencias religiosas y de años de educación formal.

Reconocer que el desorden informativo existe y desarrollar e implementar estrategias para contrastarlo son acciones necesarias pero insuficientes. La experiencia durante la pandemia nos indica que es probable que estas "patologías informativas" se repitan en crisis posteriores. Sin embargo, el campo periodístico y mediático, así como el científico están más sensibilizados y, además, han estrechado lazos en el trabajo cotidiano.

Publicar datos no es lo mismo que comunicar

Los científicos y los periodistas tenemos que entender que un diario o un medio no es una revista científica. No tengo diez páginas para publicar sobre el coronavirus.
Camila Figueroa, periodista de *Las Últimas Noticias*[95].

Uno de los aspectos positivos de la pandemia es que ha habido un volumen importante de información científica en los medios. Conceptos como virus, anticuerpos, vacunas e inmunidad se volvieron titulares. Ha habido, también, un esfuerzo importante para vulgarizar, en el mejor sentido del verbo, conceptos científicos complejos y hacerlos accesibles masivamente. Sin embargo, aún parece la punta de un iceberg de más de 7 mil artículos científicos publicados a diario y que, en su gran mayoría, apenas serán citados (León et al., 2022).

---

94 Como la experiencia de International Fact-Checking Network (IFCN), que agrupa a más de cien organizaciones de distintos tamaños, localizadas en distintos lugares del mundo, que contribuyen a identificar y verificar veracidad de contenidos sobre el Covid-19. Disponible en: https://www.poynter.org/coronavirusfactsalliance/ (recuperado el 6 de agosto de 2022). En el caso latinoamericano, es posible consultar una base de datos sobre contenidos chequeados en esta plataforma: https://chequeado.com/latamcoronavirus/. Recuperada el 6 de agosto de 2022.
95 Ceremonia "Reconocimiento a la comunicación…", ISP e IMII, 4 de agosto de 2022.

La experiencia del reporteo en ciencia, en general, y de la cobertura de la pandemia, en particular, permite conocer diversas estrategias que acercaron información y datos sobre la pandemia. La pandemia no solo implicó un desafío para los periodistas y los medios, sobre todos aquellos que no correspondían a las secciones especializadas de ciencia y tecnología. "Con la pandemia, los científicos aprendieron a comunicar", afirma Camila Figueroa. "Los científicos se han allanado mucho más para hablar con la prensa y con profesionales que no necesariamente son de sus áreas; se han dado cuenta de la importancia que tiene la comunicación", destaca Daniel Silva.

Una de esas estrategias es la de construir narrativas que contribuyeran a que la ciudadanía confiara en la ciencia. "Es muy distinto escribir sobre genética o estructura del coronavirus. Pero si uno le pone cara a los voluntarios de la vacuna de Oxford que formaron parte del estudio fase 3 es muy importante para confiar en las vacunas", por ejemplo (Figueroa, 2020): retratar en portada a la primera TENS que recibió su primera dosis de la vacuna (portada de *LUN* del 25 de diciembre de 2020) o, también, el primer plano de un hombre de la tercera edad, sonriente, en portada de *LUN* bajo el título "Llenos de vida" (4 de febrero de 2021). "Ponerle cara a la vacunación", destaca Figueroa, "acerca la ciencia a las personas".

Para mayo de 2020, los datos, las cifras, las curvas de contagio y de muerte eran insuficientes para sensibilizar y humanizar la crisis. Algunos medios dedicaron sus portadas a quienes habían fallecido hasta entonces, ya sea imprimiendo listados de nombres completos (*The New York Times* y *O'Globo*) o sus retratos (revista *Sábado* de *El Mercurio*).

En el esfuerzo por humanizar y contar las historias de carne y hueso del virus, el periodismo desplegó también estrategias de reporteo y narrativas donde el reportero era, también, quien contaba y protagonizaba la historia en primera persona, en un gesto de identificación con sus audiencias: ya sea que fuera voluntario en los estudios de las vacunas (Greco, 2021) o su testimonio como paciente hospitalizado en una unidad crítica debido a complicaciones del Covid-19 (Salaberry, 2021).

El esfuerzo por encontrar el lado humano de la noticia, que genere empatía en las audiencias; el apuro por salir primero pero no necesariamente mejor o más precisos, y escudriñar en momentos y lugares más bien íntimos y dolorosos de los personajes de las historias noticiosas (como hospitales, casas particulares o funerales) representan desafíos desde la perspectiva ética del ejercicio periodístico. Cuánta emoción, música y elementos de posproducción es lo necesario en una nota televisiva sobre la pandemia o preguntarse si generaré falsas expectativas de un estudio en sus primeras etapas de testeo en animales son algunas de las cuestiones éticas fundamentales que el periodismo debe preguntarse antes de publicar.

"Siempre se está encontrando la cura de algo que no tiene cura", dice Francisco Aravena, basta "pensar un segundo antes de hablar o de escribir o de publicar". En un ecosistema digital que vive de quién tiene más tráfico, existe el riesgo de que "los editores busquen más *clics* en internet o más *rating* y aparecen *una cura para tal cosa* o *un asteroide rozará la Tierra*; contenidos que juegan al límite", explica Daniel Silva. Asediar al paciente 0 puede impactar concretamente en su vida privada y en su intimidad, así como en el derecho a su información de salud, en su empleo y en su inserción (o aislamiento) en su comunidad (Riquelme, 2021).

Otro riesgo es la sobreinformación o la fatiga informativa. Como dice María Pastora Sandoval, de radio *Meridional* de Punta Arenas[96], "la gente, ese murmullo (de ponte la mascarilla) ya no lo escucha"[97]. Se reportó fatiga en las audiencias debido a la cobertura masiva y casi exclusiva de asuntos relacionados con el coronavirus. O, dicho en otras palabras, la pandemia se tomó todas las secciones y facetas de la producción de contenidos y periodística: la información básica sobre las medidas de confinamiento, vacunación, tasas de contagio, de hospitalizaciones y de muertes; así como también el impacto directo o secundario en distintas dimensiones de las vidas de las comunidades, desde el desempleo o la crisis de cuidados hasta la educación a distancia o el impacto en la producción y consumo de cultura.

Aprendizajes para comunicar sobre y para comunidades vulneradas/vulnerables

La pandemia por Covid-19 ha sido especialmente devastadora en América Latina en sentido sanitario, pero también en sus dimensiones sociales, económicas, culturales y políticas. En ese contexto, es necesario detenerse y preguntarse *cómo* se comunica cuando se trata de nombrar a personas en situación de vulnerabilidad, ya sean protagonistas de las informaciones científicas, sanitarias, políticas o, bien, cuando se trata de definirlas como destinatarios de mensajes mediados.

Respecto de cómo se comunica sobre estas poblaciones y/o colectivos, es indispensable reflexionar sobre cómo se construyen imaginarios acerca de experiencias como la pobreza, la migración precarizada, la población LGTBIQA+ e, incluso, sobre sujetos en diversos estadios del ciclo de la vida considerados "no productivos" (como la niñez y la adolescencia o la vejez). Esta construcción, cuando se levanta sobre parámetros sin enfoque de derechos, aumenta las brechas de acceso, los estigmas, las tramas discriminatorias y los prejuicios institucionales, anclados en las subjetividades de la vida cotidiana.

Es decir, el sexismo, el racismo y el clasismo, desde una perspectiva interseccional (Valdivia, 2022), contribuyen a que tanto en el barrio como en

---

96 https://meridionalradio.cl/.
97 Ceremonia "Reconocimiento a la comunicación…", ISP e IMII, 4 de agosto de 2022.

el aparato estatal —con todos los matices intermedios— se vulneren derechos y se produzcan sujetos que encarnan los miedos más profundos de una población blanqueada que teme a lo extraño, a lo no normativo. La multiplicidad de combinaciones de estos factores se traduce en mensajes gestionados por medios de comunicación y otras instituciones y actores que levantan noticias y/o campañas basadas en la emoción (el miedo contra la esperanza) y, por lo mismo, es terreno fértil para relacionar, como se ha hecho en Chile, a todas esas poblaciones con la pandemia; es decir, con la enfermedad y la muerte. Por lo tanto, el imaginario de un *Otro* contaminado se instaló con fuerza, sobre todo al comienzo del ciclo pandémico.

Respecto de cómo se comunica hacia poblaciones y/o colectivos diversos, las instituciones (especialmente el Estado en todas sus formas, incluso universitarias) han transitado en una espiral de mensajes ambiguos, centrados en cifras o bien en una forma de comunicar que simplifica para informar, descuidando complejidades de audiencias diversas. Esos mensajes circulan luego en consultorios, escuelas, medios de comunicación, y se ha constatado que producen desorientación si la evidencia científica no se apoya en distinguir contextos (Labrín et al., 2020). Por ejemplo, la población haitiana ha debido informarse gracias a organizaciones sociales y al trabajo de núcleos de extensión y comunicaciones de la Universidad de Chile y de otras instituciones. Lo mismo ha sucedido en el caso de portadores de VIH o en el caso de niños, niñas y adolescentes, donde la mirada ha estado enfocada en las comunidades educativas y, débilmente, en otros aspectos orientados en la calidad de vida; caso similar ha sido el del abordaje del envejecimiento y la pandemia.

En ese sentido, estos dos ámbitos de un mismo problema se debieran —y es la sugerencia— trabajar a partir de diversificar fuentes, trabajar con colectivos y organizaciones sociales en forma permanente para conocer sus necesidades y sus formas de comunicar, articulando redes mediáticas que permitan proporcionar mensajes directos a partir de la mirada científica anclada en la mirada del cuidado (CNTV, 2020b; Posetti & Bontcheva, 2020). El enfoque de derechos se hace fundamental, teniendo en cuenta que se trata de poblaciones y/o colectivos vulnerados y que se requiere comunicacionalmente apoyarles para que salgan de esa situación por sus medios, sin asistencialismos, pero sí con apoyo de información oportuna, eficaz, eficiente, contextual, que les permita tomar decisiones y así resistir y activarse frente al discurso de odio, estigmas, racismo, sexismo, clasismo. El *Otro* es un "nosotros" y construirlo en una *Otredad* solo acrecienta las brechas que separan la comunicación de la comunidad.

Reflexiones finales

Qué, cómo, cuándo, a quiénes y por qué vías discurren los procesos comunicacionales y qué actores intervienen en estos son preguntas que no encuentran respuestas cerradas en este capítulo. Por el contrario, como en otras dimensiones de la producción de conocimiento disciplinario, así como también inter y transdisciplinario, las experiencias en el reporteo de la pandemia y sus consecuencias, la ejecución de estrategias y campañas comunicacionales con enfoque de derechos y desde instituciones públicas, de investigación y educación —como la Universidad de Chile— y la particular atención a la diversidad de audiencias y públicos a los que van dirigidos estos mensajes demuestran los desafíos que la comunicación representa en el campo de la salud global.

Estas dimensiones son fundamentales, pues, como discute este artículo, no basta con compartir datos, producir información o evidencia basada en la ciencia. La percepción de riesgo, de hecho, y no necesariamente el riesgo en sí mismo, determina cómo es que las personas respondemos a las crisis (Glik, 2007). De allí que reflexionar y aprender de experiencias críticas como las que acá mencionamos resulte clave de cara a los años venideros en cuanto al campo de la ciencia, el medio ambiente, los usos de la tecnología y el rol de las comunicaciones en ello.

Como dice el periodista especializado en ciencia y tecnología Daniel Silva, "vendrán nuevas pandemias" y enfrentamos, también, "crisis climática, hídrica, y son desafíos para el periodismo científico". El escenario de colaboración que abrió la pandemia del Covid-19 propició cierta democratización del acceso y circulación de la ciencia. En parte, porque el acceso a la cobertura informativa y de divulgación científica sobre el curso de la pandemia y de la investigación desplegada para comprender mejor el origen, desarrollo e impacto del virus fue liberado[98] (Besançon et al., 2021). El derecho de acceso a la información en salud, en todo caso, sigue estando al debe como demuestra el hecho de que el Ministerio de Salud y sus organismos dependientes sean unos de los que más aplicaron silencio informativo frente a solicitudes de acceso a la información[99].

A pesar de la investigación de frontera que se realiza sobre patologías informativas, estas gozan de buena salud y, como hemos visto, contribuyen a un ecosistema informativo ruidoso que no siempre contribuye al bienestar de los seres humanos.

Se requiere colaboración inter y transdisciplinaria, tal como la pandemia demostró, y esperamos que esta se profundice en el futuro. Profesionales y expertos en ciencia, tecnología, la academia, los medios, el periodismo, las comunicaciones en sus más amplias y diversas facetas comenzaron a tejer redes, compartir conocimiento y prácticas, encontrar lenguajes comunes que hicieran frente a la crisis, pero, entendemos, deben ahondarse y sofisticarse.

---

98   Como en los casos de revistas como *Science, Nature* o *National Geographic*, por nombrar algunas, así como también de medios chilenos.

99   "Pedidos por *CIPER*: Se inició la entrega de los correos electrónicos de altos funcionarios del Minsal durante la pandemia", Nicolás Sepúlveda, *CIPER*, 8 de junio de 2022.

Los desafíos éticos en ciencias y comunicaciones son agudos. Se produjo material con recomendaciones y sugerencias sobre cómo cubrir mejor la pandemia[100], talleres y capacitaciones dirigidas a periodistas y trabajadores de medios, así como encuentros y formación al calor de comunidades de aprendizaje y valorización de buenas prácticas. Muchos de estos, desde enfoques normativos; algunos, pragmáticos sobre qué fuentes resultaban más apropiadas, qué enfoques había que evitar (sensacionalistas o alarmistas) y cuáles promover (historias de mejoría y superación), así como enfatizar soluciones en las historias que contara el periodismo. El hecho de que periodistas, comunicadores y trabajadores de medios fueran considerados como trabajadores críticos y recibieran sus primeras dosis de vacunación bien temprano en el proceso en Chile[101] (y en otros países también) simboliza, nos parece, la relevancia que tienen para construir discursos y comunidades más y mejor conectadas.

Las experiencias —buenas y no tan buenas— derivadas del campo de la comunicación, la salud y la ciencia durante la pandemia deben ser consideradas para repensar las intersecciones de estas áreas de cara a otras cuestiones científicas y tecnológicas acuciantes; a saber, el cambio climático y la inteligencia artificial. Como ha sido discutido en el campo de los estudios del cambio climático, ni los actores científicos ni la evidencia que la investigación pueda producir son los elementos que mueven la aguja para construir consensos sociales mayores. Se requieren actores políticos y estrategias comunicacionales, por mencionar solo dos facetas relevantes, para empujar cambios sustantivos (Holmes, 2020).

---

100 "How journalists can help stop the spread of the coronavirus outbreak", Eduardo Suárez, Reuters Institute, marzo de 2020. Disponible en: https://reutersinstitute.politics.ox.ac.uk/news/how-journalists-can-help-stop- spread-coronavirus-outbreak (recuperado el 6 de agosto de 2022). La misma OMS ha generado contenidos orientados a mejorar las comunicaciones en el campo de la salud pensando, también, en distintas audiencias."WHO compilation of innovative concepts to communicate science during the Covid-19 pandemic". Disponible en: https://www.who.int/teams/epi-win/scicom-compilation (recuperado el 6 de agosto de 2022)."Apuntes para las coberturas sobre la pandemia Covid-19", Defensoría del Público de Argentina, 19 de marzo de 2020. Disponible en: https://defensadelpublico.gob.ar/recomendaciones-para-la-cobertura-de-la-pandemia- covid-19/ (recuperado el 7 de agosto de 2022). En el caso chileno, el Consejo Nacional de Televisión también elaboró recomendaciones para una cobertura cuidadosa de la pandemia (CNTV, 2020b).

101 "Colegio de Periodistas solicitó al Minsal vacunas por Covid-19 y entrega de PCR para profesionales de la prensa", enero de 2021. Disponible en: https://www.colegiodeperiodistas.cl/2021/01/colegio-de-periodistas- solicito-al.html (recuperado el 8 de agosto de 2022).

Referencias

Besançon, L., Peiffer-Smadja, N., Segalas, C., Jiang, H., Masuzzo, P., Smout, C., … Leyrat, C. (2021). Open science saves lives: lessons from the Covid-19 pandemic. *BMC Med Res Methodol*, *21*(117). https://doi.org/https://doi.org/10.1186/s12874-021-01304-y.

Blau, W. (2021). *Lecciones de la cobertura de la pandemia para el periodismo sobre la crisis climática*. Reuters Institute for the Study of Journalism. Disponible en: https://reutersinstitute.politics.ox.ac.uk/news/lecciones-de-la-cobertura-de-la-pandemia-para-el-periodismo-sobre-la-crisis-climatica.

Breed, A. (2022, julio). How an AP reporter broke the Tuskegee syphilis story. *AP News*. Carmona L., A. (2016, noviembre). Rostros de TV: La lucha de clases del periodismo. *El Mostrador*.

Carrasco-Farré, C. (2022). The fingerprints of misinformation: How deceptive content differs from reliable sources in terms of cognitive effort and appeal to emotions. *Humanit Soc Sci Commun*, *9*(162). https://doi.org/https://doi.org/10.1057/s41599-022-01174-9.

CDC. (2021). *The U.S. Public Health Service Syphilis Study at Tuskegee*.

CEP. (2022). *Estudio Nacional de Opinión Pública N° 86*, abril-mayo 2022.

CNTV. (2020a). *Consumo registra récord durante cuarentena: Los chilenos están viendo por persona casi 7 horas de televisión al día*.

——— (2020b). *Emergencia Covid-19. Televisión y Buenas Prácticas*.

Contreras, M. (2021, agosto). Influencers vs. rostros de TV: La amenaza fantasma. *La Tercera*.

Deer, B. (2020). *The Doctor Who Fooled the World: Science, Deception, and the War on Vaccines*. Scribe, John Hopkins University Press.

Ecker, U. K. H., Lewandowsky, S., Cook, J., Schmid, P., Fazio, L. K., Brashier, N., … Amazeen, M. A. (2022). The psychological drivers of misinformation belief and its resistance to correction. *Nature Reviews Psychology*, *1*(January), 13-29. https://doi.org/https://doi.org/10.1038/ s44159-021-00006-y.

Figueroa, C. (2020, diciembre). Voluntarios de la vacuna de Oxford describen el camino para recibir la primera dosis. *Las Últimas Noticias*.

Glik, D. C. (2007). Risk communication for public health emergencies. *Annu Rev Public Health*, (28), 33-54. https://doi.org/10.1146/annurev.publhealth.28.021406.144123.

Greco, P. (2021, febrero). La vacuna contra el Covid: Diario de un voluntario. "Soy el código 5674". *Anfibia*.

Holmes, D. C. (2020). Introduction to the Research handbook on communicating climate change. En David, C. Holmes & L. M. Richardson (Eds.), *Research Handbook on Communicating Climate Change*. Cheltenham: Edward Elgar Publishing.

Holt, L. F., Kjærvik, S. L. & Bushman, B. J. (2022). Harm and Shaming through Naming: Examining Why Calling the Coronavirus the "Covid-19 Virus", Not the "Chinese Virus", Matters. *Media Psychology*. https://doi.org/10.1080/15213269.2022.2034021.

Kakutani, M. (2019). *La muerte de la verdad. Notas sobre la falsedad en la era Trump*. Galaxia Gutenberg.

Kupferschmidt, K. & Cohen, J. (2020). Will novel virus go pandemic or be contained? Modelers are trying to forecast how the coronavirus will move, but they need better data. *Science, 367*(6478), 610-611. https://doi.org/10.1126/science.367.6478.610.

Labrín, J. M., Poo, X., Brossi, L., Monckeberg, M. O., Uribe, R., Barozet, E., … Boric, S. (2020). *Bases para una comunicación de calidad en tiempos de pandemia.* UChile.cl. Disponible en: https://www.uchile.cl/documentos/informe-bases-para-una-comunicacion-de-calidad-en-tiempos-de-pandemia_166825_0_3235.pdf

Lagos, C. (2020). Pandiorismo. O periodismo en tiempos de pandemia. *Anales de la Universidad de Chile,* (17), 333-355. https://doi.org/10.5354/0717-8883.2020.58936.

León, B., López-Goñi, I. & Salaverría, R. (2022). The Covid-19 catastrophe: A science communication mess? *Church, Communication and Culture, 7*(1), 6-22. https://doi.org/10.1080/23753234.2022.2031236.

Martínez, T. (s.f.). El mapa del chequeo de datos en Chile. Más de 100 sitios para verificar desinformación sobre el Covid-19. (2020). Disponible en: https://fundaciongabo.org/es/noticias/mas-de-100-sitios-para-verificar-desinformacion-sobre-el-covid-19.

Matus, A. (2020, marzo). Conspiranoia y coronavirus. *The Clinic Online.*

Newman, N., Fletcher, R., Robertson, C., Eddy, K. & Nielsen, R. K. (2022). *Digital News Report 2022.* Oxford, UK.

Nielsen, R. K., Fletcher, R., Newman, N. & Howard, P. N. (2020). *Navigating the "Infodemic": How People in Six Countries Access and Rate News and Information about Coronavirus.* Oxford, UK: Reuters Institute for the Study of Journalism.

Núñez-Mussa, E. (2019). *Political turmoil sparked a national fact-checking ecosystem in Chile: 17 platforms are active now.* University of South Florida's. St. Petersburg: The Poynter Institute. Disponible en: https://www.poynter.org/fact-checking/2019/political-turmoil-sparked-a-national-fact-checking-ecosystem-in-chile-17-platforms-are-active-now/.

PAHO, & WHO. (2020). *Understanding the infodemic and misinformation in the fight against Covid-19.* Disponible en: https://iris.paho.org/bitstream/handle/10665.2/52052/Factsheet-infodemic_eng.pdf?sequence=16&isAllowed=y.

Posetti, J. & Bontcheva, K. (2020). *Desinfodemia. Descifrando la desinformación sobre el Covid-19. Policy Brief.*

Quammen, D. (2012). *Spillover: Animal Infections and the Next Human Pandemic.* W. W. Norton & Co.

Ramon-Vegas, X., Mauri-Ríos, M. & Rodríguez-Martínez, R. (2020). Redes sociales y plataformas de *fact-checking* contra la desinformación sobre la Covid-19. *Hipertext.net,* (21), 79-92. https://doi.org/https://doi.org/10.31009/hipertext.net.2020.i21.07.

Ramos, M. & Guzmán, J. A. (2013, mayo). Cómo surgió y se expandió la elusión de impuestos en la industria de la televisión. *CIPER.*

Riquelme, L. (2021). Un año postrado por culpa del Covid. *Sábado.*

Salaberry, J. P. (2021, junio). Mi bitácora Covid. *Sábado.*

Samantray, A. & Pin, P. (2019). Credibility of climate change denial in social media. *Palgrave Commun,* (127). https://doi.org/https://doi.org/10.1057/s41599-019-0344-4.

Schraer, R. & Devlin, K. (2021, noviembre). COP26: The truth behind the new climate change denial. *BBC Reality Check.*

Sheahan, T. P. & Frieman, M. B. (2020). The continued epidemic threat of SARS-CoV-2 and implications for the future of global public health. *Curr Opin Virol*, (40), 37-40. https://doi.org/10.1016/j.coviro.2020.05.010.

Simon, F., Howard, P. & Nielsen, R. (2020). *Types, sources, and claims of Covid-19 misinformation*. Oxford, UK: Reuters Institute for the Study of Journalism.

Valdivia, A. N. (2022). Feminist Media Studies: We need to take intersectionality seriously. En Eckert & Bachmann (Eds.), *Reflections on feminist communication and media scholarship. Theory, Method, Impact* (pp. 133-147). New York: Routledge.

Varela, I. (2021, abril). Acheck: La asociación de verificadores que busca combatir la desinformación en Chile. *Puroperiodismo.cl*.

Waisbord, S. (2021, diciembre). La pasión libertaria durante la pandemia. *Anfibia*.

WHO-China. (2021). *WHO-convened Global Study of Origins of SARS-CoV-2: China Part*. Joint WHO-China Study, 14 January-10 February 2021. Joint Report.

World Health Organization. (s. f.). Infodemic.

Epílogo

El sentido y la intencionalidad de este libro se relacionan desde un inicio con una puesta al día de temas de Salud Global en el transcurrir de los últimos 10 años, con una perspectiva predominantemente académica y latinoamericana, en un escenario actual dominado por la aparición del Covid-19 a comienzos del 2020.

Los conceptos y ámbitos de pertinencia de la Salud Global han ido enriqueciéndose en nuestra región en el último tiempo, especialmente gracias al trabajo de un grupo de escuelas e institutos de Salud Pública de prestigiosas universidades, la realización de exitosos congresos latinoamericanos, la participación en eventos mundiales, así como un conjunto de publicaciones de limitado impacto global por ser escritos en inglés. Las universidades de la región latinoamericana se han sumado al esfuerzo de los Estados, organismos internacionales y de la sociedad civil organizada, con aportes valiosos al conocimiento, seguimiento y evaluación tanto de la pandemia como de las enfermedades no pandémicas, como también en el trabajo directo con las comunidades. En este contexto, el campo de Salud Global ha adquirido identidad propia y amplio reconocimiento. Sin embargo, lo avanzado no parece suficiente a la luz de las distintas respuestas de los países ante sus propias crisis sanitarias internas o ante la escasa respuesta en bloque en este período de pandemia. Se hace necesario, más que nunca, identificar los reales retos y las formas de enfrentarlos.

En la actualidad, y a futuro, el ámbito de la Salud Global, y en especial los problemas que de manera creciente forman parte de él deben ser comprendidos, analizados y abordados como parte integral de nuestros nuevos modelos de desarrollo, y no solo desde lo social, económico y cultural, sino que también desde la propia Salud Pública. Esto implica cambios estructurales profundos en prácticamente todas las dimensiones de las actividades humanas.

Lo anterior significa generar una diferente comprensión de las múltiples y diversas causas responsables de estos problemas a nivel global, incluyendo salud. El abordaje inter y transdisciplinario, así como inter y transinstitucional a niveles locales, nacionales e internacionales constituye un imperativo a fortalecer, y donde, sin duda, la academia tiene mucho que aprender, procesar y luego transmitir a agentes de diversa naturaleza.

La Salud Global alcanzó incluso mayor relevancia con la aparición y desarrollo de la pandemia por Covid-9. En este escenario, avances científicos de gran envergadura desarrollados en los últimos años han contribuido a reducir el impacto de la pandemia, y no hay duda de que en el futuro observaremos nuevos e importantes logros en este campo. Además, ha quedado en evidencia que no estábamos preparados o llegamos tarde, lo que no debería volver a ocurrir frente a potenciales amenazas de similar impacto mundial.

Igualmente, la oportuna y eficiente toma de decisiones seguirá siendo un dominio que requiere análisis y cambios que faciliten y permitan un actuar efectivo y oportuno. Esto significa, entre otros, la actualización de diversos tipos y sistemas de gobernanza, que permitan enfrentar estas nuevas realidades. No da lo mismo cómo enfrentar las crisis; hacerlo en colaboración siempre será mejor que hacerlo en solitario.

Los temas cubiertos en este volumen pretenden aportar actualización y perspectivas a futuro, según la mirada de autores con especialidad en los temas tratados, por lo que en este epílogo nos parece importante e ilustrativo rescatar los conceptos y mensajes centrales.

En la primera parte del libro, se abordan aspectos generales de la Salud Global. Desde el conocimiento y práctica hegemónicos respecto a la Salud Global se plantea una profunda crítica desde Latinoamérica, ilustrándola con algunos ejemplos. Además, se discute acerca del proceso de globalización y los intereses particulares de los países más poderosos, que han hecho que la estructura de la gobernanza de instituciones mundiales de la salud, particularmente la OMS, se encuentre relativamente obsoleta. A pesar de ello, se describen algunos esfuerzos de colaboración entre países e instituciones, con énfasis en la región de las Américas. Igualmente, se analiza el impacto de la desigualdad y el limitado desarrollo socioeconómico en los problemas asociados a la Salud Global. Se comprueba, además, que la enseñanza de esta es incipiente en Latinoamérica, adoptando las características propias de los países que la practican. En esto la diferencia del estereotipo histórico predominante con las universidades de países más desarrollados, con un Norte y un Sur globales marcadamente diferenciados. Finalmente, la relación entre desarrollo económico y nivel de salud es contextualizada a través de las distintas etapas históricas vividas en la región latinoamericana, con especial foco en el sistema de salud chileno.

La segunda parte, se enfoca en factores de riesgo ambientales. La globalización, la desigualdad y el débil crecimiento económico generan factores que presionan al medio ambiente. Se analizan 6 problemas específicos ligados al medio ambiente que repercuten en la salud humana, con abordajes que han obtenido disímiles resultados desde una perspectiva de Salud Global. Se profundiza en la definición de biodiversidad, en los intentos de comprenderla desde la teoría y de preservarla desde la acción concertada de los gobiernos, y se discuten las principales definiciones sobre cambio climático y calentamiento global, sus principales mecanismos de acción, y una perspectiva histórica de iniciativas globales, latinoamericanas y chilenas para enfrentar sus causas y consecuencias.

Un grupo de grandes problemas de salud son analizados en la tercera parte. En lo que concierne a las enfermedades transmisibles, se confirma que las poblaciones más vulnerables son afectadas desproporcionadamente y que la vigilancia epidemiológica debe tener un componente territorial de mayor relevancia. En la prevención de las enfermedades crónicas no transmisibles, se releva la necesidad de invertir e intervenir de manera efectiva en los entornos alimentarios de las poblaciones. Se discuten distintos modelos de comprensión de la salud mental en el mundo actual y se critican prácticas hegemónicas, lo que conlleva algunos desafíos a mediano plazo para las diversas sociedades. Cierra esta parte un enfoque innovador a escala mundial que pretende unir salud humana y salud animal, con el fin de enfrentar los problemas derivados de enfermedades zoonóticas, resistencia antimicrobiana e inseguridad alimentaria.

La inequidad en salud es el tema central de la cuarta sección, donde algunas problemáticas escogidas son desarrolladas. En el tema migración y salud, se presenta una perspectiva interesante y diferenciadora respecto a las funciones esenciales de salud pública y su relación con el proceso migratorio, haciéndonos reflexionar sobre la respuesta de los Estados ante una actual crisis migratoria de la región y la adaptación de los sistemas de salud ante esta nueva realidad. En el consumo de sustancias, se afirma que es necesario cambiar el obsoleto enfoque de la "guerra contra las drogas" por uno flexible y con perspectiva de salud pública, centrado en las personas y no en las sustancias. El desarrollo y los obstáculos para el logro de los derechos sexuales y reproductivos a lo largo de la historia nos aporta elementos para la construcción de derechos efectivos en los distintos países, con énfasis en el actual y sinuoso proceso constituyente chileno. Para terminar esta sección, se desarrolla la idea de que existe un cambio de paradigma a nivel global en cuanto al enfrentamiento social y cultural del segmento etario del adulto mayor, destacando el concepto de "envejecimiento activo".

La última parte del libro se hace cargo de la respuesta organizada de las sociedades frente a los problemas relacionados con la globalización. La pandemia ha dejado al descubierto las debilidades de los sistemas de salud según los parámetros de la OMS consensuados, pero también ha aportado lecciones para próximos desafíos sanitarios. Iniciativas regionales o subregionales sobre medicamentos y regulaciones adecuadas resultan beneficiosas para la salud pública, lo cual no siempre es cierto en el caso de acuerdos comerciales globales de propiedad intelectual vigentes. Junto con ello, se reportan los principales hallazgos de un estudio colaborativo internacional respecto a la Diplomacia en Salud Global desde la perspectiva de Chile, campo poco explorado y de gran importancia, y se analiza desde una perspectiva histórica cómo grandes desastres de naturaleza diversa han contribuido a moldear iniciativas globales con el propósito de mejorar su enfrentamiento. Se concluye con una revisión de los grandes problemas y desafíos que ha planteado particularmente la pandemia en el vasto campo de la comunicación en salud, tanto desde la perspectiva de los múltiples productores profesionales de información, como de la recepción y adopción de ella por parte de múltiples y variadas audiencias, en especial aquellas más vulnerables.

Enfrentar con éxito los desafíos presentes y futuros de nuestra sociedad implica transformaciones estructurales en prácticamente todos los ámbitos del quehacer humano, y, como consecuencia, nuevos modelos de desarrollo que de manera directa e indirecta permitan enfrentar con aceptables niveles de éxito numerosos y diversos problemas de salud, incluyendo aquellos que tienen una dimensión global.

Sin pretender ser exhaustivos, nuestro quehacer tanto a nivel nacional, como latinoamericano y global nos debe permitir identificar desafíos esenciales para un mejoramiento inclusivo e integral de la salud y el bienestar de las poblaciones. Entre estos, se destacan la mantención y aceleración del desarrollo científico y tecnológico; la gobernanza, tanto nacional como de carácter internacional; la provisión de recursos financieros suficientes para los distintos sistemas sanitarios; la generación de comunicaciones veraces y oportunas entre las diversas instituciones y hacia la población; la disminución de las desigualdades territoriales en indicadores de salud y bienestar, y desde luego el insustituible rol que les corresponde a las personas y la ciudadanía en el momento actual y también a futuro.

Sin duda que hay temas importantes que no han sido abordados y que el conocimiento, los abordajes y la gobernanza en Salud Global seguirán avanzando y perfeccionándose, entendiendo que este libro constituye una modesta y valiosa contribución a ello.

Los editores